医疗设备管理理论与实践

YILIAO SHEBEI GUANLI LILUN YU SHIJIAN

主　编　李文源　吴汉森　陈宏文

副主编　王胜军　夏红林　陈跃龙

王兆源　王斌斌

编　者　（按姓氏汉语拼音排序）

崔飞易　方河炎　侯明扬　胡　志

李作家　廖伟光　孙　遥　王婷婷

温　锐　夏景涛

北京大学医学出版社

YILIAOSHEBEI GUANLI LILUN YU SHIJIAN

图书在版编目（CIP）数据

医疗设备管理理论与实践/李文源，吴汉森，陈宏文主编．—北京：北京大学医学出版社，2017.1
ISBN 978-7-5659-1537-6

Ⅰ．①医…　Ⅱ．①李…②吴…③陈　Ⅲ．①医疗器械—设备管理　Ⅳ．①R197.39

中国版本图书馆 CIP 数据核字（2017）第 004768 号

医疗设备管理理论与实践

主　　编：李文源　吴汉森　陈宏文
出版发行：北京大学医学出版社
地　　址：（100191）北京市海淀区学院路 38 号　北京大学医学部院内
电　　话：发行部 010-82802230；图书邮购 010-82802495
网　　址：http://www.pumpress.com.cn
E - mail：booksale@bjmu.edu.cn
印　　刷：中煤（北京）印务有限公司
经　　销：新华书店
责任编辑：袁朝阳　　责任校对：金彤文　　责任印制：李　啸
开　　本：710mm×1000mm　1/16　　印张：21.5　　字数：359 千字
版　　次：2017 年 1 月第 1 版　　2017 年 1 月第 1 次印刷
书　　号：ISBN 978-7-5659-1537-6
定　　价：69.00 元

主编简介

李文源，男，医学博士，主任医师，硕士生导师，现任南方医科大学南方医院院长。学术任职：中国医院协会医院经济管理专业委员会常务委员，广东省医学会副会长、广东省医学会健康（体检）管理学分会副主任委员，广东省法学会医药食品法学研究会副会长，广东省卫生经济学会常务理事、药物经济与新药临床评价专业委员会副主任委员。常年致力于医院管理与健康管理实践、教学和研究工作。近几年先后主持广东省自然科学基金、广东省科技计划项目、广东省战略性新兴产业发展专项基金等多项医院健康管理及其信息化建设相关课题。

吴汉森，男，医学博士，现任南方医科大学南方医院副院长，分管医政和医疗设备管理等相关工作。学术任职：中国研究型医院学会医疗分会副会长、中国医院协会法制专业委员会常务委员，广东省医院协会评审评价咨询委员会副主任委员等。目前致力于依据医院评审新标准，建立完善医院质量管理体系及管理标准工作。

陈宏文，女，工程硕士，教授级高级工程师，现任南方医科大学南方医院设备器材科主任。学术任职：中国研究型医院学会临床工程专业委员会副主任委员、广东省医学装备学会副理事长等。近年来主持各项省市级课题十余项；并获得军队、广东省科技成果奖3项；发表中英文学术论文40余篇；致力于优化医院医疗设备全生命周期管理工作，并积极开展医疗设备质量控制管理工作。

序

医疗设备管理是医院管理中最重要的基础性工作之一，近年来，它面临着巨大的转型压力。医疗设备管理早期的主要职能是医疗设备的采购和维修。进入新世纪以来，大型、先进医疗设备不断更新出现，并在医院诊疗活动中发挥越来越重要的作用，同时政府部门对医疗设备的监管也日趋严格，这都对医院医疗设备管理提出了更高、更为严苛的要求。目前，医院设备管理部门的职能正逐步转变为：通过全面质量管理提高医疗设备的使用质量与安全性，也就是通过医疗设备全生命周期的精细化管理，优化设备管理流程，提供决策参考依据，实现社会效益和经济效益最大化。对于医疗设备管理者而言，一方面管理内容日益精细化、科学化，另一方面可能还要面临轮岗的压力，他们渴望有关于医疗设备管理理论与实践方面的专著。本书为转型压力下的医疗设备管理人员提供了全面且实用的参考，恰逢其时！

本书主编均长期从事医院管理及医疗设备管理工作，对医疗设备管理的精髓和发展趋势有深刻的理解和准确的把握。参与编写的专家团队都是长期从事医疗设备管理和技术保障的专业技术人员，他们对不同类型的医疗设备及其全生命周期的管理均有丰富的经验积累。专家团队积数年之功完成的本书体现了医疗设备管理的现状与发展趋势，同时具备实用性和时代性。

本书的特点是理论与实践并重，纲领脉络清晰，文字简明扼要，为读者呈现了设备管理各个不同视角的全景图像，具有很强的系统性和实用性。本书主要读者为医疗设备管理人员，相信大家会发现这是一部内容丰富、精练易读、高效实用的医疗设备管理参考书。

祝愿并相信《医疗设备管理理论与实践》的出版对我国医疗设备管理的科学化发展起到积极的推动作用。谨此对参与编写的各位专家和同道的辛勤努力表示衷心的感谢！

2016年12月

前　言

医疗设备不仅是衡量医院医疗水平的标志，更是不断提高医学科学技术水平的基本条件。随着现代科学的快速发展，越来越多的新技术和新成果迅速融入现代医疗设备的设计构造中。涵盖大量高新技术的各类医疗设备全方位进入医院，有效地提高了疾病诊断、治疗、预防和保健的质量，不但带动医学前所未有的迅猛发展，还在更大程度上满足了患者的医疗服务需求。作为医院固定资产及疾病诊断治疗主要手段的医疗设备，如何对它实行规范化、科学化、精细化的管理，已成为医院现代化管理中所面临的一项重要课题。同时，国家相继出台的一系列医疗设备管理法规，包括《医疗器械监督管理条例》《医疗卫生机构医疗设备管理办法》《新型大型医用设备配置管理规定》《医疗器械使用质量监督管理办法》等以及原国家卫生部［2011］15号发布的《医药卫生中长期人才发展规划（2011—2020年）》，都进一步明确了医院加强医疗设备管理工作及临床工程队伍建设的必要性和重要性。

在这种背景之下，我们结合医疗设备管理理论、国家政策法规，以及南方医科大学南方医院自1980年建立设备器材科（临床工程部门）以来积累的丰富的管理实践经验，群策群力编撰了《医疗设备管理理论与实践》一书。本书共分为12章，首先介绍了医疗设备管理的基本概念、发展现状及临床工程部门的建设概况。其次，就医疗设备购置管理、应用管理、应急管理、技术保障管理、质量管理、信息化管理、人力资源管理等方面的相关基本理论、管理流程及管理实例进行了系统论述。然后，针对医疗设备中较为特殊的放射诊疗设备、医用气体系统，以及新兴的现代化手术室和医院物流系统，我们将其列为单独章节，详细介绍了其日常管理工作及管理要求。最后，考虑到医院等级评审在医院管理工作中的重要性，我们以《三级综合医院评审标准实施细则（2011年版）》为准，从医疗设备管理的角度出发，具体阐述了医院如何做好等级评审的应对工作。

本书内容上力求全面系统，语言上力求精简明确，理论与我院管理实践相结合，力图为各级各类医院医疗设备的管理工作及临床工程部门的建设提供一些指导和建议。本书作者均为长期从事设备管理和技术保障的专家和专业技术人员，熟悉先进的医疗设备管理理论和方法，拥有丰富的实践经验，各个章节都力图从理论与实践相结合的角度进行介绍，尽量体现实用性和前沿性。

本书可供工作在临床一线的临床工程技术人员、医护人员及管理人员自学与参考，还可为领导决策提供理论依据，为加强医疗设备科学管理、提高诊疗水平、规范管理人员行为及保障医疗安全发挥积极作用。

本书中提到的省、市级单位均以笔者所在广东省广州市为例。

医院医疗设备管理内容涉及专业多、范围广，加上编者水平有限、时间仓促，书中难免存在错误或不足之处，恳请广大读者予以批评指正。此外，本书中若存在与现时政策不符之处，当以国家颁布的最新管理政策、法规、办法为准。最后，本书在编写过程中借鉴了大量相关书籍及研究成果，在此一并致谢！

2016 年 8 月 8 日

目　录

第1章　绪　　论

第一节　医疗设备管理的基本概念和理论

一、医疗设备管理的基本概念

（一）医疗器械

2014年修订的《医疗器械监督管理条例》采用国际标准化组织（ISO 13485 Medical Device Quality System Certification）定义医疗器械：医疗器械是指直接或者间接用于人体的仪器、设备、器具、体外诊断试剂及校准物、材料及其他类似或者相关的物品，包括所需要的计算机软件；其效用主要通过物理等方式获得，不是通过药理学、免疫学或者代谢的方式获得，或者虽然有这些方式参与但是只起辅助作用；其目的是疾病的诊断、预防、监护、治疗或者缓解，损伤的诊断、监护、治疗、缓解或者功能补偿，生理结构或者生理过程的检验、替代、调节或者支持，生命的支持或者维持，妊娠控制，通过对来自人体的样本进行检查为医疗或者诊断提供信息。

（二）医疗设备

按照医疗器械的结构特征，医疗器械可以分为有源医疗器械和无源医疗器械。有源医疗器械是指任何依靠电能或其他能源而不直接由人体或重力产生的能源来发挥其功能的医疗器械；无源医疗器械是指不依靠电源也不依靠重力产生的能源来发挥其功能的医疗器械。

有源医疗器械是相对于无源医疗器械而言的，需要使用电、气等驱动的器械可称之为有源器械，比如各类X线机、心电监护设备等。无源医疗器械本身不需要驱动源，比如心血管支架、手术刀、一次性使用注射器等。

医疗设备的概念基本是和有源医疗器械重合的，但也并不是截然分开，有时医疗设备也泛指医疗器械。

医疗设备按用途可分为三大类，即诊断设备类、治疗设备类及辅助设备类。具体分类将在第3章“医疗设备的应用管理”中详细介绍。

（三）医疗设备管理

医疗设备管理是指在医疗机构中，根据一定的原则、程序和方法，对医疗设备的整个生命周期加以计划、指导、维护、控制和监督，使之安全、可靠地运转。简单地讲是指对设备选型、采购、使用、技术保障直至报废处理全过程管理工作的总称，包括医疗设备的选购、验收、安装、调试、使用、维修等技术方面的管理，以及医疗设备的资金来源、经费预算、投资决策、维修费用支出、财务管理、使用评价、经济效益分析等资产方面的管理。

医疗设备管理是医院管理的重要组成部分。保持医疗设备处于良好状态，提高完好率、减少故障率，保证医疗设备安全、可靠地运行，延长使用寿命，是医疗机构提高社会效益和经济效益的需要，也是医疗设备管理的目标。

1. 良好的医疗设备管理有以下几点特征

（1）安全性：医疗设备是通过直接或间接的方式作用于人体，从而起到检测患者生命体征的作用，其效果直接关系到人的健康和生命安全。因此，通过管理的手段保证医疗设备运行的可靠性、安全性、有效性是医疗设备管理的重中之重。

（2）技术性：医疗设备全生命周期的管理内容包括技术论证、购置、安装调试、验收、使用、技术保障（包含维修、巡查、质量控制、预防性维护）、报废等，都是基于临床医学工程知识的技术管理，因此在进行医疗设备的管理过程中，需要管理者具备相关的专业知识，掌握医疗设备的基本原理、功能特点等知识，这样才能建立良好的设备管理体系。

（3）经济性：与医疗设备全生命周期的技术管理并行的是设备的经济管理，包括资金来源、经费预算、投资决策、出入库管理、维修支出管理、固定资产折旧、使用评价、经济效益分析等。医疗设备产生的经济收入在医疗机构的总收入中占有重要地位，所以应重视其经济学效益。应运用经济学理论和方法，使医疗设备合理有效地发挥其作用。

（4）法制化：国家在医疗设备监督管理方面出台了很多法律法

规和技术标准，随着时间的推移，这些法规和标准还在不断更新完善中。在医疗设备管理实践中，必须做到依法行事，依法管理，从而保证医疗设备管理的良好运转。

2. 医疗设备管理的内容

医疗设备管理的内容概括起来，可以分为以下四个部分。

（1）医疗设备全生命周期的管理包括论证、采购、安装和验收、应用、技术保障、报废等。

（2）医疗设备质量与安全管理包括质量控制、不良事件监测与上报、应急管理等。

（3）特殊医疗设备的管理包括放射诊疗设备、医用气体系统。

（4）医疗设备相关的人力资源管理。

二、医疗设备管理的基本理论

（一）风险管理

风险管理是研究风险发生规律和风险控制技术的新兴管理学科，是通过风险识别、风险衡量、风险评估和风险决策管理等方式，对风险实施有效控制和妥善处理损失的管理过程。风险管理研究始于20世纪50年代的美国。美国医疗机构评审联合委员会（Joint Commission on Accreditation of Healthcare Organizations，JCAHO）在2001年版的评审标准中明确指出，医疗机构每年要对高风险的医疗服务进行至少一次风险评估，以便对潜在风险进行管理和控制。

我国的医疗器械风险管理始于20世纪末，现在已经在医疗器械各领域得到广泛应用。国际标准化组织和国际电工委员会多次发布医疗器械风险管理的国际标准，即ISO 14971。与此对应，国家食品药品监督管理总局（CFDA）制定了YY/T0316—2008《医疗器械风险管理对医疗器械的应用》标准。该标准要求全部医疗器械都要纳入风险管理，把风险管理控制在可接受的水平，对于指导、规范医疗器械风险管理起到了较好的推动作用，对于确保医疗器械的安全、有效使用具有积极意义。国家卫生部（现为国家卫生和计划生育委员会，简称卫计委）于2010年1月颁布《医疗器械临床使用安全管理规范（试行）》，从临床准入与评价管理、临床使用管理、临床保障管理等方面对医疗器械临床使用安全管理进行了规范。

美国急救医疗研究所（Emergency Care Research Institute，ECRI）是一家独立、非营利机构，致力于改进病人看护与医疗方面的技术、设备和流程的安全性、有效性和成本效益。ECRI 于 1993 年制定了国际医疗设备持续安全管理、预防性维护、设备安全性评估等方面的标准和规范，并在 1995 年颁布的医疗设备风险级别分类标准中，把医疗设备的伤害风险和对患者康复有显著不利影响这两个方面作为主要参数评定其风险级别。ECRI 推荐的分类方法把医疗设备分为高、中、低三个风险级别。高风险级别指在生命支持、心肺复苏、重症监护及其他发生故障或误用时会对患者或医护人员造成严重伤害的设备；中风险级别指在误用、故障或缺失（如不能工作时无替代品可用）的情况下，会对患者造成显著影响，但不会引起直接严重伤害的设备，如许多诊断类仪器；低风险级别指故障或误用不会造成严重伤害的设备。

JCAHO 也提供医疗设备风险评估标准，它根据医疗设备的功能、风险、维护要求的不同进行评分，然后将这三个分值相加，分值大于 12 的医疗设备纳入特别的医疗设备管理计划。

在我国，医疗器械产品按风险被分为Ⅰ、Ⅱ、Ⅲ类进行管理，高风险类（Ⅲ类）由国家食品药品监督管理总局集中审批监管，低风险类（Ⅰ、Ⅱ类）分别由省、市级食品药品监督管理局审批监管。

医疗设备的风险在使用过程中是客观存在的，进行风险管理的目的是将其控制在可接受的水平。医疗设备的使用风险是由多种因素共同作用形成的，主要的原因包括：①医疗设备本身存在不足，如设计原理、制造材料、生产工艺、易用性设计等方面；②使用者的误操作或者使用不当，如使用人员培训不到位，导致对设备性能和使用方法不熟悉，包括易用性设计缺陷导致的误操作；③医疗设备管理部门日常管理、预防性维护、质量控制、性能检测工作不到位，部分设备性能不达标，形成安全隐患。

医疗设备不良事件的监测和报告是医疗设备风险管理的重要内容，通过这个机制，可以保证使用者、生产商和管理当局之间得到及时沟通，以便采取纠正措施，减少不良事件重复发生的机会，从而降低医疗设备的使用风险。

（二）质量控制

质量控制（quality control，QC）是通过监视质量形成过程，消除质量环节上所有阶段引起不合格或不满意效果的因素，以达到质量要求并获取经济效益而采用的各种质量作业技术和活动。质量控制的概念最早产生于工业制造领域，其目的在于控制产品和服务质量，包括确定控制对象、制定控制标准、编制具体的控制方法及明确所采用的检验方法等过程。

20世纪90年代末，医疗卫生系统引入ISO 9000《质量管理和质量保证系列国际标准》，应用于医疗设备的质量控制。医疗设备质量控制的目标是确保医疗设备准确、可靠、有效、安全，是医院医疗安全的基础和重要保障。

医疗设备质量控制体系主要包括：医疗设备采购质量控制、医疗设备临床应用质量控制、临床工程技术保障质量控制三大部分。整个体系是不可分割的整体，临床工程部门必须对三个部分进行分析研究，提出质量控制的解决方案。

设备采购是医疗设备质量控制体系中的重要环节，其目标是购置适合本医疗机构使用的高质量、高性价比产品。医疗设备性能参数和质量要素的多元性决定了其采购质量控制的复杂性，主要涉及临床需求、技术评估、论证、技术与商务谈判、医院准入检测等方面。这个环节的关键点有：选择合格的供应商，选择合适的购置途径，做好安装调试和验收工作。供应商的筛选可以通过网上公开招商进行，守信用、售后服务好的供应商应加入供应商名录，方便以后工作。

医疗设备临床应用质量控制环节的主要内容是制订操作规程、进行操作培训和考核、及设备使用前检查。首先在设备正式投入使用前，临床工程部门和使用科室应制订好操作规程，制订的依据是医疗设备使用说明书、维修手册、国家标准和临床使用要求。医疗设备的操作人员必须经过培训和考核，才能上岗操作设备。培训和考核应由临床工程部门组织实施。设备交付临床使用前必须对设备进行用前检查，对于不同类型的医疗设备应分别制订相应的使用前检查技术规范。投入使用的设备要建立使用记录。使用者应熟悉设备的基本构造、性能特点、日常维护方法及其简单故障排除方法，对于使用过程中出现的问题和不良事件做好记录。

临床工程技术保障质量控制由医院临床工程部门为主完成，伴随设备从进入医院使用到报废的全生命周期。设备技术保障的主要工作分为四个方面：计量、检测、预防性维护和维修。对于不同类别的设备应制订不同的质控策略，定期开展相关维护和检测，根据得到的数据定量进行质控评估，进一步总结提炼出设备运行维护中的规律。质控的结果经汇总后可为医院决策层掌握医院设备运行情况提供数据参考。

（三）戴明循环（PDCA）

戴明循环（PDCA）是美国质量管理专家戴明博士首先提出的，

它是进行全面质量管理的科学程序。PDCA 循环按照计划（plan）、执行（do）、检查（check）、评估（act）的顺序进行质量管理，一个循环达到新的水平后开始新的循环，周而复始。PDCA 循环适用于质量管理的各个领域和全过程，其目的是改进或保持产品和服务的质量。

PDCA 循环在医院等级评审中也得到了广泛应用。条款的评分方法遵循 PDCA 循环原理，通过质量管理计划的制订及组织实现过程实现医疗质量的持续改进。仅有制度或规章或流程，未执行（仅 P 或全无），评分为 D（不合格）；有机制且能执行（PD），评分为 C（合格）；有监管有结果（PDC），评分为 B（良好）；有持续改进，成效良好（PDCA），评分为 A（优秀）。

PDCA 循环在医疗设备质量控制方面发挥指导作用，具体而言，可将医疗设备质控工作分为 4 个步骤：①制订质控计划；②实施质控计划，包括设备性能检测、设备巡检、人员培训；③分析评估质控计划的实施情况；④根据分析结果调整下一步的质控计划。

（四）项目管理

现代管理理论是在第二次世界大战以后发展起来的，项目管理理论是其重要组成部分。

美国项目管理协会（Project Management Institute，PMI）把项目定义为“为创造独特的产品、服务或成果而进行的临时性工作”。“临时性”是指任何项目都有明确的起点和终点；“独特”是指项目要创造的这个产品、服务或成果与此前其他的产品、服务或成果不同。项目管理是将知识、技能、工具与技术应用于项目活动，以满足项目的要求，它通过合理运用与整合其五大过程（启动、计划、执行、控制、结束）来实现。

项目管理的特点：一是通过项目管理方法，统筹项目进度和资金，降低项目成本。二是通过项目管理，优化项目流程，预测项目中可能出现的问题，设计合理甚至最佳的项目路线，提高项目效果。三是通过项目管理，科学地对项目各阶段进行控制，使项目可以按期交付。

项目制约因素包括以下内容：

P-技术与功能方面的质量要求；

C-工作中的劳动力成本；

T-项目规定的时间；

S-工作的范围与规模。

这些变量间的关系可以用下式表达

$$C=f(P, T, S)$$

可以把 PCTS 制约因素之间的关系看作一个三角形，P、C 和 T 是边长，S 是面积。如果知道三个边长，就能计算出面积；或者，如果知道面积和两条边长，就能算出第三条边长。换句话说，只要决定四个因素中的三个，第四个将由事物本身的联系决定。

随着各类医疗设备在各级医院的普及和医院管理信息化程度的提高，医院设备管理人员必须学习、应用现代项目管理理论，才能做好相关工作。

（五）一体化管理

医疗设备一体化管理是现代西方设备管理学在医院环境中的具体应用。设备管理学是西方工业国家经过长期的实践，总结经验教训，逐步发展起来的学科。其主要研究目的是如何发挥设备的最大效用、降低设备的消耗，以获取企业最大的利润。1971 年英国设备管理中心主任丹·派克斯（Dennis Parkes）创立了一种新的设备管理理论和方法：设备综合管理学又称为设备全面管理。它把设备从研制到使用的“一生”看作一个体系来全面管理，研究如何全面改善设备寿命周期内各阶段的功能，追求设备寿命周期内效用和费用达到最佳的经济效果。在传统的设备管理中，设备管理割裂为技术管理和经济管理两大方面，往往片面强调技术管理，不重视经济管理。设备综合管理将技术管理和经济管理结合起来，建立综合管理体系，克服了传统管理中按专业及职能分工造成各自为政、相互脱节的弊病，使设备管理体系更加全面，更加符合现代企业管理的要求。设备综合管理的产生是设备管理方面的一次革命，目前许多国家都在积极地推广应用。

我国目前医疗设备的管理也存在技术管理和经济管理相割裂的情况，使用科室重点关注设备的技术先进性和可靠性，行政管理部门重点关注其经济管理，双方关注点的不同常常导致意见交锋。医疗设备一体化管理就是运用设备综合管理的理论和方法，致力于降低设备的采购和运行成本，提高设备使用水平，增加医院的经济效益和社会效益。

医疗设备一体化管理包含三个层次的概念：

第一层次是对单台设备的全生命周期进行一体化管理，研究每台设备的特点和运行规律，定期对设备进行技术检测、技术评价和经济效益分析，不断完善管理方案，使设备一直处在最佳工作状态。

这一层次由许多具体工作组成，是一体化管理的基础。

第二层次是将全院的医疗设备看作一个整体进行管理。研究全院设备的运行规律与管理特点，对低使用率的设备采用统管共用的管理方式，建立全院设备的应急调配机制，让设备在整体上发挥最大效用。

第三层次是设备管理要符合医院的整体发展计划。医院规划和设备规划要步调一致，协调发展。

医疗设备一体化管理的三个层次是递进关系，三个层次是不同水平的一体化管理，从简单到复杂。第一层可能只需要基层员工就可以实现，而第二、第三层则必须有管理层的积极参与才可能完成。

医疗设备一体化管理与传统的管理方式比较，管理的理念更先进，方法更科学，管理内容更全面。结合对单台设备和设备整体的经济效益分析，实时掌握设备的运行成本、经济效益和社会效益，及时调整设备的管理方法。

医疗设备一体化管理符合设备管理的发展趋势，符合医院医疗设备精细化管理的需要，是医疗设备管理的必由之路。

第二节　医疗设备管理的发展与未来

一、医疗设备的发展与未来

进入21世纪以来，人们对医疗保障的要求越来越高，这背后的原因是随着国家经济和社会水平的快速发展，人民生活水平持续提高，人口老龄化趋势更加显著，特别是新型农村合作医疗和城镇合作医疗的推进、医保政策的完善，人们对自身生存质量更加关注。对医疗保障的高要求，体现在对早期、快速、精确、微创等诊断与治疗设备的期望和需求愈来愈高。针对这种情况，医疗机构积极采用各种方式引进医疗设备，加上大型医疗设备技术更新非常快，使得医院医疗设备建设进入快速发展时期，年增长率达到10％～20％。

医疗设备的发展推动了医疗技术水平的提高。医疗设备已从过去作为疾病诊治的辅助工具逐渐演变为主要手段，发挥着举足轻重的作用。例如，超声造影、PET/CT、MRI功能成像和CT图像融合、影像引导（IGRT）直线加速器、精确放疗等技术的引进和应用，为临床诊治疾病带来了革命性变化。在我国疾病谱上，恶性肿瘤、心脑血管疾病等慢性疾病在病死率构成中已占62%以上，这推动了肿瘤、心脑血管疾病诊治所需大型设备数量的快速增长。对于医疗机构来说，通过引进先进医疗设备，配套相关的人员培训，可以在某些领域实现“弯道超车”。

医疗设备的发展带动了医院经济效益和社会效益的增长。目前，各医院普遍采用以高、精、尖设备带动医疗技术水平、拓展新业务、吸引患者、提高综合效益的发展模式，医疗设备的重要性越来越凸显出来。

现如今，医疗设备有向智能化、远程维护与质控方向的发展趋势。智慧医疗的发展对医疗设备在智能化方面提出了新要求，要求应用物联网技术、可穿戴技术，实现便携化和智能化诊断。大型医疗设备可通过网络将设备性能参数发送至数据中心，再由技术支持人员对数据进行监控分析，可适时安排设备维护和质量控制工作。

二、医疗设备管理的发展与未来

近年来，国家相继出台了一系列医疗设备管理法规。例如《医疗器械监督管理条例》《医疗卫生机构医疗设备管理办法》《新型大型医用设备配置管理规定》《医疗器械使用质量监督管理办法》等一系列的医疗设备管理法规，从政策、宏观层面上规范了医疗设备的生产、经营、购（配）置与使用等管理问题。

医疗机构在医疗设备管理中面临十分严峻的考验。更新换代速度极快的医疗设备在医院的广泛应用与相对滞后的医疗设备管理和技术保障水平的矛盾日益突出：一方面是拥有先进的医疗设备，另一方面是传统、落后、粗放的医疗设备管理模式；一方面医院在医疗设备方面资金投入不足，影响新技术、新业务的开展，另一方面某些领域的医疗设备又存在着闲置、重复购置或因失去技术支持而无法继续使用等现象。存在以下主要问题。

1. 医疗设备管理制度不规范，缺乏标准、权威的指引、管理细则和考核体系

政府部门针对医疗设备颁布了诸多规章制度，医院等级评审细则中也有相应条款，但这些规定都是粗线条的。医疗机构为了遵章守纪，达到评审标准，也制订了许多内部管理规定和工作程序，但这些制度水平参差不齐，权威性较差，甚至还有相当部分的制度停留在纸面上，没有得到认真落实。

2. 落后的管理模式不适应现代医疗设备的发展

目前，大部分医疗机构设备管理模式的特点是人工、粗放、定性，无法获得实时、准确的数据，更无法运用管理工具及时调整相应的管理策略，未达到通过管理保障安全、保证质量、提高效益的目标。针对这种情况，基于物联网技术的医疗设备精细化管理理念和初步框架应运而生。

3. 医疗设备质量与安全存在隐患

医疗设备质量控制与应用安全在医疗安全中处于重要地位，但人员观念、规章制度还远未达到与之匹配的程度。高风险的急救、生命支持类医疗设备带“病”运行，给医疗安全埋下了重大隐患。解放军总医院于2006年5月至2007年4月进行质量控制试点工作：呼吸机、麻醉机、除颤器、高频电刀、输液泵、注射泵、高压消毒锅、体外起搏器、监护仪、X线机、CT和DSA，总体合格率为88%，其中呼吸机的不合格率达34%。究其原因，既有产品本身的设计缺陷，也有操作方法不正确，质量控制检测、维修保养等技术保障不佳的问题。

4. 临床工程学科建设滞后于并制约着医院医疗设备的发展

医疗设备的装备和应用水平已成为衡量医院医疗水平的重要标志之一。但是，由于没有统一的医疗设备管理制度、规范、指引、考核评价体系，加上临床工程学科在医院属辅助系列，基础薄弱、不受重视，大多医院临床工程学科的建设严重滞后甚至倒退。其主要表现为：由于体制和认识水平等因素存在，医院管理者重购轻管，临床工程人员的设备管理和技术保障工作成绩不能得到应有的承认和重视。临床工程部门作为医疗设备管理的职能部门，其组织结构和隶属关系不明了、能级低，无法组织有效的管理活动；作为医疗设备技术保障的临床工程学科，其学科建设思想、职能定位不明确，从业人员，尤其是其学科带头人的学历背景、专业训练、任职从业资格不明晰。

现代医疗设备的快速发展有力地带动了医院新技术、新业务的开展，促进了医疗质量和社会效益、经济效益的提高。如何购置好、管好、用好、维护好医疗设备，如何规范、提高现代医疗设备管理、技术保障水平，建立科学规范的医疗设备管理考核评价体系、管理体制，充分发挥医疗设备的作用，已引起各级医疗卫生管理部门的重视，并出台了多类规章制度进行规范。

现代医疗设备管理是一项复杂的系统工程，其内容包括医疗设备的全过程管理、经济管理和其他管理。它涉及计划、论证、购置、安装、验收、使用、质量控制、维修技术保障、淘汰与报废等各环节技术管理；涉及资金来源、经费预算、成本核算、资源节约、效益评价等经济管理；也涉及信息管理、质量管理及标准规范化管理等内容。

针对目前的管理现状，由行业学会、协会组织相关临床工程专家对医院医疗设备管理体系、组织结构、管理制度、作业程序、规范标准、管理细则、考核评价体系等进行调查研究，起草相应法规、标准细则、行业技术规范，经国家卫生主管部门批准，在全国统一颁布实施的方式开始得到大众的认同。通过行业学会起草规范，并由国家颁布实施这一类方法，完善了医疗设备全程管理的法规与标准，使得医院医疗设备这一重要卫生资源的管理法制化、标准化，做到有法必依、违法必究。

在笔者看来，医疗设备的管理模式应从以采购、维修为中心转变至以全面质量管理为中心，推行医疗设备的精细化管理，利用信息技术，对医疗设备的全生命周期进行精确和量化管理，包括应用质量管理、技术保障、质量控制、经济效益分析、医疗设备不良事件监测等，并逐步建立覆盖全部医疗设备的质量控制体系，包含采购环节、使用环节和技术保障环节。这样才是符合当今社会现状，满足医院医疗需要，保障患者生命安全并运转良好的医疗设备管理模式。

第三节 临床工程部门概况

一、国内外临床工程部门的发展概况

生物医学工程（biomedical engineering）是兴起于 20 世纪 50 年代的一门边缘学科，它是在电子学、微电子学、现代计算机技术、化学、高分子化学、力学、近代物理学、光学、射线技术、精密机械和近代高科技发展的基础上，与医学相结合而发展起来的。它应用物理学、化学、数学和工程学原理，从事生物学、医学、行为学或卫生学的研究，提出基本概念，开发生物制品、材料、加工方法、置入物和信息学方法，达到疾病预防、诊断和治疗、患者康复、改善卫生状况等目的。

临床工程是生物医学工程学科的二级学科，可以简单地理解为一种职业化的生物医学工程专业，或工程技术在临床医学上的应用，

或将工程技术应用于解决临床医学问题，或在临床工作环境（如医疗机构）从事的工程事务。

本文中将临床工程（clinical engineering）定义为应用工程理论和技术，用医学与工程结合的方法研究解决医院中有关医疗设备、医用耗材、医用器具、应用软件和体外试剂等的技术管理与工程技术支持的问题，是与临床共同开展应用研究的交叉学科，又称为临床医学工程或医学工程。临床医学工程部门在医院中的职能大致包括以下四个方面：医疗设备的采购管理、资产管理、应用管理和技术保障管理。由于起步较晚，我国临床工程的发展还远落后于发达国家。目前各级医院临床工程部门工作开展质量参差不齐，缺乏系统的规范和指引，各医院之间缺乏协作机制，与相关科室之间职能划分不明确；临床工程技术人员知识结构和队伍阶梯构建不合理；缺乏有效的进修培训机制，知识不能及时更新；缺乏有效的工作质量考核体系，技术保障工作效率低下；临床工程人员在医院中的地位和待遇得不到有效提高，工作缺乏积极性，最终导致人才流失；在临床工程队伍面临萎缩的同时，临床工程部门在医院的生存和发展也面临挑战。

（一）各医院的临床工程部门的职能差异显著

自 20 世纪 70 年代以来，全国各级医院也相继组建了临床工程部门，部门名称五花八门，如器械科、设备器材科、仪器室、药械科、维修室等，只有少数医院称为临床工程部门。另外，其组织结构和管理体制上也较为混乱，有的由后勤部门领导，有的归属医技部门，也有的直接隶属医院总务科，这种各具特色的管理体制严重束缚了临床工程的发展。

就其采购范围而言，有的负责全院医疗仪器设备的采购，有的负责包括如空调、冰箱等后勤物资的采购，也有的负责全院医用消耗品的采购。采购范围往往按医院的传统和经验办事，没有明确的职责范围。

在日常工作中，临床工程部门只重视医疗仪器设备的采购、维修维护和日常管理，缺乏仪器设备的功能开发与利用，忽视设备的安全性、可靠性监测以及医院整体软、硬件的规划与技术管理。

（二）临床工程技术人员队伍问题

临床工程技术人员是临床工程的主体。在临床工程发展的早期，医疗设备数量较少，管理任务较轻，临床工程技术人员主要来源于电工、钳工、电器维修人员，主要工作是器械、仪器设备的维修。

20世纪80年代，随着医院的发展，部分医学和工科院校相继开设了医疗器械维修及生物医学工程专业，毕业后学生纷纷进入医院从事医疗仪器设备的维修工作。许多大型医院的设备管理部门更名为临床工程部门，临床工程技术人员的地位有了很大提升（等同临床医疗技术人员），并且成立和建立了自己的学会和职称晋升渠道。

21世纪初，随着医院后勤服务社会化改革，个别医院将临床工程技术人员归为后勤服务人员，有的医院将临床工程部门也划入后勤服务部门之中，致使临床工程技术人员的地位下降。

现代医疗设备技术含量越来越高，大规模集成电路器件和多层电路板的采用使故障的分析难度增大。许多厂商特别是大型设备厂商将医疗设备售后维修作为一项重要收入，对医院实行维修垄断，不提供完整技术资料，并且配件专用性很强，兼容性差，制约了维修工作开展，这也迫使临床工程从以维修为中心向技术保障、质量控制和科学研究并重转变。

（三）医学与工程相结合的问题

医院拥有门类齐全的现代化医疗仪器设备，这为工程技术人员提供了得天独厚的资源条件。然而在现有的模式下，临床工程技术人员大多集中在临床工程部门中，技术人员只在需要维修时才被动地与各类医疗仪器接触，因此对所接触的仪器熟悉程度并不高，不易深入研究某台或某类医疗仪器。

同时，临床工程人员一般掌握的医学知识不多。临床医师在工程方面的知识较为匮乏。当他们在临床上发现了与工程相关的医学问题不能很好地与工程技术人员交流和沟通，因此无法解决。这从某种意义上导致了临床医学与临床工程不能很好地结合，无法充分发挥两者的优势。

二、我国临床工程部门的发展方向

临床工程部门在医院中已经成为专业性很强的职能科室，在医院现代化建设中发挥着重要作用。深入分析研究临床工程学科在医院中的作用、发展等，对医院现代化建设和学科自身的发展都有极其重要的意义。

对医院临床工程部门的发展和创新必须进行系统分析和科学规划，将临床工程学科发展成为完整的学科系统，以人才培养和制度建设为基础，真正做到科学论证、合理购置、规范使用、严格质控、适时维修、严密计量。

1. 完成临床工程部门的转型，把医疗设备的质量与安全摆在更加重要的位置

除了医疗设备的招标、论证、采购、安装、验收、档案管理、维修维护等常规工作以外，临床工程部门的职责和任务还应包括在用设备的巡检、预防性维护、质量保证、性能检测、医学计量、对临床工程人员的培训和考核、对临床使用人员培训与考核的监管以及开展与医疗设备相关的科学研究等。

2. 完善管理体制，合理配置医疗设备，实现社会效益和经济效益的最大化

通过信息系统对医疗设备的社会效益和经济效益进行动态评估，以评估结果为依据，调整配置策略，包括医疗机构的医疗设备配置方案和对使用率不高的设备进行统筹使用，确保医疗设备作为一个整体能够发挥最大效能。

3. 重视人才培养

临床工程人才的培养是学科发展的基础，通过各种途径，包括学历教育、厂家培训、学会或协会培训、内部培训等方式，提高临床工程人员的业务技能和人文素养。另外，还需要加强队伍建设，建设一支梯队合理、岗位职责明晰的高素质人才队伍。

4. 健全制度

临床工程学科工作制度的基础是国家相关部门发布的规章制度，包括《医疗器械监督管理条例》《医疗器械使用质量监督管理办法》《医疗器械临床使用安全管理规范（试行）》《医院等级评审细则》等，这些规章制度中与临床工程部门相关的内容须在工作制度中体现，并根据其修订情况及时修改完善。另外，要对临床工程人员的岗位职责、权利、义务和奖惩做出规范，形成正向激励机制。

5. 开展医工结合的科学研究

临床工程学科是医学和工程学之间的桥梁，临床工程人员要注重医学知识的积累，也要注重与临床医护人员的交流与沟通，在做好技术服务的同时，了解他们的需求，从而找到科学研究的切入点。此外，科研的另一个重要领域是医疗设备质量控制体系的研究与实践。

现代医学的发展越来越多地依赖于医疗设备的应用，怎样管好、用好这些医疗设备，并使其发挥最大效能，是每一位临床工程人员应该认真思考的问题。通过在管理体制、人才培养机制、制度建设和医工结合科研模式等方面做出努力，临床工程学科必将迎来快速发展，为医院社会效益和经济效益的实现提供重要保证。

（王胜军）

第2章　医疗设备的购置

现代化医院离不开各种各样的医疗设备。利用有限的资源，有目的、有规划地购置符合医院经营、发展的医疗设备，对医院医疗、教学和科研工作健康发展起决定性作用。在购置的整个周期流程中，需要明确涉及的人员及设备配置的依据，同时严格规范购置设备的流程。除此之外，在可行性论证、招标采购、购置合同及供应商管理中，也都应具有详细的章程指导。

第一节　购置设备涉及的人员及设备配置依据

一、医疗设备配置的分类

随着我国医疗卫生事业改革的不断深化，为了适应当今的医疗卫生体系，强化政府宏观管理职能，国家卫生和计划生育委员会于2004年编制出台了《综合医院基本医疗装备标准》（以下简称《标准》）。编制《标准》是加强卫生资源合理配置的一项重要措施，是对我国各级综合医院的基本装备要求，是医院实施目标管理、加强标准化建设的重要内容。它是各级医疗机构执业和服务标准，也是卫生管理部门制定政策、监督检查时的依据。

因此，在医学装备的配置计划中，应坚持合理布局、方便群众、资源共享、高效利用的原则。针对医院分级中各级医院的综合能力、经济水平、发展状况，《标准》对各级医院的医疗设备配置水平进行了分类，具体包括基本配置和扩展配置这两类。

（一）基本配置

根据我国目前医疗卫生事业发展的状况与水平及参考《标准》，特别是我国医院分级管理评定的要求，各级医院应基本配置的医疗设备分述如下。

1. 县（市）级医院

此类相当于综合医院分级管理二级医院，这一级医院在我国负担着繁重的医疗任务，起着承上启下的作用，其配备的医疗设备除可开展放射影像、临床检验、生化检验的基本仪器外，还应配备普通胃肠X线机、半自动生化分析仪、开展基本手术的麻醉手术室医疗设备等。

2. 地（市）级医院、大型厂矿医院及部队医院

此类相当于二级甲等或三级丙等、三级乙等医院，这一级医院除具备上述医院的仪器设备外，还需要配备永磁或超导低场医用磁共振成像设备（MRI）、X线电子计算机断层扫描装置（CT）、数字胃肠X线机、中低档彩色超声多普勒诊断系统、自动血细胞分析仪、中型自动生化分析仪、普通电子腹腔镜手术设备及麻醉机等开展中型手术必备的麻醉手术室医疗设备。

3. 中型至大型医院［相当于地（市）级中心医院或省（市）级医院］

此类医院相当于医院分级管理三级乙等医院或三级甲等医院，这一级医院除具备上述医院的仪器外，还应具备1.5T超导磁共振、16层以上的螺旋CT、800 mA以上的数字减影血管造影X线机（DSA）及数字平板X线成像系统（DR）、高档数字化彩色超声多普勒诊断系统等医用影像诊断设备；眼科准分子激光治疗系统、血液透析机及医用高压氧舱等医院治疗设备；重症监护病房的各种中央监护系统及其他抢救设备；麻醉手术室开展大型手术必备的医疗设备；全自动血细胞分析仪、蛋白质电泳图像分析仪等检验仪器。

4. 省（市）级大医院、医学院校附属医院、部队总医院

此类医院相当于医院分级管理的三级甲等或特等医院，这一级医院是我国骨干医院，不仅医疗质量和医疗水平高，而且是培养医学人才、出科研成果较多的医院。因此医院配备的医疗设备应反映我们国家和各地区的先进水平。所以除具备上述医院的医疗设备外，还应增加3.0T超导磁共振、64层以上螺旋CT、开展大型复杂手术必备的麻醉手术室设备、先进的检验仪器等。

以上给出的是目前我国各级医院医疗设备基本配置。具体医疗设备配置可根据实际需要结合医院本身的经济实力、科室条件自行添置，并进行扩展配置。

（二）扩展配置

扩展配置是医院在基本配置的基础上再购置一些更为先进前沿的医疗设备。与基本配置一样，医院级别不同，相应的扩展配置也不同。每一级别的上一级医院的基本配置中除去本级别医院的基本配置即为扩展配置。

以中型至大型医院（三级甲等医院）为例，其扩展配置为64层以上螺旋CT、3.0T超导磁共振、单光子发射型电子计算机断层扫描仪（SPECT）、能同时检测15个以上参数的血细胞分析仪、高效液相色谱仪、原子吸收分光光度仪、自动免疫化学系统仪器、通用型流式细胞仪等。

另外，省市级大医院、医学院校附属医院、部队总医院等的扩展配置应当是当今世界发展最前沿的设备，包括3.0T以上的磁共振、128层或双源超高速CT、医用电子直线加速器（LA）、X线-正电子发射型电子计算机断层扫描仪（PET/CT，包括正电子发射型断层仪即PET）、伽马射线立体定位治疗系统（γ刀）、医用电子回旋加速器治疗系统（MM50）、质子治疗系统等甲乙类高端设备。

在先进的检验科实验室应能达到全实验室自动化，从样品接收、分离、自动发送到各自动分析仪分析，最后到存储区。开展分子生物学技术所需的仪器设备在这类医院中也应当配置。当然，扩展配置无一定的标准，可根据本院的资金及发展状况选择配置。

二、编写医疗设备购置计划的依据和原则

（一）编写购置计划的依据

编写购置计划是一项非常复杂、细致的技术性工作，在计划中需要明确重点、兼顾全局、择优支持、合理配置，使计划与目标一致、科室需要与实际情况紧密结合。在这里，提供以下几点可作为医院编写购置计划时所依据的标准。

1. 依据区域卫生资源的配置规划

该规划是具有一定强制性和限定性的行政法规，由国务院卫生行政部门和各省市、自治区、直辖市卫生行政部门制订，卫生资源的配置规划实行两级管理。目前，我国大型医疗设备实行配置规划和配置许可制度。卫计委对十种大型医疗设备按品目分为甲、乙两类实行规划管理，购置前须取得卫计委颁发的《大型医用设备配置许可证》。

2. 依据各级各类医院医疗设备的配置标准

现行配置标准是卫计委委托中国医学装备协会于2004年编制出台的《综合医院基本医疗装备标准》，它是带有指导和规范性质的行业标准，是为了科学、合理地配置医疗设备，提高医疗设备的社会效益和经济效益。其在具体实施过程中，每家医院可以根据自己的

实际情况做适当缩减或扩展配置。

3. 依据医院发展规划

医院一般紧随国家发展制订五年或十年发展规划，它是根据医院自己的医疗特色、服务对象和服务范围等实际情况拟定的发展步骤和预期目标。纳入规划中的医疗设备应当按照计划购置，并与其他相配套的设施同步进行。

4. 重点专科需要保障的医疗设备

省、市级重点专科是当地医院的特色，在一定程度上代表了医院乃至本区域的医疗水平。其关键性的医疗设备是保证该科室处于领先地位和学术水平快速发展的重要物质基础，也是医院的临床医学专业重点发展对象。因此编写购置计划时必须明确体现，认真落实。

（二）编写购置计划的原则

1. 系统性

医院是一个完整的系统，其中各科室、病房都是其大系统下的子系统。同样，医疗设备也属于其中。良好的系统能够给医院的发展带来良性循环。因此，在编写购置计划时，应将医院的医疗设备作为一个系统来研究，以减少不必要的重复购置，尤其是要控制大型医用设备的重复购置。在保证购置的治疗设备具有先进性的同时，还应保证具有相应配套的检验设备、检查设备和抢救设备。这样才能使有限的卫生资源得到合理利用，充分发挥卫生资源综合效益。

2. 资金额度

医院购置医疗设备的经费主要来源于单位自筹和固定资产折旧，还有部分政府拨款。在编制购置计划时，应根据经费多少做出计划。医院从业务收入中提取用于设备购置的经费视为医院自筹资金，医院在编制购置计划时应考虑该业务在不同时期的发展重点，从而对资金使用的方向进行调整。按照国有资产管理主管部门的规定，使用中的固定资产要提取折旧费，医院医疗设备的提取年限视不同类别分为5～10年。折旧提成是医疗设备维修、更新和购置的重要经费来源，要纳入规划，合理使用。其他可利用的经费有财政贴息贷款、医院发展专项资金等。

3. 结合单位的中长期发展规划

中长期发展规划是医院持续发展的目标和计划。购置计划一般是中长期发展规划的阶段性计划，是规划中进入实施阶段的一部分。

在编写购置计划时，要放眼未来，而不能只考虑眼前的需要。同时必须以规划为基础，随着医疗市场的需求变化，进行适当的调整和补充，以保证实施中的计划有前瞻性和可行性。

4. 突出重点专科的建设

只有重视重点科室的学科建设，才能凭借先进的医疗设备、优质的医疗服务和过硬的医学技术得到患者的信任。因此，在编写购置计划时，应根据重点专科建设的需要，优先保证这些科室的医疗设备更新和装备。

第二节 购置设备的基本流程

医院制订医疗设备购置计划有非常详细的固定程序，一般常规如下。

一、使用科室提出申请

每年年底，各业务科室根据医院下一年度医疗业务发展规划和科室计划，向医院临床工程部门提出购买医疗设备的申请，并认真填写医疗设备购置论证表。此表内容包含设备名称、资金预算、临床使用范围、使用设备人员状况、安装条件及经济效益和社会效益等。

二、收集信息，初步汇总

临床工程部门依据上年度设备购置计划执行的情况，结合本年度各业务科室医疗设备购置申请表做出初步汇总。

三、分析研究，确定初步方案

临床工程部门根据初步汇总的项目内容进行分析和研究。分析和研究的内容主要包括：科室购置要求是否具备使用条件、技术力量，配套条件是否齐全，经济和社会效益如何等。同时对于提出设备更新的项目，要组织医院设备技术鉴定委员会进行技术鉴定。只有该委员会同意后方可纳入年度医疗设备购置计划。最终，将调查和预测的有关数据、资料汇总，提出初步方案。

四、医院医疗设备装备委员会论证

设备购置计划确定初步方案后，临床工程部门应组织医院医疗设备装备委员会对初步方案进行论证。论证时，首先要确定本年度医院用于购置医疗设备的资金预算；其次确定本年度医疗设备购置计划的总体目标、重点发展业务、重点科室；然后开展各申购科室负责人现场论述。最后由医疗设备装备委员会的委员投票表决。临床工程部门根据投票情况汇总编制出医疗设备购置计划。

五、医院院长办公会讨论决定

编制出的医疗设备购置计划必须经过医院院长办公会讨论通过，并形成医院文件下发，医院院长办公会讨论时，应针对计划进行适宜性、先进性和可行性的评估论证，再针对论证结果进行综合平衡确定方案。

第三节　购置设备的论证

为了确保购置的医疗设备经济、安全、可靠，应对购置计划进行适宜性、先进性和可行性的评估论证，通过评论论证的结果，为医院最终的决策提供科学依据。

一、常规医疗设备的可行性论证

可行性论证包括两个方面的内容，即项目论证和技术评价。

（一）项目论证

项目论证是编制购置计划过程中的主要环节，是对设备购置的必要性和合理性等问题进行讨论，这时一般不涉及具体公司、型号、技术指标等外部条件的讨论。

1. 必要性

主要指需要购置的医疗设备在本单位的临床医疗、科研、教学工作中的必要性。一般从以下四个方面进行评估。

（1）从临床医疗水平的技术角度评价：主要看能否提高临床医疗诊断、治疗的技术水平，对挽救患者生命起到何种作用。

（2）从医疗工作需要的角度评价：是否为临床急需、特需的设备。

（3）从教学角度评价：是否为教学工作必备的设备，是否对后备人才培养有利。

（4）从科研角度评价：是否为某一项科研所需的基本和关键设备。

2. 合理性

主要是指布局的合理性。医院临床工程部门在讨论时，一定要弄清本单位内现有同类设备的台数，每台设备的功能利用情况、使用率、完好率；本区域内其他医院同类设备情况如何。要防止重复购置，以免造成购置以后使用率低，经济效益和社会效益达不到预期的要求。为了充分发挥大型医疗设备的效能，新购进的设备一定要注意布局的合理性。

3. 资金来源

在申请购置设备时，首先应评估对于购置该设备所需要的资金能否得到保证，其次需要评估医院用于购置医疗设备的资金预算是多少；如采用贷款方式，应关注贷款是否能在规定时间内偿还。

4. 使用率

通过计划所要购置的医疗设备中的各项功能要求，预测检查或治疗的患者数量或人次，也就是在单位时间内一台设备能够完成的工作量，评估设备在购置后能否充分使用，发挥其应有作用。

5. 技术水平

主要论证提出设备购置申请科室的医技人员配备和培训情况，通过评估这些人员现有的技术水平，判断在购置后能否保证该设备的正确使用、正常运行及相应功能开发。还有医院临床工程技术人员是否具有对该设备进行维修的技术水平，除生产厂家以外是否还有第三方维修途径等。

6. 安装条件

对计划购置的医疗设备论证是否具备安装条件、使用环境能否达到设备的技术要求进行论证，如电供应、屏蔽、防尘、防潮等条件是否符合要求。

7. 经济效益

对申请购置的医疗设备的经济效益进行预测，包括使用年限、每周使用的人数、收费标准、年经济收入、年运营成本，并要写出成本效益分析报告。在进行经济效益评价时，除计算一次性投入购买主机及配件购置费以外，还要考虑后期的投入，比如一次性耗材费、配件费、维修费等。

（二）技术评价

技术评价是指在购置计划批准后的购买过程中，对医疗设备的生产厂家、型号、性能和价格等内容进行选择比较和分析，然后做出决策的技术工作。

1. 技术先进性

评估计划购置设备的基本原理设计、各项功能指标、技术参数达到的先进程度，在国际、国内处于什么水平等。

2. 设备可靠性

除了设备的使用寿命以外，还需要通过如下几个方面进行评价：在设备的规定使用时间内能否保证正常使用；能否确保其各项功能、技术指标和安全指标都符合标准要求；是否通过了国际、国内的质量认证和许可等。

3. 安全性

对设备的扩散射线、电磁波、电子仪器绝缘性、漏电等会对环境、操作人员和患者带来不安全的因素进行评价。

4. 完整性

即设备的配套问题，如与功能相配套的硬件模块、连接线、配套试剂等，在进行评价时要重点讨论。如果只注意了主机的评价，而忽视了配套设备及配件的问题，会直接影响主机的使用和功能开发。

5. 可维修性

可维修性主要是指厂方能否长期提供维修资料、维修密码、技术服务、零配件及消耗品。

二、甲乙类大型医疗设备配置审批程序

卫计委对大型医用设备按品目实行规划管理。其规划管理类型如下。

（一）甲类、乙类大型医疗设备的品目

1. 甲类（国务院卫生行政部门管理）

（1）X线-正电子发射型电子计算机断层扫描仪（PET/CT，包括正电子发射型断层仪即PET）。

（2）伽马射线立体定位治疗系统（γ刀）。

（3）医用电子回旋加速器治疗系统（MM50）。

（4）质子治疗系统。

（5）其他未列入管理品目、区域内首次配置的单价在500万元以上的医用设备。

2. 乙类（省级卫生行政部门管理）

（1）X线电子计算机断层扫描装置（CT）。

（2）医用磁共振成像设备（MRI）。

（3）800 mA 以上数字减影血管造影 X 线机（DSA）。

（4）单光子发射型电子计算机断层扫描仪（SPECT）。

（5）医用电子直线加速器（LA）。

（二）甲类大型医疗设备的配置规划和审批程序

由于甲类大型医疗设备资金投入量大、运行成本高、使用技术复杂、对卫生费用增长影响大，因此由国家卫计委管理并颁发配置许可证。乙类大型医疗设备则由各省级卫生行政部门管理并颁发配置许可证。

1. 甲类大型医疗设备的规划配置

根据国家卫计委、国家发展和改革委员会（简称：发改委）和中华人民共和国财政部《大型医用设备配置与使用管理办法》（卫规财发［2004］474号）规定，为进一步规范甲类大型医疗设备配置审批工作，国家卫计委再次明确了审批程序和要求。

（1）规划配置：卫计委、发改委负责编制甲类大型医疗设备配置规划，确定全国规划控制数和各省（自治区、直辖市）规划配置数量，并向社会公布。卫计委依据甲类大型医用设备配置规划和相应配置标准，组织全国甲类大型医用设备配置及更新审批工作。

（2）实行大型医疗设备配置专家评审制度：卫计委组织专家开展大型医疗设备规划配置评审工作，提高大型医疗设备配置及更新工作决策水平。

2. 甲类大型医疗设备的审批程序

（1）设备申报：按照规属地化管理原则，申请配置大型医疗设备的医疗机构应通过所在卫生行政部门逐级申报至省级卫生行政部门。医疗机构申请配置甲类大型医疗设备，应对设备适用性、先进性和可行性进行论证，提交申请材料。申请材料包括：①甲类大型医用设备配置申请表；②甲类大型医用设备配置可行性研究报告；③医疗机构执业许可证复印件；④申请配置大型医用设备相应的技术人员资格证（包括执业医师证、专业技术职称证、上岗资质证明等复印件）；⑤医疗机构上年度财务报表；⑥资金来源证明（如购置资金来源为财政拨款，需要提供政府部门资金批复文件）。

（2）申报受理：省级卫生行政部门审核同意后统一上报国家卫计委。国家卫计委受理甲类大型医疗设备配置申请时间为每年的4

月和 7 月，受理后下发《甲类大型医用设备配置申请受理通知书》。需要注意的是，国家卫计委不受理医疗机构自行送达的申请材料。

（3）论证审批：国家卫计委每年 5 月和 8 月组织专家评审。卫计委综合专家意见和省级卫生行政部门建议，依据配置规划，批复省级卫生行政部门。

（4）公布结果：国家卫计委在批复省级卫生行政部门之后向社会公布甲类大型医用设备配置审批结果。

（5）配置批复有效期：配置批复有效期为 2 年，逾期未装备的，批复自动失效。医疗机构仍计划配置该品目大型医疗设备的，须重新履行报批程序。对基础设施建设周期长、技术复杂的设备，经专家论证同意，可适当延长批复有效期。国家卫计委甲类大型医疗设备配置审批流程图如图 2-1 所示。

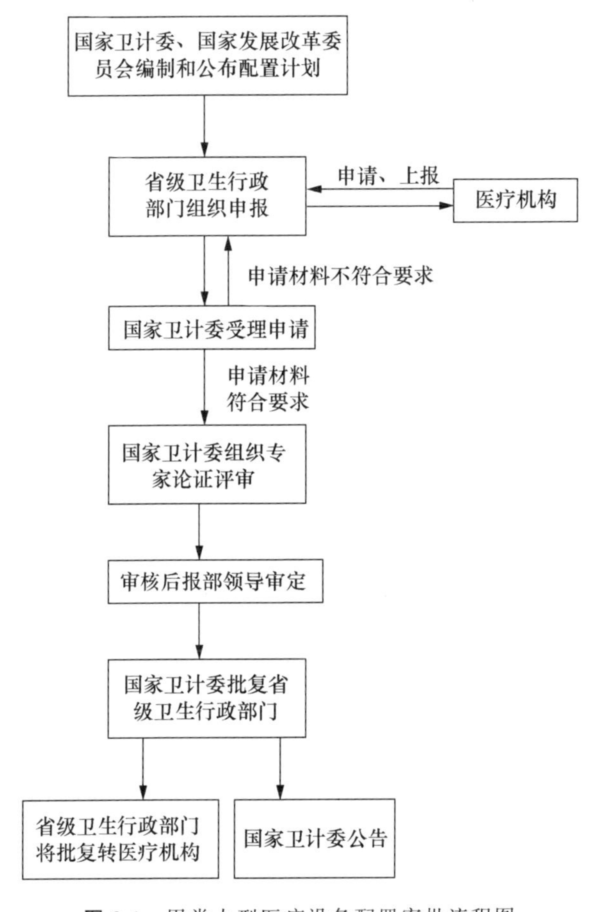

图 2-1　甲类大型医疗设备配置审批流程图

（三）乙类大型医疗设备的配置规划和审批程序

省、市卫生厅装备管理处负责编制本省市乙类大型医疗设备配置规划。根据本省市经济与社会发展状况制定乙类大型医疗设备配置标准，按周期确定全省控制数量和各市规划配置数量，讨论通过，并报国家卫计委批复后实施。配置规划应通过适当方式向社会公布。

依据乙类大型医用设备配置规划和相应配置标准，组织全省乙类大型医疗设备配置及更新审批工作。具体审批程序由每个地方根据本省市实际情况制订，但均参照国家卫计委甲类大型医疗设备配置审批程序。省级卫生行政部门乙类大型医疗设备配置审批流程图如图 2-2 所示。

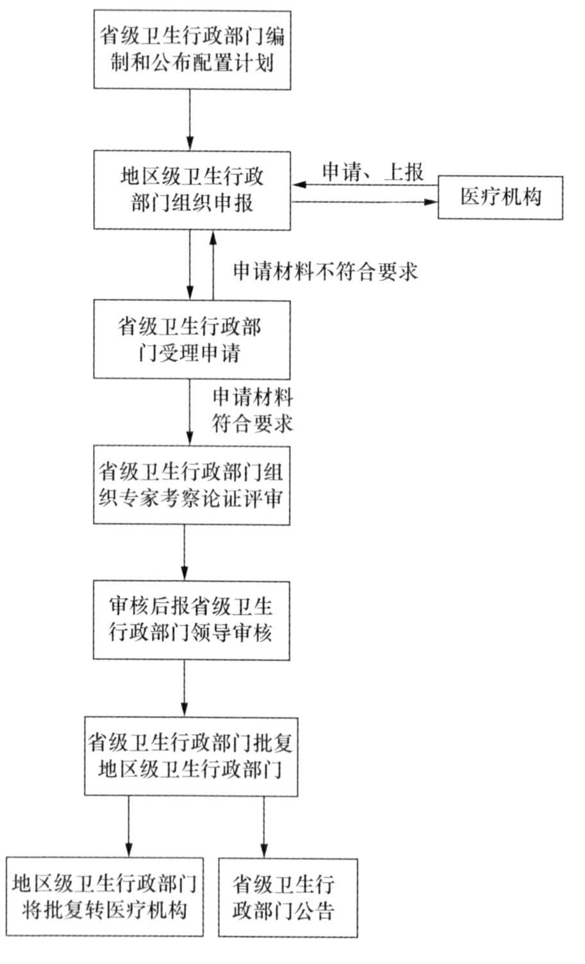

图 2-2 省级卫生行政部门乙类大型医疗设备配置审批流程图

第四节 招标采购

获批的医疗设备购置计划经过医院院长办公会讨论通过并形成医院文件下发后，医院临床工程部门应根据本单位资金情况和业务发展的轻、重、缓、急及设备效益的短、平、快原则，排出年度、季度、月采购计划，同时严格按照购置程序进行采购。

一、购置程序

由于现代化医疗设备都属于高精尖的精密仪器设备，尤其随着现代高科技水平不断发展、自动化程度不断提高，以及各项功能和检测目的不断增加，不同档次的设备价格差别也越来越大，因此购置设备要进行科学论证，合理选择，并形成一套完整的购置程序：专业调研、选择合理的购置方式及签订合同。

（一）专业调研

目前市场上各类医疗设备的品种较多，同一类产品有自动、半自动、高中低档不等，价位差异也较大。医院投资购置医疗设备的目的是为了不断开展新技术、新业务，保持良好的发展势力和活力，更好地为患者服务，从而增强医院的综合实力。因此，所购置的各类医疗设备必须是技术先进、各类性能符合科室需要的设备。鉴于此，在购置设备时，特别是大型医疗设备，除上面提到的技术评价外，还要进行实地专业调研。主管医院医疗设备的院长、使用科室负责人、相关使用人员及临床工程技术人员需要一起多次、反复地对准备购置的相关产品进行实地调研。专业调研主要从以下几个方面进行。

1. 科学性

准备购置某一类医疗设备时，应对该类设备在当今世界的发展状况及以后的发展趋势进行必要的调研。对使用该类设备的单位进行实地考察。了解该类设备的性能是否可靠，并从仪器的精确度、灵敏度、稳定性、耐用度等方面考虑。设备的配套一定要考察清楚，评估设备厂商所述的功能在标准配套中是否能达到，需要的附件及附带的各种工具是否齐全，设备是否有升级功能等。

2. 实用性

所购置的设备一定是社会效益好、经济效益高、回收成本快、社会评价好、群众易于接受的设备。譬如，对于医学检验设备，实地考察使用单位时，要考虑拟购设备所用试剂、消耗是否适合本单位，所用试剂是否具有开放性。同时，对提供设备的各公司实力、商业信誉、售后服务也要进行调研；还有设备的可修性、易修性、影响维护和维修的工作量及费用，各种配件是否能及时供应，厂方维修是否及时等。售后服务质量是保证医疗设备能否正常运转的关键，在实地考察时一定要弄清楚。

（二）选择合理的购置方式

随着医疗卫生体制改革的不断深化，医疗设备采购逐渐产生了很多采购模式。为了加强医院资产管理、节省资金、确保投资医疗设备的社会效益和经济效益、规范医疗设备的采购程序，常规情况下，医院购置 10 万元以上的设备，就要进行相应的招标形式采购。如有特殊情况，则采用其他相应购置方式。

1. 国际招标购置方式

根据我国的相关政策及法规，部分进口医疗设备必须采用国际招标采购。目前，必须进行国际招标的医疗设备有：磁共振成像装置（MRI）、X 线计算机体层扫描仪（CT）、800 mA 以上数字减影血管造影 X 线机（DSA）、医用直线加速器（LA）、单光子发射计算机断层扫描装置（SPECT）、伽马刀等甲乙类医疗设备和其他进口设备。对依法必须进行国际招标的项目，应按《机电产品国际招标投标实施办法》中的规定，委托具有国际招标资格的招标代理机构招标。

2. 公开招标购置方式

目前，对于单价 100 万元及以上（不同地域有不同要求）的医疗设备购置，医院多采用公开招标采购的方式。公开招标是医院委托具有公开招标资格的招标代理机构通过招标公告的方式邀请不特定的法人或者其他组织投标。

3. 医院邀请招标购置方式

对于单价 10 万～100 万元的医疗设备购置，医院多采用招标采购的方式。医院邀请招标采购是指医院以投标邀请书的方式邀请三家及三家以上特定的供应商投标的购置方式。

4. 竞争性谈判购置方式

竞争性谈判购置是直接邀请两家以上的供应商进行谈判的购置方式。根据《政府采购管理暂行办法》《中华人民共和国政府采购法》，当有下列情况之一时，经医院相关部门批准，可采用竞争性谈判购置方式：①公开招标时，只有两家投标公司而没有达到招标公司规定的三家及以上投标公司；②出现了不可预见的急需购置，而无法按照招标方式购置的；③对高技术含量有特别要求，且只有几家公司产品符合要求的；④财政部门认定的其他情形。

5. 单一来源购置方式

单一来源购置方式是指购置单位向供应商直接购买的方式。根据《中华人民共和国政府采购法》，属于下列情况之一的，可以采取单一来源购置方式：①唯一产品，只能从特定供应商处购置或供应商拥有专利权，而且无其他合适产品替代的；②继续购置经过公开招标或院内邀请招标的产品，招标结果在1年内的；③在原招标目的范围内，新增合同的价格不超过原合同价格的10%，必须与原供应商签约的；④原购置的后续维修、零配件供应、更换或扩充，必须向原供应商购置的；⑤从残疾人、慈善机构购置的；⑥财政部门认定的其他情形。

6. 询价购置方式

对于单价10万元以下的医疗设备购置，医院多采用询价订购的方式。询价购置是指对三家以上的供应商提供的报价进行比较，以确保价格具有竞争性的购置方式。这种购置方式的优点是简便客观、机动性强，可广泛地应用于规格多、数量小、供货厂家多的医疗设备购置过程中，尤其适合于急诊抢救设备和单价10万元以下常规医疗设备的购置。经医院相关部门批准，达到限额以上的单项或批量购置的现货属于标准规格且价格弹性不大的，也可采用询价购置。这种形式同样适用于质量技术要求较高、市场资源相对偏紧的品种或属于卖方市场的商品。

7. 国家行政部门集中采购方式

该方式是政府采购的一种形式，是经省市级政府或部队采购监管部门批准，由卫生行政主管部门组织各医疗机构联合进行采购的一种方式，一般适合于政府统一拨款或专业性强的医疗设备。可在展览会或博览会上寻找到合适的产品与厂商进行购置谈判。

（三）签订合同

选择合理的购置方式购置设备，其结果经有关部门审核、核准后，医院应在规定的时间内与供货方签订合同。由医院主管设备的院领导、临床工程部门负责人、财务科科长、临床使用科室主任、审计部门人员、临床工程技术人员与中标公司负责人进行商务谈判，签订供销合同及相关协议。价格、付款方式、交货期、技术服务等条款一定要在合同中书面确认。对于厂商提供的合同，在盖章前必须认真审查确认。签订合同的细节，将在后续章节中详细阐述。

二、招标流程

随着医疗卫生体制改革的不断深化，反腐倡廉制度不断实施，医院医疗设备购置逐渐实行了招标采购。为了加强医院资产管理、节省资金、确保投资医疗设备的社会效益和经济效益，规范医疗设备的采购程序，非特殊情况下，购置单价 10 万元及 10 万元以上的医疗设备，均应采取招标的形式进行采购。

（一）国际招标

根据相关法律规定必须进行国际招标购置的医疗设备，在购置时按如下招标程序，见图 2-3。

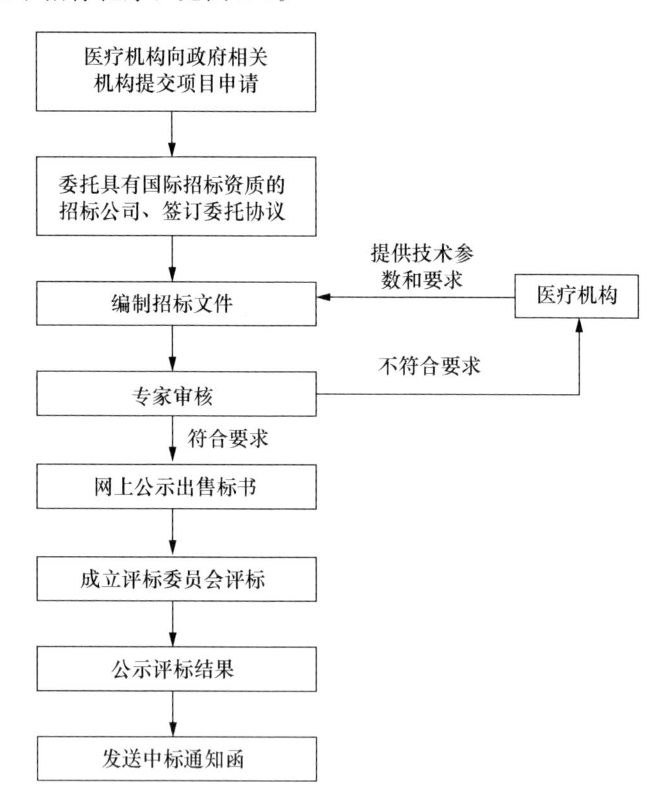

图 2-3 国际招标流程图

（来自：袁丹江主编. 医院医疗设备管理实务. 北京：人民卫生出版社. 2011）

1. 向政府相关机构项目申请医院制订计划，报政府购置办公室审核

办理国际进口产品招标，应严格按照《机电产品国际招标管理办法》中有关规定进行项目申请。对于部分产品，医院还要向当地商务机电部门申请外汇额度，将申请的外汇额度提交到省市级机电产品办公室审核批准。

2. 委托招标公司签订委托协议

医院应按《机电产品国际招标投标实施办法》中的规定，委托具有国际招标资格的招标代理机构招标，并签订委托代理协议。

3. 编制招标文件

医院根据前期的市场调查、专业调研及医院的实际需求，制订招标要求，即招标技术参数和规格，包括设备名称、数量、设备用途、主要规格及系统功能概述、技术参数及要求、商务要求（含备品、配件、技术培训、售后服务、到货期及付款方式）。招标公司根据医院的这些要求，按照国际招标的模式，制作招标文件。

4. 专家审核后网上公示项目招标文件

编制成的招标文件要提请专家审核。在国际招标专家评审库随机抽取三位以上专家对招标文件进行审核，招标文件必须对三家以上公司产品做到公平、公正，不能含有对某一公司产品存在歧视性条款。如需要修改的，则返回到医院更改确认。

5. 网上公示招标项目招标文件

招标文件通过专家审核后即可对项目进行公示。公示时间一般为 20 天。

6. 成立评标委员会

对开标的结果评标。评标委员会由国内该招标产品方面的专家、医院需求方、国际招标代理机构代表等 5 人及以上单数组成。评标委员会应当严格依据招标文件规定的商务、技术条款对投标文件进行评审，并写出评标报告。

7. 公示评标结果

评标报告上报行政部门审查并经物资采购机构审核后，形成评标结果。评标结果必须在网上公示 10 天，公示期结束后，评标结果自动生效。

8. 发送中标通知函

招标公司将评标结果分别通知医院和中标公司。医院根据评标结果通知书通知中标公司签订供货合同。

（二）公开招标

根据我国相关法律规定，购置单价 100 万元及以上（不同地域有不同的要求）的医疗设备，医院多采用公开招标订购的方式。在购置时，按如下招标程序，见图 2-4。

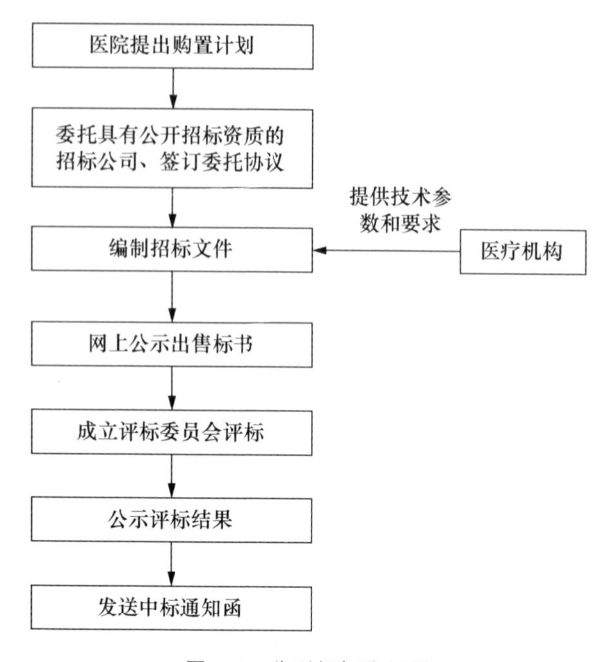

图 2-4 公开招标流程图

1. 医院提出购置计划

医院根据整体医疗设备规划，提出相应购置计划。

2. 委托招标公司签订委托协议

委托具有公开招标资格的招标机构招标，并签订委托代理协议。

3. 编制招标文件

医院根据前期的市场调查、专业调研及医院的实际需求，制订招标要求，即招标技术参数和规格，包括设备名称、数量、设备用途、主要规格及系统功能概述、技术参数及要求、商务要求（含备品、配件、技术培训、售后服务、到货期及付款方式）等。招标公司根据医院的这些要求，按照招标的模式，制作招标文件，并返回到医院签字确认。

4. 网上公示招标项目

招标文件经过医院签字确认后即可对项目进行公示。公示时间一般为 20 天。

5. 成立评标委员会对开标的结果评标

评标委员会由省市内该招标产品方面的 4 名专家和 1 名医院需

求方代表等5人组成。评标委员会应当严格依据评标原则及程序进行评审，写出评标报告。

6. 公示评标结果

评标报告上报行政部门审查并经物资采购机构审核后，形成评标结果。评标结果必须在网上公示10天，公示期结束后，评标结果自动生效。

7. 发送中标通知函

招标公司将评标结果分别通知医院和中标公司。医院根据评标结果通知书，通知中标公司签订供货合同。

（三）医院邀请招标

购置单价10万元以上至100万以下的医疗设备，均可采取医院内部邀请招标的形式进行采购。实施医院邀请招标由医院设备招标委员会负责。实施招标时，主要由如下程序组成。

1. 编制招标文件

编制招标文件即制订标书。编制招标文件是根据实施招标前的专业调研情况而定，并由医院临床工程技术人员、临床使用科室主任及该项目的负责人共同编写。

2. 成立评标委员会

评标委员会中必须有临床使用科室主任及负责该项目的相关人员，同时医院主管设备的院长、临床工程部门负责人、临床工程技术人员、监督审计科科长等人员也必须参加。医院应选派思想好、作风硬、业务精、纪律强的人员参与评标。评标专家的组成是在开标前，由医院招标委员会在设备采购监审委员会负责人的监督下从专家库中随机抽取；当被抽中人员不能参加评标时，可在专家库内再抽取人员，组成评标委员会，总人数为奇数，以利于表决。评标委员会名单在在开标前应应当保密，不得泄露。

3. 开标、评标及中标

(1) 开标：招标文件经医院审核批准后即可发售，投标厂商根据招标文件拟定投标文件并按规定期限投标。为了确保开标进行，在开标前应制订开标程序，确定主持人、唱标人、监标人、记录人员及协调人员。确定各项内容的先后顺序、评标的方法和评分标准。按照开标秩序确定投标公司。投标公司必须有三家以上，如不够则应向有关部门申请并得到许可，方可开标。在设备采购监审委员会的监督下，检查标书的有效性，并当众开启投标文件，宣读投标人名称、设备名称、型号、报价等内容，开标过程应当记录并存档备查。

(2) 评标：开标后，评标委员会对所有的投标文件进行审查评议，对每份投标文件加以分析、评价。评标委员会综合比较各投标设备性能、质量、价格、交货期和投标方资信情况等因素，依据公正、科学、严谨的原则和招标文件的要求进行评标。评标的具体做法如下。

①商务评估：商务评估主要是了解投标方公司注册情况、公司资信等。对投标公司要有资格论证：投标进口产品应具有国家食品药品监督管理总局颁发的进口医疗器械注册证、进口商品安全质量许可证、医疗器械产品注册登记表、企业法人营业执照、医疗器械经营许可证和制造商出具的代理授权函；投标国产产品应具有国家食品药品监督管理总局颁发的医疗器械注册证、医疗器械生产企业许可证或地区代理销售授权和医疗器械经营企业许可证。缺少任何一项即取消资格，定为废标。

②技术评标：技术评标就是评估投标文件中主要技术条件、参数是否满足标书要求；一般技术条件、参数是否合理，对有疑问的条款做详细的记录，并现场质疑。现场质疑时要求投标方代表出席，评标委员会进行商务质疑和技术质疑；对重要问题的质疑，投标方要出具书面澄清材料。

③中标：评标专家根据开标报价、评估和答疑等情况进行综合讨论，并发表各自的意见，在充分尊重临床使用科室意见的基础上，选择性能价格最优的中标厂商。各评委按评标的方法和标准分别给投标公司打分，最后汇总，并将结果通报全体评委，分数最高者为中标方。当评委意见不统一时，以投票方式解决。应当场宣布评标结果，并将结果上报院长办公会审核备案。结果批准后，通知中标公司，签订供货合同。

医院邀请招标必须保证整个过程公平、公正、公开。严格遵守国家的法律和法规，确保医院购买的医疗设备是性价比最优的产品。

三、招标文件的编写

招标文件是医院对所需购买医疗设备和厂商各方面要求的实际书面反应，也是投标人投标和评标专家评标的重要依据，因此编写招标文件工作至关重要。编写一份内容完整、条款清楚、表达准确的标书，是一项有难度的技术性工作。

（一）招标文件编写目录

招标文件的编写有相对固定的目录。

第一章：投标邀请书

第二章：投标人须知前附表、合同通用条款前附表

第三章：招标货物说明、技术参数、规格及要求

第四章：评价标准及方法

第五章：投标人须知

第六章：合同通用条款

第七章：合同书格式

第八章：投标文件格式

（二）招标文件具体内容

招标文件包含商务文件和技术文件。具体包括以下内容：招标邀请、投标须知、设备说明、技术参数及规格、合同条款及合同格式、招投标文件组成和格式等。招标文件中，除了设备说明和技术参数、规格外，其他内容均有相对固定的格式。而设备说明和技术参数、规格是招标文件的核心，因此这一部分变得尤为重要。

1. 投标邀请书

投标邀请书由招标单位项目负责人签发，内容包含招标单位的名称、地点、联系方式、招标项目和编号、标书发放和投标时间等。

2. 投标须知

投标须知应详细说明对投标人在投标资质、投标文件制作等方面的具体要求，譬如，投标某类产品应具备的资质及授权文件、交货期、运输方式、交货地点以及着重指出的说明文件和说明资料。

3. 设备说明

设备说明包含以下内容：医疗设备名称、采购数量、设备用途、售后服务、付款方式等。

4. 技术参数和规格

技术参数和规格是指本次招标设备的技术规格及性能指标、质量验收标准、产品备件及专用工具、一次性消耗品的供应、技术资料和技术服务。其中技术参数包括一般技术参数和主要技术参数。主要技术参数是指所购设备必须达到的技术条件，是整个标书的核心部分。医院在填写主要技术指标时要考虑各方面的实际情况，在满足要求的同时尽量减少主要技术参数的款项，技术参数必须要有三家以上公司的设备能同时达到。

5. 合同条款及合同格式

合同是经济活动的法律依据，由供需双方单位法人或法人授权人签署。因此招标文件中的合同条款应与中标结果签订的合同内容相一致。同时必须明确双方在合同实施过程中所应享有的权利、承

担的责任和义务。招标文件中提供的合同格式是今后双方签署合同的草案，一般采用国际、国内通用的标准合同格式，以确保合同条款在应用和理解中的一致性。

6. 投标文件的格式

投标文件的格式要求投标人在编写投标文件时必须有固定的模式。对于投标人来说它是编写投标文件最关键、最具体的内容，特别是技术偏离表和商务条款偏离表，将是评标的重要依据。投标人必须严格按照相关要求，逐条逐句去准备，否则就容易被废标。具体包含如下内容：①投标书；②开标一览表；③投标分项报价表；④备品备件分项报价表；⑤产品销售业绩；⑥设备交货明细表（即装箱单）；⑦投标货物技术文件；⑧技术规格响应、偏离表；⑨商务条款响应、偏离表；⑩投标资格证明文件、法人代表授权书、制造商的资格声明、贸易公司（作为代理）的资格声明及制造厂家授权书等各种文件。

（三）招标文件的规范性

招标文件是医院采购医疗设备的正式书面反映，编写成功与否对整个招标工作具有很重要的影响，因此一定要清楚文件的规范性。对招标文件的要求有如下几点。

1. 招标文件所有条款应该明确、条理清楚。

2. 招标文件技术参数及要求反映医院的需求。

3. 招标文件应详细完整地阐述该招标项目的技术条款和商务条款，技术服务及质量保证、安装培训及验收标准、随机提供的技术资料、交货期、维修响应时间及零配件的供应，以及付款方式。

4. 招标文件应提出投标方所应准备的投标资料和厂商资质证明材料，招标邀请中明确告知开标时间、地点和联系方式，投标书应密封盖章，逐页签字，一式五份。

招标文件编写完毕后，必须按规定送专家组审核，为保证公平竞争，标书中不得有针对或排斥某个潜在投标方的内容。未经有关部门同意，不得擅自修改已审定的招标文件。

（四）编写招标文件的技巧

编写标书的难点主要是设备技术规格、技术参数及加注“*”的条款。技术规格、技术参数体现医院需要哪种性能和功能的产品“*”号部分标明了产品的档次和质量。通过不断的实践证明，只要从以下几个方面入手，就能编写出高质量的标书。

1. 确定好设备的档次和配置标准

根据前期医院医疗设备购置计划以及医院实际情况和投入资金

量，拟定产品的技术规格和配置标准，确定档次和价格范围。

2. 认真做好专业调研

通过对已经购买并具有代表性的用户实地考察，可以准确地掌握产品质量的真实性、可靠性及售后服务保障情况。

3. 选择多家同类产品比较

选择多家同一档次的产品，要求厂家提供产品样本、标准配件等。了解它们的指标和特点。

4. 仔细分析技术规格和性能

标书人员要仔细阅读每一个厂家的产品技术资料，以便分析和比较各个产品的技术规格、性能和配置；弄清同一档次高端产品和低端产品的具体差别，编写出招标产品的技术规格一览表。

5. 合理利用“*”号

“*”号是关键技术参数，对其标注主要是为了防止那些达不到医院拟定档次的产品参与竞标。

（五）编写招标文件注意事项

招标文件是医院对购买医疗设备性能、技术指标等各个方面的具体要求，编写招标文件工作至关重要。在实际编写过程中，要注意以下几点。

1. 严格遵守“公平”原则

招标文件中技术指标必须要有三家以上公司的设备能同时达到，不能有明显的倾向性，或完全照搬某一厂商的技术指标。

2. 贯彻“实用、先进、合理”的原则

在招标文件中，“*”号具有体现医院购买医疗仪器设备的意愿、规范投标人的选择、限定设备档次的作用。特别是在国际招标中，若有其中一条“*”号不能满足将导致废标。因此在具体加注“*”号项目上，必须慎重、认真对待。既要考虑到设备技术的先进性、产品的成熟性，也要从医院实际需求出发，贯彻“实用、先进、合理”的原则。

3. 要注意把握分寸，善于综合

归纳每个厂家之所长、突出重点、把握要点、注意分寸，不要过分攀高。要运用标书的编写来调动投标人的积极性。否则，不能保证达到招标规定的厂商数量。

4. 语言规范

招标文件的语言要精练、条理要清楚、内容要明晰；不要含含糊糊，特别是技术要求上不能模棱两可、拖泥带水。

第五节 购置合同的签订

一、谈判签约过程

在医疗设备购置过程中，签订合同是一项非常重要、极其复杂的工作，它涉及的内容很广泛。医院谈判代表不仅要具有扎实的临床工程专业知识，还要有法律、经济等相关知识，必须有很强的综合素质。签订合同前，医院要与供货厂家进行艰苦的谈判。

（一）合同签订前的谈判

谈判是医院与供应方为了实现医疗设备的买卖就权利、义务进行协商的过程。医疗设备经过选型、论证、效益分析、招标后，双方才可进入洽谈签约过程，这个过程也称为商务性谈判。

1. 谈判的前期准备工作

在医疗设备购置的谈判过程中，事先必须了解谈判信息，拟定谈判计划。通过调查研究、广泛收集资料，为正式谈判做好充分的准备工作。

（1）收集资料：主要是收集该设备标准配置和报价、可选配件的种类和报价、不同厂商同一档次产品的配置和报价、供应商的信誉与服务能力等资料。收集资料越全面，谈判时医院就会越主动。

（2）拟定计划：是对所搜集的资料进行认真分析、研究并综合各种因素而制订的计划。收集到的资料一定要进行认真分析，对拟购置医疗设备的功能、性能、配置和价格进行更进一步的了解；同时可以提出在配置外的选配件赠送、质保期的延长、增加设备使用人员和临床工程技术人员的培训等问题。在此基础上，确定谈判目标、拟定谈判方案，明确谈判要达到的目的。

2. 谈判时遵循的原则

谈判时遵循的原则是指在谈判过程中，双方应当遵循的思想和行为准则。

（1）合法原则：所谓合法是指谈判活动必须符合法律的范畴。在现代市场经济环境中谈判是一个复杂的求同过程。在这个过程中，利润和利益是矛盾的焦点，在一定程度上涉及个人利益，因而时常会出现欺诈与诱骗、行贿与受贿的违法行为。因此谈判必须建立在一定的法律规范及特定的惯例和道德观念上。谈判双方不能从事违法的交易，不能以牺牲单位的利益为代价，假公济私或损公肥私。

（2）平等互惠原则：买卖既是矛盾的对立体，又是需求关系，具有互融性。谈判的目标是要双方满意，谈判双方应当清楚，任何一方都应该让出一定的利益给对方，而不是独占利益。只有遵循平等互惠、友好协商的原则，才能使谈判在真心诚意的基础上进行。但是应该争取的利益还是要据理力争，不要无原则地让步。

（3）灵活原则：是指在谈判过程中不能太过于教条，应当抓住重点，把握分寸；应当学会妥协，因人、因时而异，通过适当的妥协、让步达到预期的目的。

（二）签约过程

经过谈判、友好协商，在双方意见达成一致后即可签订合同，在签订合同时要注意检查各项内容是否有差错，当确认准确无误后签字盖章。如果双方在付款、安装、维修、人员培训等方面有具体要求，可以在合同之外以备忘录或协议书的形式作为合同的附件。

二、订购合同及内容

《中华人民共和国合同法》规定："合同是平等主体的自然人、法人，其他组织之间设立、变更、终止民事权利义务关系的协议。依法成立的合同受法律保护。当事人订立合同，有书面形式、口头形式和其他形式。"

（一）订立合同的原则

订立合同时必须遵守守法、平等、自愿、公平及诚实信用五大原则。

（二）医疗设备合同的内容

合同的内容即合同的条款，它是订立合同的主要方面，合同的内容完整而具体，有利于合同的履行，一旦发生纠纷，也便于明确双方的责任。一般包括以下内容。

1. 买卖双方名称和地址

这一条款是关于合同主体的规定，明确主体才能确定合同双方的权利和义务，出现纠纷时也能准确地确定责任人。

2. 货物名称

货物名称是双方当事人权利义务指向的对象。订立合同时，货物名称必须明确、具体、尽量统一，必须是双方认可、行业内允许的名称。

3. 数量、标准与计量

这是合同中最重要的条款之一，在合同中应明确规定数量，以免出现合同纠纷，如果带有易耗品、配件、工具等也要标明数量。

合同项下交付的货物应符合招标文件中“招标货物技术规格、参数及要求”所述的标准，如果没有提及适用标准，则应当按照对买方有利、符合中华人民共和国有关权威机构颁布的最新版本的相应标准。除非招标文件中另有规定，否则计量单位均采用中华人民共和国法定计量单位。

4. 交货地点及时间

交货地点及时间根据合同谈判或招标文件的相关规定而定。卖方通常在合同规定的交货期前五日以传真形式通知买方。

5. 包装与标记

卖方应根据合同货物的不同形状与特点，对所提供的全部货物均应按标准保护措施进行包装，以防止货物在运转中损坏或变质。这类包装应采取防潮、防晒、防锈、防腐蚀、防振动及防止其他损坏的必要保护措施，从而保护货物能够经受多次搬运、装卸及长途运输。根据货物的特点和运输的不同要求，卖方应在包装箱上清楚地标明“小心轻放”“此端朝上，请勿倒置”“保持干燥”等字样和其他适当的标记。

6. 运输和保险

卖方负责办理将货物运抵规定的交货地点等一切运输事项，相关费用应包含在合同总价中。卖方应在合同货物起运前或同时对装运的货物向保险公司投保。该保险应覆盖合同货物自卖方的发运仓库起至买方指定的安装现场开箱验收完毕止。

7. 备件、专用工具、资料及其他

合同中应规定卖方应提供买方要求的有关合同项下的备品备件及其他。

8. 服务合同条款

服务合同条款必须包含卖方应提供的各项服务，譬如，提交所供货物的技术文件：产品目录、图纸、操作手册、使用说明、维护手册或服务指南；对买方人员进行培训。卖方提供的服务费用应含在货物的合同总价中，买方不再另行支付。

9. 质量保证合同

质量保证合同规定卖方应保证合同项下所供货物是全新的、未使用过的，技术水平是先进的、成熟的，并完全符合合同规定的数量、质量、工艺、设计、形式、规格和技术性能，满足合同技术规范的要求。卖方还需要保证，合同项下提供的全部货物不存在设计、材料或工艺上的缺陷。货物在其正确安装、正常使用和保养条件下，在其使用寿命期内应具有满意的性能。除非招标文件中另有规定，否则质量保证期为产品安装验收合格之日起至少1年（12个月）。

10. 检验和验收

买卖双方根据货物的技术规格要求和质量标准，选定双方认可的法定质量检测机构对货物进行检查验收。验收费用应包含在合同总价中，买方不再另行支付。

11. 合同价格

买卖双方所签合同货物的单价和总价是按合同交货期交货的最终结算价，不受任何条件因素的影响，在整个履行的合同期间有效。

12. 支付币种

合同中规定常规以人民币支付。

13. 履约延误

卖方应按照招标文件中确定的交货期完成交货和提供服务。在履行合同过程中，如果卖方遇到妨碍按时交货和提供服务的情况时，应及时以书面形式将拖延的事实、可拖延的时间和原因通知买方。买方在收到卖方通知后，应尽快对情况进行评价，并确定是否通过修改合同延长交货时间。如卖方无正当理由而拖延交货，将受到没收履约保证金、加收误期赔偿费或违约终止合同等方面的制裁。

14. 违约赔偿费

如果卖方没有按照合同规定的时间交货和提供服务，或买方没有按照合同规定的时间付款，都要给对方赔偿。

15. 不可抗力

买卖双方因不可抗力而导致合同实施延误或不能履行其他合同义务时，双方由此产生的损失不得向对方提出索赔要求，也不承担误期赔偿费或终止合同的责任。不可抗力事件包括但不限于战争、严重火灾、洪水、台风、地震及双方约定的其他事件等。

16. 争端的解决

在执行本合同中发生的或与本合同有关的一切争端，双方应通过友好协商解决，如协商不能达成协议时，任何一方可以提请法律仲裁。

17. 适用法律

合同应按照中华人民共和国的现行法律进行解释。

18. 合同生效及其他

本合同应在双方授权代表签字并加盖双方公章和买方收到卖方提交的履约保证金后（如果需要的话）生效。合同有效期至双方均已完成本合同项下各自的责任和义务止。

（三）招标医疗设备合同中的有关术语

1. 合同

合同系指买方和卖方签署的、合同格式中载明的买卖双方所达成的协议，包括所有的附件、附录和招标文件所提到的构成合同的所有内容。

2. 合同价

合同价系指根据合同规定卖方在正确地履行完合同义务后，买方应支付给卖方的价格。

3. 买方

买方系指标书的购买货物和服务的法人或其他组织。

4. 卖方

卖方系指与买方签订本合同协议书并提供合同项下货物和服务的公司或实体。

5. 天

天系指日历天数。

6. 原产地

原产地系指货物的生产所在地，或提供辅助服务的来源地。

7. 验收

验收系指买方依据招标文件的要求、卖方投标文件的承诺及本合同的规定，接受卖方所提供货物时应依据的程序和条件。

8. 质量保证期

质量保证期系指本合同项下的货物从最终验收合格后至该设备招标文件中规定的时间。

（四）进口医疗设备的外贸合同

医院进口部分医疗设备时，不能直接跟外商签订供货合同，必须按照国家对机电产品进口管理的规定和要求，办理好各种相关的进口手续后，委托给具有进口经营权的外贸专业公司对外签订进口贸易合同，这种合同简称外贸合同。

1. 外贸合同的主要内容

外贸合同涉及的法律关系非常复杂，包括运输、国际保险、国际支付、海关、商检及外贸管制等方面，具有很大的风险性。为了控制风险，防止内容或文字上造成的疏漏，一般使用标准合同，即“格式合同”。其主要内容包括约首部分、基本条款、约尾部分。

（1）约首部分：一般包括序言、合同名称、合同编号、缔约双方名称、地址、电话和传真号码等项内容。

（2）基本条款：这是合同的主体，其中包括品名、品质规格、数量或重量、包装、价格、交货日期、装运口岸、目的口岸、运输、保险、付款方式、检验、索赔、不可抗力和仲裁等项内容。商定合同主要就这些基本条款如何规定进行磋商，达成一致意见。

（3）约尾部分：一般包括订约日期、订约地点和双方当事人签字等项内容。

2. 签订外贸合同

外贸合同在医院办理齐全机电产品进口手续后，由所委托的外贸专业公司负责签订。为了提高履约率，在规定合同内容时应考虑周全，力求使合同中的条款明确、具体、严密和相互衔接，且与磋商的内容一致，以利于合同的履行。外贸合同要有正本和副本，正本由外贸专业公司存档，副本交给医院保存。医院收到后要认真仔细地核对，发现问题应尽快向签订合同的外贸公司反映，并及时修改。

三、签订合同的注意事项

经过招标、谈判双方达成一致意见后，就要签订供货合同。虽然《合同法》已明确规定了各种合同的条款、格式和相应的具体内容，但是我们在签订合同时还有很多需要注意的事项。

（一）认真签订合同

合同是供需双方经济贸易中具有法律效力的重要文件，合同签订双方要对合同负责，任何一方违反合同规定，应受到经济和法律的制裁。因此在医院购置医疗设备时，一定要认真签订供货合同，其各项条款必须严谨明确，责任分明，要把谈判中所包括的内容准确地反映在合同中，以免在执行时发生问题，无法解决。

（二）认真做好谈判工作

谈判是签订合同前的重要内容，谈判时既要坚持原则，又要灵活处理。对影响功能、技术指标的重大问题不能让步，对不影响设备质量的问题可以做一些让步，以达到互惠互利的原则，使双方取得一致的意见。

（三）认真履行合同

合同签订以后，要及时通知使用部门、财务部门及有关领导；告知到货时间，做好接货、验收安装准备工作。

（四）严把外贸合同关

进口医疗设备的订货合同签订过程比较复杂，涉及国际法律及国际贸易习惯做法和双方谈判等，应有外贸人员参与共同完成外贸合同的签订，同时应与外贸公司签订委托进口代理协议。

（五）注重售后条款

保质期是对产品质量的保障，在保质期内若出现产品质量问题，应当无偿予以更换。保修期是对产品维修的保证，在保修期内出现设备工作不正常时，应该负责免费维修。保质期和保修期是两个截然不同的概念，前者强调品质的承诺，后者主要是服务保证。因此在签订涉及售后服务的条款时，一定要强调是保质期，而不是仅仅一年的保修期。同时设备在安装验收合格后，要及时使用，以便在保质期内及时发现性能和功能等潜在的质量问题。

（六）及时纠正合同

如果合同履行将会损害国家利益和社会公共利益，双方当事人应当及时变更、中止或者终止合同。有过错的一方应当承担赔偿责任；双方都有过错时，各自承担相应的责任。

第六节　供应商管理

供应商的选择与管理是医院在医疗设备购置工作中的重要环节。医疗设备质量关系到患者的生命和医院的声誉，在购买和验收过程中，应当把选择供应商纳入计划中，医院临床工程部门人员要熟悉医疗设备生产厂家与医疗设备销售模式，了解相关的法律法规，通过规范的选择程序，确定良好的供应商作为战略性合作伙伴，与医院共担风险、共同发展。

一、医疗设备供应商应具备的资质

（一）医疗设备生产企业应当具备的有关条件

1. 生产条件

医疗设备生产企业应当具备与所生产医疗设备相适应的工程技术人员和技术工人，厂房、设施、协作配套条件及卫生环境，生产技术管理规程，质量保证体系，符合国家对医疗设备生产管理的有关要求和规定。

2. 证件

医疗设备生产企业应当具备营业执照，第二、三类医疗器械生产准许证，国家颁发生产许可证。生产许可证有效期一般为5年。进口产品应具有国家食品药品监督管理总局颁发的进口医疗器械注册证、进口商品安全质量许可证、医疗器械产品注册登记表。

（二）医疗设备经营企业应当具备的有关条件

1. 经营必备的条件

医疗设备经营企业应当具备与所经营医疗设备相适应的经营场所、仓储设施、卫生环境和检测手段，具备相应资质的质量检验人员和销售人员，具备经营所需要的资金，符合国家对医疗设备经营管理的有关规定。

2. 经营必备的证件

医疗设备经营企业应当具备营业执照、医疗器械经营准许证（有效期5年）；所经营产品的生产许可证及厂家授权经营的代理授权函相关证件。经营的进口医疗器械必须具备国家批准进口的相关证件。经营第三类医疗器械的企业必须向国家医药管理局备案；对售出的保修期内的医疗器械必须负责维修或调换；对经过调试不能达到产品标准的必须给予退换。

二、医疗设备供应商的管理办法

（一）医疗设备的销售方式

1. 直接销售

该模式是指厂方不经过中间环节，直接向用户销售。一般情况下，大型医疗设备尤其是甲、乙类医疗设备等高、精、尖产品，大多以直销为主。这种销售模式要求厂家具备比较庞大的销售队伍和销售网络来保证企业的市场占有率。设备的安装调试、维修等工作由厂家直接承担，厂家直接销售一般为出厂价。

2. 代理商

代理商是指不拥有商品所有权的中间商。代理商的职责是将厂家的设备卖给批发商或最终用户，同时会提供一些技术服务。代理商一般没有库存，所以代理商实际上是推销商。生产厂家接到代理商的订单以后直接向用户发货。

3. 经销商

经销商是指拥有商品所有权的中间商，也成为一级经销。经销商与生产厂家签有一定任务额度的经销合约，并根据合约向厂家订货，然后以自己的名义销售。经销商除了承担购货风险外，还要有存货、促销、宣传、广告，以及给用户提供信贷、发展和维修服务等。中小型医疗设备多采用这种方式销售。

4. 二级经销商

二级经销商即分销商，分销商与经销商签有一定任务额度分销合约，并根据合约向经销商购货，然后以自己的名义销售。分销商除了承担购货风险外，还要有存货、促销、宣传、广告及给用户提供信贷、发货和维修等服务。

（二）医疗设备供应商的管理

供应商的优劣直接影响到医疗设备的应用及成本控制，因此要全方位加强医疗设备供应商的管理。

1. 合理选择供应商

（1）选择能提供性价比最高产品的供应商：选择供应商的首要条件是其供应的医疗设备质量可靠，故障率低。其次，在产品质量可靠的前提下，应当选择性能价格比最好的医疗设备，在选择供应商时，设备价格的高低与购买的数量和付款时间有直接关系。

（2）选择交货及时的供应商：交货及时是选择供应商的基本条件，对于大型进口医疗设备，更应严格执行合同规定的交货时间。

（3）选择服务和信誉好的供应商：整体服务水平高、履行合同的承诺能力强，是医疗设备及时安装到位、后期服务到位的保障。

2. 建立新型的、良好的供应商合作关系

在我国，随着市场经济的不断完善，传统的、简单的医院与供应商买卖关系已经转向医院有选择地与部分供应商建立战略伙伴关系。随着知识、信息应用日趋强化，高新技术的医疗设备更新换代速度加快，各种新型医疗设备很快即可应用，使得过去供应方式不能适应。医院为了持续发展，急需质量安全可靠、持久性技术支持的合作。因此新形势下的供应商关系不仅仅是竞争，更是着眼于长久的合作关系。医院与部分供应商建立战略伙伴关系，建立共同目标，制订共同战略发展计划。通过战略伙伴关系，提高供应商的供应质量和保障能力，有利于医疗设备在临床上的应用，最大限度地发挥效益，最终实现“双赢”。

3. 综合评价机制

（1）内部评价：由医院临床工程部门、临床业务科室、财务、审计等部门相关人员组成小组，参与讨论、共同评价与选择。同时也可邀请院外的相关专业人员参与选择。

（2）综合评估：通过使用直观判断法、评分法、加权综合评分法等对供应商进行全面的综合评估。

（3）建立供应商信息库，实现信息化管理：对供应商的名称、地址、联系电话、信誉等级、所经营产品、价格、货物运输时间、售后服务、合同与发票管理等方面进行信息化管理，并最终实现程序化、规范化管理。

（侯明扬）

第3章　医疗设备的应用管理

医疗安全、医疗质量是医院发展的重中之重，是医院管理工作中永恒的主题，它直接关系到患者的健康。目前，医疗设备在临床使用过程中，因质量问题和维护不当而引发的不良事件日益增多。因此，如何保障医疗设备临床使用安全，进一步保证医疗安全，是当前医疗卫生机构目前面临的重要问题之一。

在国内，医疗设备的管理主要是由卫计委、国家食品药品监督管理总局等部门负责。

国外的管理现状与我国的管理模式有所区别。欧盟的医疗设备监督管理基本上采用欧盟各国协调一致的标准，即欧盟认证（CE认证）。现在安全与质量标准主要源于国际电工委员会（IEC）和ISO，标准前带有EN符号，如EN-IEC80803.3，不同类别的医疗设备获取CE标志的条件不同。

美国将医疗设备纳入美国食品药品监督管理局（FDA）管理范畴。医疗设备安全与质量方面的标准大多由非官方机构制订。比较有代表性的是美国医疗仪器发展协会（AAMI），其标准主要以ISO13489和ISO13488为基础，内容包括从生产到使用的各种标准，其中医疗设备管理与电气安全指标为医院临床工程部门所采用。

日本对医疗设备的管理采用中央集权方式，负责医疗设备管理的机构是厚生省（卫生部）。

第一节　医疗设备的临床使用安全管理

一、医疗设备临床使用安全管理的意义

根据《医疗器械临床使用安全管理规范》中的定义，医疗设备临床使用安全管理是指医疗机构在医疗服务中涉及的医疗设备产品质量、使用人员、操作流程、技术规范、设备环境等的安全管理。医疗设备使用安全是保证医疗质量的前提，其根本目的是贯彻预防为主的方针，为提供优质的医疗服务创造技术条件。加强医疗设备

临床使用安全管理工作，可以有效降低医疗器械临床使用风险，提高医疗质量，保障医患双方合法权益。我国于2000年引入了《医疗器械风险管理的标准和应用指南》（ISO 14971：Medical Devices-Application of Risk Management to Medical Devices），目前已更新至YY/0316—2008/ISO 14971：2007。

二、影响医疗设备安全的因素

医疗设备安全问题在国内一直没得到相应的重视。医疗设备的使用环境、设备本身的质量、设备对环境和人体的影响等多方面因素直接或间接关系着医疗设备的安全问题。

（一）医疗设备的环境安全

温度：医疗设备在工作时，其内部的电子元器件做功产生热量，当温度过高时，常常引起设备故障，严重的会引起火灾。

湿度：医疗设备的工作环境要求必须干燥，湿度过低或过高都会影响设备的性能。湿度过低可引起设备的某些材料变形、扭曲，造成故障；湿度过高会导致元器件电器性能变坏、精密部件生锈而降低性能。特别是在南方梅雨季节，很多水气凝结在设备的电子元器件上，引起芯片管脚之间绝缘度降低，易引发短路或高压打火故障，从而造成设备损坏。

灰尘：静电感应可使灰尘附着于元器件表面，既影响元器件的散热，又影响其电气性能。如大型设备的电源，若灰尘附着过多，会影响风扇的转数，阻碍其内部散热，进而影响其工作功率，导致设备出现无法开机等故障。

（二）医疗设备的电气安全

医疗电气安全是医疗设备应用安全和质量保证的最基本的安全要素。医务人员及患者与医疗设备的接触频繁，人体经常会直接或者间接地接触带电设备，尤其是一些手术、急救设备，如高频电刀、呼吸机、除颤仪等，如果没有电气安全保护会带来很多危险。一旦发生电气安全事故，不但设备本身损坏，更严重的是危及医患人员的人身安全。

在采购过程中应选择通过EMC测试的医疗设备；在医疗设备安装场地布局中应考虑设备之间的相互干扰和影响；认真分析各种设备的电磁兼容性问题，在制订设备的操作规程时明确使用方法和注意事项，避免相互干扰和影响。

（三）医疗设备的辐射安全

医疗设备必须遵照国家相关规定进行机房设计、施工，经专业机构检测合格后方可使用。危险标识：在机房入口处设置明显的警示标志，警告哪类人员不能靠近或禁止入内，提醒进入操作区的注意事项以及可能造成的危害。工作状态警告：设备在工作状态下给人体造成的伤害，应在明显处设置状态指示灯。操作人员必须严格遵守各项操作规程，减少患者所接受的辐射剂量；放射工作人员需要佩戴放射剂量卡，并定期接受检测。

（四）医疗设备安全的环境设施因素

医疗设备要正常医疗，还应配备相应的环境设施。医用耗材的管理需要跟库房配套，且根据存放物品的要求提供能够保证温度、湿度、存放高度和其他存放要求的条件。技术维护维修需要跟检修室配套，包括精密仪器维修室和机械维修室等。质量检测需要跟检测室配套，能够保证供电、地线、屏蔽、防静电等专业要求。专业设备包括示波器、万用表、直流稳压电源、集成电路测试仪等基础检修设备；检测设备包括心电信号模拟器、血压模拟器、气流测试仪、液流测试仪、电气安全检测仪等；机械维修设备包括车床、钻床、电氧焊设备等。

三、医疗设备临床使用安全管理的主要内容

医疗设备临床使用安全管理的主要内容包含医疗设备的准入与评价管理、医疗设备临床使用管理和医疗设备临床保障管理，管理的核心是医疗设备的安全和质量控制。医疗机构应采取有效的措施确保进入临床使用的医疗设备合法、安全和有效。医疗设备投入临床后，临床使用安全则主要体现在医疗设备临床使用管理和医疗设备临床保障管理两个方面。医疗设备临床使用管理包括设备的操作培训、使用人员的资质、操作使用规范、使用安全的考核和评价、不良事件的监测、应急事件的处理与预案等；医疗设备临床保障管理包括医疗设备的验收、校准、检测、维修和保养、档案管理、维护信息的分析、效益分析与风险管理等。

（一）医疗设备的准入与评价管理

医疗设备的准入与评价管理主要包含购置论证、验收、安装、调试。

1. 设备购置

对医院计划购买的设备应从医院整体发展规划上考虑。重点学科和特色科室应优先配置，以便发挥其学术带头作用，保持其在技术上的领先地位，以利于医院的长期发展。

2. 医院医疗设备使用评价制度

(1) 临床工程部门对全院医疗设备的使用情况进行监控，以便合理配置和充分利用医疗设备，并为院领导决策提供依据。

(2) 凡价值在50万元以上并可做收费项目的医疗设备必须进行使用评价分析。

(3) 医院各临床科室负责人每年填写大型医疗设备使用情况数据采集表，如实填写本科室当年医疗设备的工作量、年收入、材料消耗、人员费用、开机天数、设备配置功能、常用功能，并于当年年底前交临床工程部门。临床工程部门统计其维护费用。

(4) 临床工程部门定期对贵重、大型医疗设备的使用情况进行评估。对于设备能够充分利用、效益明显的科室给予表扬；对于设备长期闲置、开展工作不力、维护保养不当的给予批评。

(5) 临床工程部门将医疗设备使用评价结果上报医院设备管理委员会，作为决策参考。

3. 设备验收

医疗设备验收是授权工程技术人员依据相关法律文件（合同、招投标书）对购进的医疗设备从外包装到内在质量进行核查核对，它分为硬件验收和软件验收。

医疗设备在硬件验收时，要严控把关，一般程序为：外包装检查，开箱验收，数量验收，质量验收。从合同内容出发，严把产品的外观完好状况，设备的技术参数是否履行合同内容，设备的各种附件是否齐全，设备的各项检验检测报告、入关手续、中英文说明书、维修手册是否齐全。

软件验收：按照设备的说明书及技术文本，检查设备各项技术性能是否到达规定要求，是否能够实现合同约定的技术参数规定，对每一项技术指标进行详细认真的检测，并对检测的数据做详细记录和分析，以此作为质量控制的依据和医疗设备档案管理的重要组成部分。

医疗设备的验收应有设备管理部门、临床工程部门、使用科室等医院相关部门及厂商代表共同参加，如要申请进口商检的设备，必须由当地商检部门的商检人员参加。验收结果必须有记录并由各方共同签字。质量验收应按生产厂商提供的各项技术指标或按招标中承诺的技术指标、功能和检测方法，逐项验收。对大型医疗设备的技术质量验收，应由有资质的第三方机构进行。工程技术人员应对验收情况进行详细的记录并出具验收报告，严格按合同的品名、规格、型号、数量逐项验收。对所有与合同不符的情况，应做记录，以便及时与厂商交涉或上报商检部门进行索赔。到货时与相关人员依据合同及发票、送货单，进行及时验收和入账。

4. 设备安装、调试

（1）医疗设备的安全调试工程要符合国家制订的相关标准。

（2）安装调试要求：医疗设备的安装调试过程比较复杂，与每台医疗设备的结构、原理、制造商及型号规格都有关联。在实际安装调试过程中，要以制造商提供的安装调试要求为基础，辅助厂家工程师完成。通用要求如下。

①参加安装调试人员要熟悉安装、使用说明书，了解国家相关标准的要求，了解医疗设备性能，做好安装调试的各项准备工作。要检查电源、地线是否符合要求；有水源要求的医疗设备要事先检查水压流量；有放射源的医疗设备要按照要求事先测试防护要求。

②大型医疗设备如DSA、CT、MRI、直线加速器等，因价值高昂，在进行安装调试前应当组成专门的小组，按合同规定厂方要派专门人员进行安装调试，并对使用和维修人员进行技术培训。

③医疗设备在调试时要按照说明书要求进行，应对医疗设备的各项技术功能（包括软件功能）逐一调试。

④调试过程中，使用操作人员应熟悉关键的技术问题；根据不同的医疗设备及要求，可以安排专题技术讲座，进行深层次的技术讨论；调试时应当安排连续开机，以验证医疗设备的可靠性。

⑤安装调试完成，医疗设备能够正常运行，有关人员要做好安装调试记录，要求厂家出具安装调试报告，报告内容应包含设备的实际运行参数等指标，并对安装调试中出现的问题和解决方案记录在案。

（二）医疗设备临床使用管理

1. 医疗设备常用的分类

按照实际应用分为三大类，即诊断设备类、治疗设备类及辅助设备类。

（1）诊断设备类可以分为以下几类：影像诊断类，如PET-CT、CT、MRI、DSA、SPECT、超声诊断仪、医用X线摄影设备（含X线机、CR、DR）等；电生理类，如心电图机、脑电图机、肌电图机等；物理诊断类，如体温计、血压表、显微镜、测听计、各种生理记录仪等；实验诊断类，如血细胞计数仪、生化分析仪、免疫分析仪等；内镜类，如胃镜、肠镜、气管镜等。

（2）治疗设备类可分为以下几类：生命支持类，如心脏除颤起搏器、呼吸机、输液泵等；手术治疗类，如麻醉机、手术导航系统、微创手术系统、手术显微镜等；放射治疗类，如直线加速器、^{60}钴治疗机、后装治疗机等；理疗类，如光疗设备、电疗设备、超声治疗等；激光类，如皮肤激光治疗仪、眼底激光治疗仪等；透析治疗设备，如透析机、血滤机、水处理设备；冷冻类，如半导体冷刀、气体冷刀和固体冷刀等；其他设备，如高压氧舱等。

（3）辅助类设备：包括消毒灭菌设备、制冷设备、中心吸引及供氧系统、制药机械设备、血库设备、病房护理设备（病床、器械台、器械柜、推车、氧气瓶等）、手术室辅助设施（手术床、无影灯、医用吊塔）、医用软件等。

2. 制订医疗设备管理制度，规范操作流程，使设备的管理系统化、规范化，使医疗设备得到有效利用

下面是某医院的《医疗器械临床使用安全管理制度》，其内容涵盖了医疗设备的使用安全管理。

为加强医疗设备临床使用安全管理工作，降低医疗设备临床使用风险，提高医疗质量，保障医患双方合法权益，根据《医疗器械临床使用安全管理规范》的规定和要求，由医院医疗器械质量安全管理委员会制订本制度。

（1）医疗器械临床使用安全管理是指医疗机构医疗服务中涉及的医疗器械产品、人员、制度、技术规范、设施、环境等的安全管理工作。

（2）为确保进入临床使用的医疗器械合法、安全、有效，对首次进入医院使用的医疗器械严格按照医院的要求准入；严格按照相关法律法规采购规范、入口统一、渠道合法、手续齐全的器械；将医疗器械采购情况及时做好对内公开；对在用设备及耗材每年要进行评价论证，提出意见及时更新。

（3）医疗器械采购、评价、验收等过程中形成的报告、合同、评价记录等文件应进行建档和妥善保存。

（4）从事医疗器械相关工作的技术人员，应当具备相应的专业学历、技术职称或者经过相关技术培训，并获得国家认可的执业资格。

（5）对医疗器械临床使用技术人员和从事医疗器械保障的临床工程技术人员建立培训、考核制度。组织开展新产品、新技术应用前规范化培训，开展医疗器械临床使用过程中的质量控制、操作规程等相关培训，建立培训档案，定期检查评价。

(6) 临床科室使用医疗器械时应当严格遵照产品使用说明书、技术操作规范和规程，对产品禁忌证及注意事项应当严格遵守，需要向患者说明的事项应当如实告知，不得进行虚假宣传，误导患者。

(7) 医疗器械出现故障时，使用科室应当立即停止使用，并通知临床工程部门按规定进行检修，经维修仍然达不到临床使用安全标准的医疗器械，不得再用于临床。

(8) 发生医疗器械临床使用不良反应及安全事件时，临床科室应及时处理并上报质控科及委员会，由质控科上报上级卫生行政部门及国家食品药品监督管理总局。

(9) 临床使用的大型医用设备、置入与介入类医疗器械名称、关键性技术参数及唯一性标识信息应当记录到病历中。

(10) 制订医疗器械安装、验收（包括商务、技术、临床）、使用中的管理制度与技术规范。

(11) 对于在用医疗设备的预防性维护、检测与校准、临床应用效果等信息进行分析与风险评估，以保证在用医疗设备处于完好与待用状态。预防性维护方案的内容与程序、技术与方法、时间间隔与频率，应按照相关规范和医疗机构的实际情况制订。

(12) 在大型医用设备使用科室的明显位置必须公示有关医用设备的主要信息，包括医疗设备的名称、注册证号、规格、生产厂商、启用日期和设备管理人员等内容。

(13) 遵照医疗设备的技术指南和有关国家标准与规程，定期对医疗设备的使用环境进行测试、评估和维护。

(14) 对于生命支持类设备和相关的重要设备，应制订相应应急备用方案。

(15) 医疗设备的保障技术服务全过程及结果均应真实记录并存入医疗设备的信息档案。

（三）医疗设备临床保障管理

医疗设备在医院的全生命周期管理包括计划论证、设备采购、验收入库、资产管理、使用管理、维护管理、质控管理。医疗设备使用安全风险管理伴随着设备整个生命周期，需要从不同的角度介入。医院设备管理委员会全面掌控医疗设备使用安全及风险，研究制订全院医疗设备配置、购置、安全管理，分析医疗设备应用风险来源，指导各科室医疗设备安全监管，设备使用前进行相关操作安全培训，制订设备操作规程与安全注意事项，临床工程部门定期进行风险评估、巡查与预防性维护，健全安全监测体系及安全事件上报制度。

基于设备风险分析与评估来制订设备保障管理制度，从设备维修、使用培训、维修培训、预防性维护、设备质量安全管理入手，遵循相关法律法规及管理制度，完善制度和流程，直到设备报废，使医疗设备全生命周期都处于监管状态。设备维修和预防性维护等医疗设备各阶段的具体实施办法在第5章中有详细的介绍，本部分只详述医疗设备临床保障管理的使用培训和维护培训这两个方面。

医疗设备的培训应包含使用培训和维护培训。使用培训包含设备的操作和安全注意事项等，根据规程由临床工程部门的技术人员和厂家工程师负责对临床使用人员进行相关培训，并进行理论考核，同时对培训人员与临床医疗设备使用人员的能力及设备使用资质做出评定并反馈；临床工程部门指导各科室医疗设备的安全使用，并进行有效监管。在设备使用前对科室人员资质进行准入管理，由临床科室负责人提出人员上岗申请，进行培训后，持证上岗。使用人员应了解设备的基本构造、基本原理，熟悉设备的各项性能和功能，学会设备的日常保养、维护方法，掌握正确的使用方法和操作程序，特别要掌握保障设备安全性的措施及有关注意事项，对使用人员还需要加强设备安全用电常识及设备故障应急处理方面的培训。针对医疗设备使用人员及临床工程人员的培训制度可参考本书第11章第三节中的相关内容。

（四）医疗设备的应用管理制度举例

下面以某医院加速器管理制度为例进行介绍。

第一部分 加速器临床使用安全管理制度

1. 加速器使用人员应当经过相关技术培训，并获得国家认可的执业资格。

2. 加速器应用前应规范化培训，包括使用过程中的质量控制、操作规程等，建立培训档案，并定期检查评价。

3. 如实告知患者加速器放射治疗的禁忌证及注意事项。

4. 发生加速器临床使用安全事件或者出现故障时，立即停止使用，并通知设备维修技术人员按规定进行检修；经检修达到临床使用安全标准才允许再用于临床。

5. 落实加速器以下各项管理制度、岗位职责和应急预案。

加速器操作基本规范

1. 放疗患者治疗单的接受

当拿到治疗单时要做“三查五对”的工作。

（1）查设备类型、射线性质。

（2）查治疗单内容是否清楚、是否有主管医师的签名。

（3）查患者体表照射野是否清楚，特殊患者请主管医师共同摆位。

（4）核对患者姓名、性别、诊断及医嘱、累积剂量、患者的联系电话及地址。确认上述各项信息正确的情况下实施技术员双签名制度（摆位签名、抄单签名）。

2. 进入治疗室前与患者的谈话

治疗前与患者的谈话主要是交代注意事项。

（1）放疗期间保证照射野清晰。保持皮肤干燥。

（2）不能随意擦洗红色线条和红色十字中心。

（3）照射时不要紧张、不能移动。

（4）在治疗中如有不适请随时示意。

（5）治疗结束不能自己离开治疗床。

3. 数据的输入

按医嘱正确地输入该治疗所需要的全部数据及指令，核对所用技术文件是否准确。

4. 进入治疗室

（1）中心摆位需要两位技术员共同参与，进机房时一人在前一人在后，确保患者安全进入治疗室。

（2）检查治疗机机架归零，光栏归零。

（3）放置固定装置，按照医嘱使患者处于治疗体位。

（4）充分暴露照射野，清除照射野区异物，确定照射野及等中心标记清晰。

（5）两位技术员共同确认辅助装置使用是否正确。

（6）若非共面照射时，应做到先转机架再转床。

（7）成角照射。

①SSD 照射必须先打机架角度，再升降床面对源皮距。

②SAD 照射则先调整源皮距后再打机架角度。

③检查机头托盘上是否有铅块或其他附件，防止掉下砸伤病人或砸坏设备。应在机头下方向看视机架度刻盘，防止因视线倾斜而

产生的角度误差。

④机架角大于90°时，必须检查射线是否被床的钢性支架所挡。若有此情况及时调整病人位置，或翻动钢性支架。

（8）旋转治疗。

①治疗床尽量放在零位。

②必须做一次全程模拟旋转。

（9）摆位结束，让陪护人员出门，技术员走在最后一位。确保治疗室中非治疗者全部出门才能关闭治疗室电动门，进行开机准备。

5. 控制室

（1）复核已输入治疗机的内容，包括姓名、性别、野号、射线的性质、能量、剂量、MU和所调用的放射技术文件等，保证准确无误才能开机。

（2）开始治疗。通过监视器全程观察患者在治疗中的变化，患者如有不适应及时终止治疗，先将患者安全移出治疗室，及时与主管医师取得联系。记录有关参数，汇报给技术组长和主管医生。

（3）如机器发生故障而中断治疗应及时告诉患者，确保患者安全离开治疗室。记录下有关参数，汇报给技术组长和维修人员以及主管医师。

6. 治疗结束

（1）机器归零。

（2）放低治疗床。

（3）让患者下床穿好衣服，必要时搀扶病人。

（4）离开治疗室，技术员应走在最后。

7. 放疗中出现任何疑问应及时报告主管医师。

第二部分　防护措施

1. 在操作室内，只允许具备资质的岗位人员操作机器，严禁违规操作，防止发生任何事故。

2. 在治疗室内，只允许工作人员和接受治疗的病人在内停留，严禁任何无关人员进入机房。

3. 将机房门关闭前，执行治疗人员一定要检查并确认治疗机房内无其他人员，方可关门。

4. 在没有确认安全之前，禁止在控制室旋转机架或治疗床。

5. 每次治疗结束后，操作人员必须将钥匙开关置于DISABLE

位置。

6. 对佩带起搏器的病人一般不宜做治疗。必要时，需要了解起搏器的性能后在严密观察下执行治疗，防止发生意外。

7. 非相关人员不能进入工作场所。

第三部分　加速器应急措施

任何时刻下都可能出现紧急情况。为了确保安全操作加速器，根据医院实际情况制订几种紧急情况的具体处理措施。

1. 若发生停电，操作人员应立即关闭机器电源，启动应急灯，撤离病人；电动门不能自动打开时，用摇把工具手动打开机房门。必要时用紧急控制器或摇把将治疗床降下，协助患者离开治疗室。

2. 如果治疗结束后发生无法停止治疗射线的情况，立即关闭出束开关或机器上的紧急开关，马上按下“BEAM OFF”按钮，并将钥匙开关从“ENABLE”状态打到“DISENABLE”。如果设备还继续出束，按下最近的“EMERGENCY”开关（紧急开关）；如果设备仍继续出束，关掉总开关，记录已辐射跳数。

3. 发生烟火时应立即关闭电源，中止治疗，启动灭火器灭火，并及时报火警。

4. 发现机器有漏水现象，立即停止治疗，协助患者离开治疗室，并切断机器电源。

5. 一旦发现机房内有异味气体时，立即中止治疗，切断总电源，检查事故原因，记录已辐射跳数。通知有关人员查明原因。

6. 治疗过程中如果有异物脱落，应立即中止治疗，进入机房查明原因。在未排除危险之前，禁止继续治疗。

7. 如果有人员受到意外辐射，请马上到医院接受检查，确认意外辐射的剂量并采取适当措施尽量减轻辐射效应。并报告相关部门，启动《放射事件应急处理预案》进行处理。

8. 无论发生任何故障，必须及时通知维修人员。检查确认后，方可恢复治疗。

第四部分　加速器管理职责

1. 加速器操作技术人员的主要职责

（1）每台设备指定一名技术员专门负责设备的使用管理。

（2）按《设备使用登记本》要求填写设备使用情况。

（3）每天早晨治疗前进入晨检模式，按要求逐项进行检查。正常情况下，每周打印一次参数，妥善保管。设备维修后，第二天晨检后应打印一次参数。

(4) 每天对空气压缩机进行清洁、排水。

(5) 每天治疗前检查水箱水位是否正常，水位不够应及时添加蒸馏水。

(6) 治疗结束后将机架放到 270°，将电源钥匙打到“STAND BY”状态，关气泵。

(7) 每周对机器及附件进行清洁，及时补充消耗品。

(8) 发现设备故障时，应及时采取正确措施保护病人和设备，通知维修人员进行检修，填写维修申请，协助工程技术人员维护、维修机器，进行常规项目的验收，并在维修申请单上签名。

2. 加速器维修人员的主要职责

(1) 做好机器的维护和保养，督促操作技术人员按规定进行常规维护。

(2) 在接到维修申请后，尽快到现场检修设备，并填写维修记录，作为设备的档案。

(3) 及时向使用科室反馈设备维修情况，协商维修方案。

(4) 加强设备的预防性维护，减少机器的故障率。

(5) 督促厂商做好设备的维修和定期维护工作。

(6) 向上级相关部门提供设备管理的必要资料。

3. 加速器物理师的主要职责

(1) 按国家标准对加速器的运行性能进行定期检测和简单调整，并做好记录，妥善保管。

(2) 调整、校准加速器的输出量，并做好记录。

(3) 在设备维修后进行性能参数方面的验收，必要时监督和指导维修人员进行性能参数的调试，并在维修申请单上签名。

(4) 根据设备的状态最终决定设备能否进行治疗。

第二节　医疗设备安全风险分析、评估与控制管理

医疗设备的风险管理是指通过管理学手段和方法，对医疗设备的风险进行分析、评估和控制，以防止患者或使用人员受到伤害。风险管理的目的是确保在用医疗设备的质量和安全；做好医疗设备使用前的质控，降低和控制医疗设备故障发生率，使医疗设备始终处于最佳工作状态；树立全员的风险管理意识，提高质量管理水平和医疗水平。

一、医疗设备风险类型

医疗设备风险类型分为物理风险、临床风险、技术风险。

物理风险：机械性损伤，设备电击等。

临床风险：操作失误或不合理操作、技术上的应用问题等。

技术风险：测量误差或性能指标的下降等。

二、医疗设备的风险分析

对医疗设备风险类型的评估有两种量化方法。第一种国际上比较流行的是量化风险值的综合风险评分系统，它是 Vermont 大学技术服务方案。该系统一共分为临床功能、有形风险、问题避免概率、事故历史、制造商/管理部门的特殊要求 5 个部分。每个部分对应着不同的风险值。按照不同类型和用途打分，评分决定风险程度：超过 13 分，高风险；9～12 分，中等风险；低于 9 分，低风险。如在 ICU 使用的空气消毒机。

笔者所在医院主要采用了 Vermont 大学的技术服务方案，结合医院实际工作情况建立了医疗设备风险评估系统，针对每个类别根据经验进行量化赋分，最后依据量化分值确定风险级别，以确定纳入风险管理系统作为重点管理的医疗设备，并指导医疗设备维护方案的建立，使医疗设备风险分析从定性走向定量。评分标准如表 3-1 所示。

表 3-1　医疗设备的风险评估表

评分标准一每个类别选择一个分数		权重	分数
临床功能	不接触患者	1	
	设备可能直接接触患者，但是并不起关键作用	2	
	设备用于患者疾病诊断或直接监护	3	
	设备用于直接为患者治疗	4	
	设备用于生命支持	5	

续表

评分标准一每个类别选择一个分数		权重	分数
有形风险	设备故障不会导致风险	1	
	设备故障导致低风险	2	
	设备故障会导致治疗失误、诊断错误或对患者监护失效	3	
	设备故障可能导致患者或使用者的严重损伤乃至死亡	4	
问题避免概率	维护或检查不会影响设备可靠性	1	
	常见设备故障类型是不可预计的或者不是非常容易预计的	2	
	当常见设备故障不是非常明确时，设备的历史记录可以指出技术指标测试中经常检测到的问题	3	
	常见设备故障类型是可预计的，并且可以通过预防性维护避免	4	
	需要特殊规定或制造商要求来指导预防性维护或测试	5	
事故历史	没有显著的事故历史	1	
	存在显著的事故历史	2	
制造商/管理部门的特殊要求	没有要求	1	
	有独立于数值评级体系的测试要求	2	

高风险级别设备即风险评价总分≥13分的医疗设备（如呼吸机、麻醉机、除颤器、高频电刀、CT、DSA），使用科室设备管理员每天检查设备的状态，并记录，若有问题通知责任工程技术人员处理，每个月责任工程技术人员巡查，每季度进行1次预防性维护保养。

第二种量化办法则是在“ISO 14971 医疗设备风险管理-第一部分：风险分析应用指南”中，把设备风险大致分为6个方面：设备属性、物理风险、设备特性、安全性能、致死状态、使用频度，并根据经验给出各种类型的量化分值，然后把某类设备在六个方面可能获得的分值累加，就可得到其风险值。

设备属性：设备属性是指设备使用目的，可分为以下七个方面，如表3-2所示。

表 3-2　医疗设备的设备属性分类

使用目的	风险值	设备举例
用于生命支持	12 分	呼吸机、透析机
用于治疗	6 分	电刀、输液泵、注射泵
用于监护	5 分	监护仪
用于诊断	3 分	心电图机、超声设备
与患者直接接触	2 分	注射器、手术刀
与患者无接触	1 分	紫外灯、无影灯
与患者和医疗无关系	0 分	空调、计算机

物理风险：物理风险指一旦设备发生故障可能导致的结果，分为六个方面。分类如下表 3-3 所示。

表 3-3　医疗设备的物理风险分类

导致结果	风险值
设备故障不会导致风险	1
设备故障导致低风险	2
设备故障会导致治疗失误、诊断错误	10
设备故障可能会导致患者或者使用者严重损伤乃至死亡	15

设备特性：主要指设备的电器特性，如有活动部件、有需要定期更换的部件、存在系统性关联停机、需要定期清洁等特性。同一台设备可有多项选择，每选中一项增加 2 分，最高不超过 12 分，如有明显的使用人员干预情况则需要在总分里扣除 2 分。

安全措施：安全措施是指医疗设备安全保护和报警功能的设计情况，包括九项：患者情况报警、故障报警、声光报警、故障码显示、连续的后续测试、机械安全保护、连续的操作警告、开机自检和手动自检，每缺少一项累计 1 分，最高为 9 分。

致死状态：致死状态指由设备故障可能引起的致死是直接的还是间接的。如果是直接的为 5 分，间接的为 3 分，不发生为 0 分。

使用频度：使用频度高为 5 分，使用频度较高为 4 分，使用频度低为 2 分，使用频度很低为 0 分。

依据上述评估方法对一些常见医疗设备进行初步评估，得出风险值高于 40 分的为高风险医疗设备，如呼吸机、麻醉机、除颤器、监护仪、加速器、起搏器、高频电刀、体外循环、血透机、高压消毒锅等；风险值在 20 分到 40 分为中等风险医疗设备，如复苏器、导管机、各种影像诊断设备、非电生理类监护设备、生化与临检类设备等；风险值在 20 分以下的为低风险医疗设备，如无影灯、手术床和实验室非诊断类仪器及计算机等。

风险分析的目的在于进行风险控制，风险分值不同，风险控制的等级和投入的资源成本也不一样，量化的结果便于医院根据轻重缓急，采取相应的安全和质量保证措施。

三、风险管理的方法

（一）PDCA 管理办法

PDCA 循环是由美国统计学家戴明博士 1950 年提出的，它反映了质量管理活动的规律，又称“戴明环”。PDCA 循环最初应用于品质管理中，后扩展应用到各个领域的管理思维及行动上，是能使任何一项活动有效进行的、合乎逻辑的工作程序，是提高质量、改善管理的重要方法，是质量保证体系运转的基本方式。如图 3-1 所示。

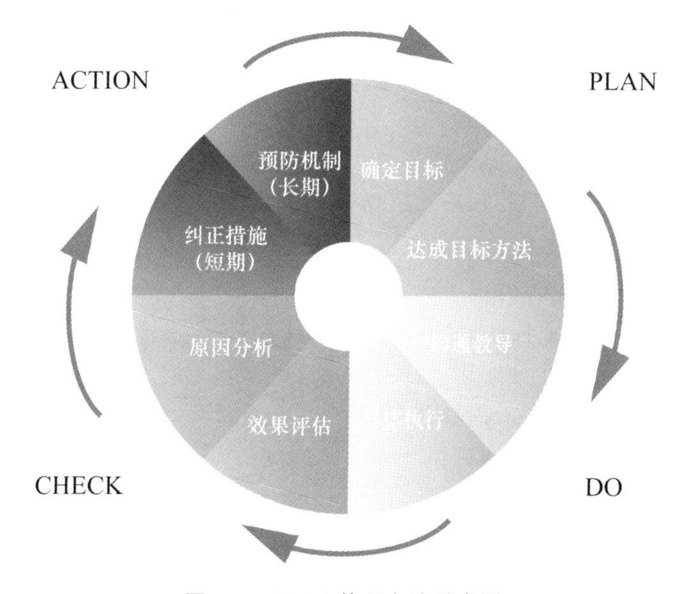

图 3-1 PDCA 管理办法示意图

PDCA 意指四个阶段：

P（plan）：计划，包括方针和目标的确定，以及活动规划的制订。

D（do）：执行，根据已知的信息，设计具体的方法、方案和计划布局；再根据设计和布局，进行具体运作，实现计划中的内容。

C（check）：检查，总结执行计划的结果，分清哪些对了，哪些错了，明确效果，找出问题。

A（action）：对总结检查的结果进行处理，对成功的经验加以肯定，并予以标准化；对于失败的教训也要总结，引起重视。对于没有解决的问题，应提交给下一个 PDCA 循环去解决。

以上四个过程不是运行一次就结束，而是周而复始地进行，一个循环结束，解决一些问题，未解决的问题进入下一个循环，这样阶梯式上升。

PDCA 循环可以使我们的思想方法和工作步骤更加条理化、系统化、图像化和科学化。它具有如下特点。

1. 大环套小环、小环保大环、推动大循环

PDCA 循环作为质量管理的基本方法，不仅适用于整个工程项目，也适用于整个企业和企业内的科室、工段、班组及个人。各级部门都有自己的 PDCA 循环，层层循环，形成大环套小环、小环里面又套更小的环。大环是小环的母体和依据，小环是大环的分解和保证。各级部门的小环都围绕着企业的总目标朝着同一方向转动。通过循环把企业上下或工程项目的各项工作有机地联系起来，彼此协同，互相促进。

2. 不断前进、不断提高

PDCA 循环就像登楼梯一样，一个循环运转结束，生产的质量就会提高，然后再制订下一个循环，再运转、再提高，不断前进，不断提高。

3. 门路式上升

PDCA 循环不是在同一水平上循环，每循环一次，就解决一部分问题，取得一部分成果，工作就前进一步，水平就有提高。每通过一次 PDCA 循环，都要进行总结，提出新目标，再进行第二次 PDCA 循环，使品质治理的车轮滚滚向前。PDCA 每循环一次，品质和治理水平均更进一步。

PDCA 循环是全面质量管理应遵循的科学程序。全面质量管理活动的全部过程就是质量计划的制订和组织实现的过程，这个过程就是按照 PDCA 循环，不停顿地、周而复始地运转。PDCA 循环不仅在质量管理体系中运用，也适用于一切循序渐进的管理工作。

处理阶段是 PDCA 循环的关键，因为处理阶段就是解决存在问题、总结经验和吸取教训的阶段。该阶段的重点又在于修订标准，包括技术标准和管理制度。没有标准化和制度化，就不可能使 PDCA 循环转动向前。

（二）海恩法则

海恩法则是飞机涡轮机的发明者德国人帕布斯·海恩提出的，是一个在航空界关于飞行安全的法则。海恩法则指出：每一起严重事故的背后，必然有29次轻微事故和300起未遂先兆及1000起事故隐患。任何不安全事故都是可以预防的。海恩法则的精髓有两点：一是事故的发生是量积累的结果；二是再好的技术、再完美的规章，在实际操作层面，也无法取代人自身的素质和责任心。因此，将安全工作重点从“事后处理”转移到“事前预防”和“事中监督”上来，是堵塞安全生产的“致命漏洞”，防患于未然，遏制安全事故的根本之策。

例如：某医院的移动式空气消毒机在使用中着火。经调查发现，设备使用过程中，由于过滤网残旧，天气回潮，导致电路板短路着火。起火时的味道和消毒的味道相似，并未引起工作人员的足够重视。在日常工作中，不论设备价值多少，工程技术人员都必须认真做好设备巡检，发现问题，及时处理，避免事故的发生。

（三）“瑞士奶酪模型”

“瑞士奶酪模型”由英国曼彻斯特大学James Reason教授等提出，也被称为“Reason模型”或“航空事故理论模型”。该模型认为：组织活动可以分为不同层面，每个层面都有漏洞，不安全因素就像一个不间断的光源，刚好能透过所有这些漏洞时，事故就发生了。“瑞士奶酪模型”认为，在一个组织中事故的发生有4个层面（4片奶酪）的因素，包括组织的影响、不安全的监管、不安全行为的先兆、不安全的操作行为。每一片奶酪代表一层防御体系，每片奶酪上存在的孔洞代表防御体系中存在漏洞或缺陷，这些孔的位置和大小都在不断变化。当每片奶酪上的孔排列在一条直线上时，就形成了“事故机会洞道”，危险就会穿过所有防御措施上的孔，导致事故发生。4片奶酪上的孔洞随时在动态变化中，其大小和位置完全吻合的过程，就是过失行为累积并产生事故的过程。James Reason教授的“瑞士奶酪模型”强调不良事件发生的系统观，认为事故发生的主要原因在于系统缺陷。在一个组织中如果建立多层防御体系，各个层面的防御体系互相拦截缺陷或漏洞，系统就不会因为单一的不安全行为出现故障。

第三节 医疗设备经济效益分析

医疗设备的经济效益是指医疗设备在生命周期内产生的全部经济收益，是通过医疗设备的使用收入和使用成本来体现的。对医疗设备经济效益进行量化、科学化的评价和分析，是医院设备管理和经济管理的重要内容，并对医院医疗设备的合理使用及综合效益均产生积极的影响。

一、医疗设备经济效益分析的意义

1. 通过对医疗设备经济效益进行分析，反映医院设备的使用情况，用分析的结果指导设备购置事前论证、事中成本费用控制、事后评价并提出改进措施。促使科室充分做好购前论证，优先购买必要的、高效的、资金回收快的医疗设备，避免重复购置设备。可为医院领导者、科室管理者提供信息反馈，为决策购买设备提供参考依据。

2. 在分析的过程中，把设备折旧费、设备材料费、维修费、人工费等计入科室成本，使设备效益与科室经济效益挂钩，可以充分调动科室的积极性，提高设备使用率，降低成本。

3. 重视投入设备资金的时间价值，在购置前对项目进行经济评估，可以避免投资一些投入高而市场需求量又不大的或者使用中消耗性支出过大的项目。对医院各部门的申请购置项目进行统一标准的预测分析，进行项目排队，从而达到优化项目结构、提高资金利用率的目的。

4. 开展医疗设备的成本效益分析，产生相应的管理效应，为医疗设备使用管理和配置发展规划提供经济参考依据。对设备成本效益的情况客观评价，推进医院设备资源向优质、高效及低耗的健康方向发展。

5. 同一类型设备的效益进行同期比较，分析变化趋势及原因，找出解决方法，优先帮助科室及医院选购到效益较好、故障率低的设备。

6. 做好大型医疗设备成本效益分析工作，准确及时地反映医院当前设备的实际运行状况，为指导科学投资、改善经营管理、提高设备社会效益和经济效益提供重要保证。

二、医疗设备经济效益分析主要指标

（一）利润率

将科室每个月单项设备的总收入及相关支出做一比较，算出设备实际利润，再以设备原价为分母，利润为分子，计算出的百分数为利润率。总收入减去总支出为该设备的纯收入，就是利润，再按公式求出利润率。

利润率（月）＝（月实际利润/设备原值）×100%　　(3-1)

超过折旧年限，按下述方法计算：

利润率（月）＝（月实际利润/设备原值×20%）×100%（3-2）

利润率越高，设备投资的回报就越高。收入对设备效益的影响是正面的，收入越多，利润率越高；支出对设备效益的影响是负面的，支出越多，利润率越低。

利润率高低直接反映设备的经济效益，利润率在10%以上，效益评估为优秀；利润率在3%～10%，评为良好；利润率在0～3%评为一般；利润率为负值，则为亏损设备，效益评为差。

（二）设备使用率

设备使用率是从某段时间医疗设备的用量上来衡量设备效益的指标。使用率高的设备，产生的经济收入也高。

计算方法一：

设备使用率＝实际使用小时数（或次数）/额定使用小时数（或次数）×100%　（3-3）

计算方法二：

设备使用率＝实际诊疗病例数/额定诊疗病例数×100%　（3-4）

额定使用小时数（或次数）和额定诊疗病例数是根据相关规定或以往经验总结确定的。针对大型设备使用率的分析，若根据开机时间来统计使用率也不确切，有些设备上班就开机，至下午下班才能关机，有些大型设备为了使用安全，甚至24小时开机，若将此称为该台设备使用率100%就很不确切。

（三）完好率和故障率

设备完好率是设备发挥技术效益、经济效益和社会效益的重要保证，反映了设备维护、使用、管理的水平。完好率分为单台设备的完好率和总设备的完好率。

1. 医院设备总体完好率计算方法

医院设备总体设备完好率＝完好设备数/设备总数×100%（3-5）

2. 单台设备完好率计算方法

单台设备完好率＝某时段设备使用时间（次数）/某时段时间（额定次数）　（3-6）

设备故障率是事故（故障）停机时间与设备应开动时间的百分比，是考核设备技术状态、故障强度、维修质量和效率的一个指标。

故障率＝检修和等待时间/应使用时间×100%　（3-7）

（四）开机率

急救、生命支持类及特种医疗设备应进行开机率的统计，开机率能正确反映设备的使用情况。

$$开机率=使用的次数/月天数\times 100\% \quad (3\text{-}8)$$

（五）设备投资额的机会成本

投资额的机会成本是指当把一定的资金用于购买某设备时，放弃的可由该资金投资到其他方面而产生的最大收益。一般的机会成本是指在假设不存在资金使用冲突的条件下，把购买设备的资金以银行一年期的利率存入银行产生的利息收入。

（六）运转成本

运转成本即该设备在运行过程中所发生的各项费用的总和，包括以下十个方面的内容。

1. 折旧费

参考财政部大型医疗设备年折旧计算方法，在折旧期内仪器原值除以折旧年限再除以 12，即为每月折旧费。按新的《医院财务制度》规定，医院原则上应当根据固定资产性质，在预计使用年限内，采用平均年限法或工作量法计提折旧。一般选用的是平均年限法，并按规定设备的折旧年限为 6 年计算。

2. 设备维修费

维修费和保修费是贵重医疗设备使用中的重要开支，其随医疗设备使用年限的增加而不断增加。有能力的医院应尽量培养临床工程人员，进行自主维修，通常买保修的费用高出自主维修费用好几倍。自主维修是节省成本的一条重要途径。

3. 人力资源费

人力资源费是指设备运行科室各类岗位人员的基本工资、绩效工资及各类津贴补贴和社会保障费用等。按各个项目开展所需各类工作人员的人数，结合各个设备工作量进行分摊。

4. 卫生材料费

卫生材料费包括直接用于医疗服务活动但不可单独收费的各类一般卫生材料（如一次性注射器、胶片等）和按物价部门规定可以单独收费的各项专用卫生材料的专属卫生材料费。

5. 业务费

业务费主要核算设备运行科室发生的水电费、电话费、洗涤费等。该类成本项目中固定承担的物业管理费用为固定成本，其余为变动成本。

6. 公用经费

公用经费主要核算设备运行过程中发生的各类办公费用、宣传学习费用、差旅费、业务招待费用、培训费用等。该类成本大多为变动成本项目。

7. 西药费

西药费主要指诊断用造影剂、试剂等的费用。

8. 分摊科室其他费用

分摊科室其他费用根据收入比例分摊。按每台设备的年度总收入占科室年度总收入的比例进行分摊，其中收入均采用执行收入。

9. 分摊行政后勤成本

分摊行政后勤成本根据成本比例分摊。首先根据医院各个医疗、医技科室的成本比重，将全院行政后勤成本分摊至各医疗、医技科室，由此得到设备使用科室应分摊的行政后勤成本总额。再根据设备使用科室各设备的成本比重，将设备使用科室应分摊的行政后勤成本分摊至每台设备上。

10. 房屋折旧费

房屋折旧费是指房屋建造价值的平均损耗。房屋在长期的使用中，虽然保留原有的实物形态，但由于自然损耗和人为损耗，其价值也会逐渐减少。这部分因损耗而减少的价值以货币形态来表现，就是房屋折旧费。确定房屋折旧费的依据是建筑造价、残值、清理费用和折旧年限。

三、医疗设备效益分析方法

由于医疗设备的种类繁多、使用情况各异、成本计算复杂，形成了多种医疗设备经济效益分析方法，这也是迄今为止难以形成固定经济效益分析方法的原因。目前医疗设备经济效益分析常用的方法有以下几种。

1. 投资收益率法

投资收益率法指医疗设备每年获得的净收入与投资总额的比率。计算公式为：

投资收益率＝医疗设备净收入/该医疗设备投资总额×100％（3-9）

其中，医疗设备年净收入是指该医疗设备全年业务收入扣除一切相关费用（主要为耗材费、维修费、人员费、水电费和折旧费等）后的净值（医疗设备净收入＝总收入－总支出）。投资收益率越高，风险越小，经济效益越好。

2. 投资回收期法

投资回收期法是根据收回医疗设备投资成本所需要时间的长短来判断其经济效益的分析方法。计算公式为：

投资回收期＝医疗设备投资总额/（该医疗设备年净收入＋年折旧费） (3-10)

投资回收期越短，风险越小，经济效益越好。

3. 本量利分析法

本量利分析法又称“保本分析”，即指通过成本、业务量、结余三者之间的依存关系来分析盈亏情况，对管理者的经营活动进行指导，是建立在一定假设基础上的动态分析法。既要考虑资金的时间价值，还要考虑因资金投入的利息而导致还本年限的增加。当今医疗设备更新换代很快，如果回收利率持续低于银行利率，将永远无法回收投资成本。但是，有些医疗设备以考虑社会效益为主，有些设备不体现在直接经济效益而体现在潜在间接效益的，应另当别论。计算公式为：

保本服务量＝每例服务的收益/（每例服务的收益－每例服务的变动成本） (3-11)

当实际工作量小于保本服务量时，处于亏本状态；当实际工作量大于保本服务量时，处于盈利状态。

4. 净现值法

净现值法是项目投资评价中常用的方法，其主要优点有：①考虑了资金时间价值，增强了投资经济性评价的实用性；②系统考虑项目计算期内全部现金流量，体现了流动性与收益性的统一；③考虑了投资风险，项目投资风险可以通过提高贴现率加以控制。

净现值（简称 NPV）是指一项投资未来收益总现值与原投资额现值之间的差额。可按以下步骤进行：

测算每年的净收益，公式为：

每年净收益＝每年使用该设备的收入－每年使用该设备增加的营运成本 (3-12)

根据资金成本计算未来净收益的总现值，公式为：

每年净收益的总现值＝每年相等的净收益累计现值系数＋每年不等的净收益×现值系数 (3-13)

计算净现值，公式为：

净现值＝未来净收益的总现值－投资金额的现值 (3-14)

分析评估：若净现值＞0，表示该设备投资项目的报酬率大于预定的贴现率，即方案可行；反之，则项目的方案不可行。

5. 现值指数法（PVI 法）

它是在净现值法的基础上发展起来的，它表示一个单位投资所产生的净现值的多少。其公式为：

现值指数＝项目未来净收益的总现值/项目初始投资　(3-15)

一个方案的现值指数大于 1 为可行，反之则不可行；多个方案比较时，按照现值指数的大小排列顺序，指数高的方案是最优方案。

四、医疗设备经济效益案例分析

医疗设备使用、配置的合理性直接关系到设备的医疗使用效果和经济效益。从经济角度讲，如何配置设备，配置设备的档次如何，配置多少数量的设备，设备是否需要买保修，在什么时候购买设备保修最合算，设备老化到什么程度进行报废更换最适宜，种种此类问题都与设备的经济效益相关联，医疗设备经济效益分析会为以上问题提供分析依据。

以某三甲医院影像诊断科为例，对该科室 2015 年 CT 的经济效益进行分析。该科室现有 3 台 CT，由于有 1 台 CT 于 2015 年 8 月才安装使用，不能提取一个完整年度的成本效益数据，故只对 2015 年度数据完整的 2 台 CT 的经济效益进行分析。

（一）资料与方法

1. 资料来源

2015 年 2 台 CT 有关运行的数据来自医院经济管理科、信息科、影像诊断科、临床工程部门的报表资料。

2. 成本构成

（1）固定成本：主要包括设备折旧费、保修费、房屋折旧费。其中设备折旧费按照医院财务制度规定，提取折旧年限为 6 年，采取 72 个月平均摊派，分析周期内设备折旧费以购入价的年均 1/6 计算。

（2）可变成本卫生材料费、药品、人力成本费、分摊行政后勤成本、水电费、其他费用等。

3. 分析方法

（1）收集 2015 年 2 台 CT 基础数据。

（2）由于分配在每台 CT 的工作人员是不固定的，实行轮流值班制，即使每台 CT 的工作量不同，人员绩效工资也不便细分，故认为 2 台 CT 的人力成本是相同的。

（3）计算每台设备投资回收期：该计算是反映医疗设备投资回收能力的重要指标，投资回收期越短，经济效益越好，投资风险越小。

（4）计算每台设备保本服务量，以 2015 年的数据计算每台设备总成本与年收入达到盈亏平衡时的服务量。

（5）计算每台设备月利润率：[（2015年每台设备总收入－本年度成本之和）/12]/设备原值×100%。

（二）结果

1. 2015年2台CT成本及效益构成

见表3-4、表3-5。

表3-4 2015年2台CT效益构成表

	CT1	CT2
收入	1383.86万元	2316.03万元
检查人次	22 140人	24 467人

表3-5 2015年2台CT成本构成表

成本项目		CT1		CT2	
		费用（万元）	构成比（%）	费用（万元）	构成比（%）
固定成本	设备折旧费	107.9	10.51	271.13	19.30
	维修费	68	6.62	185	13.17
	房屋折旧费	2.16	0.2	2.16	0.15
变动成本	人力成本费	186.12	18.13	186.12	13.25
	材料费	182.11	17.74	243.79	17.36
	西药费	359.82	35.06	271.92	19.36
	水电费	15.37	1.49	25.62	1.82
	分摊行政后勤	93.85	9.15	200.46	14.27
	成本分摊其他费用	10.98	1.07	18.3	1.30
合计		1026.31		1404.5	

从表3-4、表3-5中可知，2015年CT1、CT2的收入分别为1383.86万元和2316.03万元，总支出分别为1026.31万元和1404.5万元，净收益分别为357.55万元、911.53万元。CT1固定成本为178.06万元，占17.3%；可变成本为848.25万元，占82.7%。CT2固定成本为658.75万元，占46.9%；可变成本为745.75万元，占53.1%。固定成本比例最高的均为设备折旧费，可变成本所占比例最高的均为西药费。

2. 两台CT的投资回收期

该院CT1购买价为647.4万元，净收益为357.55万元，年净收益＋年折旧费为465.45万元，根据投资回收期计算公式（3-10）可计算出CT1的投资回收期为1.39年，约为16.7个月。CT2的购买价为1626.8万元，净收益为911.53万元，年净收益＋年折旧费为1182.66万元，根据公式可计算出CT2的投资回收期为1.38年，约为16.5个月。由数据可见，两台CT的投资回收期几乎接近。

3. 两台CT年保本服务量

年保本服务量＝固定成本/（次均收费－单位变动成本），其中：次均收费＝全年总收入/全年检查人次，单位变动成本＝变动成本/全年检查人次。根据计算公式得出：CT1的次均收费625元，单位变动成本为383元，CT1年保本服务量7358人；CT2的次均收费946元，单位变动成本为305元，CT2年保本服务量10 277人。

4. 两台CT的月利润率

根据公式（3-1），得出CT1月利润率为4.6%，CT2月利润率为4.7%，由此可见，两台CT的利润率基本相同。

（三）结语

该院为大型的综合性三甲医院，在该地区享有盛名，病人源源不断前往该院诊治，每天需要做CT检查的病人多，即使每台设备从早7：30到晚12：00超负荷运转，仍然不能满足病人和临床科室的需要。高峰时期病人需要排队数天，以致个别病人被迫转院检查，这影响了临床科室及时诊治病人，影响了医院的社会效益和经济效益。为了解决这一矛盾，医院已计划新购置两台CT，增加CT的拥有量。随着新CT投入运转，医院的社会效益和经济效益将会得到显著提高。

由于该医院为综合性三甲医院，病人较多，购买大型设备是盈利的，若从卫计委要求区域内合理配置大型设备的角度来看，大型医院也不能通过不断购置大型设备来实现无限扩张。小医院情况则不同，特别是中小城市的医院，区域内医院购置的大型医疗设备逐渐增多，设备配置率也已饱和，而且医疗技术水平不被老百姓认可，病人少，设备处于闲置状态，收入低于设备的维护成本，引进大型设备可能带来巨大的风险。因此，对医院大型设备投资决策的可行性论证是医院科学化管理的一项重要工作。在购置CT、MR等大型设备前必须做好充分的经济、技术和服务的可行性分析及论证，根据市场需求判断购置设备的必要性、经济性和科学性，考虑区域的人员结构、收入水平和实际的服务需求，结合财务分析方法，进行项目投资论证分析。以论证结果作为项目投资的依据，科学地决策投资计划。

从表 3-5 中可见，CT2 的维修费高出 CT1 很多，这是由于 CT2 是双源 CT，有两个球管，该院由于病人多，工作量大，所以球管的损耗大，几乎每年要更换两个球管。每个球管公司报价近 90 万元。买保修后，平常一些小故障能得到公司的及时处理，故认为买保修更为划算。CT1 是 16 排 CT，只有一个球管，根据开始几年的运行情况看，平均 16 个月更换一个球管，自主维修比买保修的费用低，故未购买保修。

医疗设备经济效益分析的意义已经得到广泛认同，医院领导的支持、多科室协调配合是开展医疗设备经济效益分析的基础。医疗设备经济效益分析必须由多科室相互配合才有可能进行。一般涉及科室有设备使用科室、经济管理科、信息科和临床工程部门等，需要这些科室参与到工作中才有可能收集到完整的医疗设备收入、支出数据资料。没有完整的数据，则分析结果不能反映设备运行的真实情况，也不具备实用价值。

单项医疗设备的收入与使用成本的合计数值体现单项医疗设备在一定时间内的总体经济效益情况，也可反映同类型、不同品牌设备之间经济效益差别。通过对同类型单机设备经济效益分析，可以发现某些品牌的设备在服务量、利润率、故障率等方面优于其他品牌的设备，那么在今后设备采购中可优先考虑该品牌的设备。

通过对医疗设备进行经济效益分析，可以看出影响设备运行效益的因素包括工作量、单次诊疗费用价格、设备购价、人员费用、材料消耗、药品费、维修费用、水电费、管理成本等，其中工作量、单次诊疗费用价格为影响收入指标，工作量的多少和单次诊疗费用价格的高低直接影响设备收益。设备购价、人员费用、材料消耗、药品费、维修费用、水电费、管理成本等为成本指标，构成设备运行的总成本。购价的高低与设备折旧成正比，人员费用、材料消耗、药品费、维修费用、水电费、管理成本等为变动成本，也称可控成本，是设备成本控制的关键指标。单次诊疗费用价格由物价部门规定，医院无法更改。提高工作量、控制可变成本，开源节流，是提高设备经济效益的主要手段。

第四节 医疗设备的不良事件管理

依据国家《医疗器械不良事件监测和再评价管理办法（试行）》第三十九条，医疗器械不良事件报告的内容和统计资料是加强医疗器械监督管理，指导开展医疗器械再评价工作的依据，不作为医疗纠纷、医疗诉讼和处理医疗器械质量事故的依据。若属于医疗事故或者医疗器械质量问题，应当按照相关法规的要求另行处理。

为了掌握每年发生的医疗器械不良事件概况，监测管理部门规定医疗器械生产企业、经营企业和使用单位对自然年度内发生的不良事件监测情况进行汇总并予以报告。使用单位应当在每年1月底之前对上一年度的医疗器械不良事件监测工作进行总结，并保存备查。

一、医疗设备不良事件的定义及影响因素

（一）医疗设备不良事件的定义

医院医疗设备不良事件主要是指获准上市且合格的医疗设备在正常使用过程中可能发生或发生的和医疗设备预期应用效果无关的任何有害事件。

（二）影响因素

1. 生产设计

设计缺陷导致的不良事件约占不良事件的14%。医疗设备在研发、生产过程中，会存在定位模糊，与临床实际应用脱节等问题，造成难以回避的设计缺陷。

2. 设备固有属性

医疗设备的材料源自工业生产，经常不可避免地要面临着生物相容性、放射性、微生物污染、化学物质残留等问题。由于其固有特性，不可避免地存在着对患者、使用人员造成伤害的危险因素。

3. 人为因素

人为因素包括人为操作错误，使用人员没有认真阅读操作手册，忽视相关风险提示；使用人员疲劳、紧张、心理压力大；缺少日常维护，使设备带病工作。

4. 设备使用环境

包括温度、湿度对设备的影响；周边电子设备电磁场对医疗设备的影响；设备所使用水、电、气对其存在的影响。

5. 设备性能老化、故障

医疗设备使用多年，尽管还能工作，但是风险值明显增加。尤

其是急救设备的突发故障，会威胁到患者的生命安全。

二、医疗设备不良事件的监测与管理

（一）医疗设备不良事件的监测

国家食品药品监督管理总局于2008年定义医疗设备不良事件监测包括对医疗设备不良事件进行记录、收集、分析、控制及处理等内容。

临床科室常用医疗设备分类及常见不良事件如下表3-6所示。

表3-6 临床科室常用医疗设备分类及常见不良事件（参照《医疗器械分类目录》）

分类	器械品种	不良事件表现
6 821 医用电子仪器设备	无创监护仪	血压、SPO_2、心电无法测量；屏幕无显示；数据失真等
	心脏除颤起搏仪	充电无法达到额定焦耳数
	心电图机（单导、多导）	电极接触不良、脱落；波形无显示；导联线受干扰影响，数据不准确等
	无创医用传感器	监测失败；流量监测不准，易坏
6 823 医用超声仪器及有关设备	超声手术及聚焦治疗设备	超声刀头不能合拢；刀头断开；能量达不到标准
	全数字化彩超仪	轨迹球失灵；死机；探头损坏；伪影；按键失灵，图像及信号不稳定
	便携式超声诊断设备	探头转化器失灵；死机，黑屏；台车损坏
	超声辅助材料	耦合剂导致皮肤过敏反应
6 825 医用高频仪器设备	高频手术和电凝设备	能量过大或过弱；漏电
	微波治疗设备	治疗部位皮肤过敏、灼伤
	高频电极	漏电；绝缘不好；电路板故障
	射频治疗设备	患者出现水疱；恶心、呕吐
6 830 医用X射线设备	X射线治疗设备	无法启动；治疗中断
	X射线诊断设备及高压发生装置	滤线栅故障；无射线；启动故障
	X射线手术影像设备	术中无图像；机械臂无法运动；显示器无显示；无法启动
	X射线计算机断层摄影设备	床无法进退；图像伪影；无法启动

续表

分类	器械品种	不良事件表现
6 832 医用高能射线设备	医用高能射线治疗设备	计时器错误；治疗床无法复位；防护门不受控
	高能射线治疗定位设备	定位不准；床进退错误
6 841 医用化验和基础设备器具	医用培养箱	浓度指示不准
	医用离心机	死机；转子卡死
6 855 口腔科设备及器具	口腔综合治疗设备，牙科椅	无充气气体；钻机转速不够；灯罩破裂
6 857 消毒和灭菌设备及器具	压力蒸汽灭菌设备	内胆腐蚀；漏水；顶盖无法打开；水无法排净
	气体灭菌设备	消毒后检测不合格；电路板故障；门无法打开
	专用消毒设备	机身漏水；死机
6 822 医用光学仪器及内镜设备	电子内镜	镜头模糊；黑屏；不能调焦
	眼科光学仪器	仪器升降台皮带断裂不能使用
	光学内镜及冷光源	使用中无光源；无法聚焦
6 826 物理治疗及康复设备	电疗仪器	治疗过程中断、漏电；电刺激较大，引起病人肌肉强烈收缩
	光谱辐射治疗仪器	电源漏电；治疗部位皮肤红肿
	理疗康复仪器	电脑死机；产品漏电
	磁疗仪器	定时功能不准确
6 828 医用磁共振成像设备	永磁型磁共振成像系统	线圈损坏；图像伪影；床无法进退
6 840 临床检验分析仪器	生化分析系统	出现（K、Na、Cl）离子漂移现象；标本管卡住传送轨道
	免疫分析系统	灵敏度低；测试结果不准确
	基因和生命科学仪器	温度无法升到设定标准；外盖卡手易损坏
	尿液分析系统	灵敏度低
6 845 体外循环及血液处理设备	血液净化设备和血液净化器具	连接管断裂；透析器：破膜；液面传感器不准确；管路漏水
	血液净化设备辅助装置	血液自排气活塞管口流出

（二）医院设备不良事件监测管理

1. 建立健全组织结构，明确岗位职责，明晰职能部门分工

成立医院医疗设备不良事件监测领导小组。指定院内一个部门具体负责全院医疗设备不良事件的管理。成立不良事件监测机构，由主管院长，具体负责医疗设备不良事件监测工作部门负责人和工作人员，相关临床科室主任、护士长、临床医师等组成。配备相对稳定的专（兼）职监测员开展日常监测工作。根据国家相关法律法规及医院的实际情况，制订本单位医疗设备不良事件监测工作制度，如医疗设备不良事件科室反馈制度、报告制度、医疗设备质量管理制度和培训制度等。

医院临床工程部门配备工程技术人员兼监测员，负责全面推进医疗机构开展医疗设备不良事件监测工作；规范、指导医疗机构在开展医疗设备不良事件监测中应做的工作；明确医疗机构开展医疗设备不良事件监测相关工作的职责、程序及要求；建立并履行本使用单位医疗设备不良事件监测管理制度，主动发现、收集、分析、报告和控制所使用的医疗设备发生的所有不良事件。指定机构并配备专（兼）职人员负责本使用单位医疗设备不良事件监测工作，并向临床医师反馈信息。在单位内积极宣传贯彻培训医疗设备不良事件监测相关法规和技术指南；按时报告所用医疗设备导致或者可能导致的严重伤害或死亡的不良事件，积极主动配合监管部门、医疗设备生产企业、经营企业对不良事件的处理；建立并保存医疗设备不良事件监测记录，并形成档案；对使用的高风险医疗设备建立并履行可追溯制度。

各临床科室设立医疗设备不良事件兼职联络员，联络员应当具有医疗设备不良事件监测相关知识和监测意识，熟悉本科室常用医疗设备的性能和使用常识，能及时收集本科室所发生的可疑医疗设备不良事件，并及时与监测员联系。

2. 建立医疗设备使用不良事件报告制度

医疗设备使用单位除了要做好不良事件检测记录外，在报告医疗设备不良事件时还要遵循报告的原则和范围。出现以下情况时必须报告：引起或造成死亡或严重伤害概率较大的事件；对医疗设备性能的影响严重，很可能引起或造成死亡或严重伤害的事件；使医疗设备不能发挥正常作用，并影响医疗设备的治疗、检查或诊断作用，可能引起或造成死亡或严重伤害的事件；医疗设备属于长期植入物或生命支持类设备；医疗设备生产企业需要或被要求采取行动

来减少产品对公众健康造成损害的风险；类似事件在过去已经引起或造成死亡或严重伤害。

另外，报告人在报告医疗设备不良事件时应遵守相关基本原则，见表 3-7。

表 3-7　医疗设备不良事件报告原则

报告原则	原则适合场合
可疑即报原则	在不清楚是否属于医疗设备不良事件时，按医疗设备不良事件报告。报告事件可以是与使用医疗设备有关的事件，也可以是不能排除与医疗设备无关的事件
濒临事件原则	在医疗设备使用过程中，有些事件虽然当时未造成死亡或严重伤害，但是，医务人员根据自己的经验认为，当再次发生同类事件的时候，会造成患者、使用者的死亡或严重伤害，即“濒临事件”，需要上报
免除报告原则	使用者在应用前发现医疗设备有缺陷；完全是患者因素导致了不良事件的发生；事件发生仅仅是因为设备超过有效期；事件发生时，医疗设备安全保护措施正常工作，并不会对患者造成伤害
基本原则	造成患者、使用者或其他人员死亡、严重伤害的事件已经发生，并且可能与所使用的医疗设备有关，需要按可疑医疗设备不良事件报告

在收到相关不良事件报告后，根据规定要及时进行不良事件的调查、收集信息、查清原因并得出结论。调查的主要内容有：不良事件本身，包括患者的原患疾病、治疗过程、预后情况、抢救情况、尸检报告，医疗设备的基本情况、安装情况、维护保养情况、使用情况和辅助设备的使用情况等。

三、医疗设备不良事件的报告程序

1. 死亡事件

使用单位除及时向所在省、自治区、直辖市医疗器械不良事件检测技术机构报告外，还应及时报告相关医疗设备生产企业。报告流程如图 3-2 所示。

2. 严重危害事件

严重伤害是指危及生命，导致机体功能的永久性伤害或者机体结构的永久性损伤。必须采取医疗措施才能避免上述永久性伤害或者损伤。

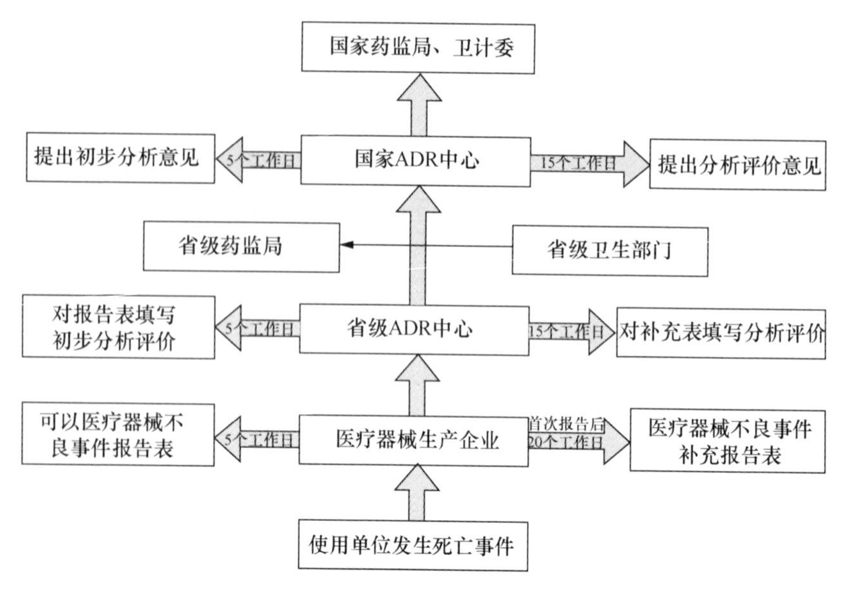

图 3-2 使用单位发生死亡事件报告流程

（来自：丁勇．医疗器械监督管理［M］．北京：人民卫生出版社．2011）

使用单位在发现或者知悉之日起 15 个工作日内，及时填写《可疑医疗器械不良事件补充报告表》，向所在地省级医疗器械不良事件监测技术机构报告的同时，应当告知相关生产企业。

3. 突发、群发事件

突发、群发事件是指突然发生的，在同一地区、同一时间段内，使用同一种医疗器械对健康人群或特定人群进行预防、诊断、治疗过程中出现的多人医疗器械不良反应，根据损害程度及影响范围，可以分为一级事件和二级事件。突发、群发的医疗器械不良事件社会危害性最大，给广大医疗器械使用者带来的危险也最大。相对于前两类医疗器械不良事件的报告程序，时间的紧急性在本程序中占有至关重要的位置。

生产企业、经营企业和使用单位在得知突发、群发的医疗器械不良事件后，应当立即向所在地省、自治区、直辖市食品药品监督管理部门、卫生主管部门和医疗器械不良事件监测技术机构报告，并在 24 小时内填写并报送《可疑医疗器械不良事件报告表》。必要时，可以越级报告，但是应当及时告知被越过的所在地省、自治区、直辖市食品药品监督管理部门、卫生主管部门和医疗器械不良事件监测技术机构。

四、医疗设备不良事件的应急处理

（一）结构组成

医院医疗设备不良事件监测领导小组、临床工程部门和使用科室构成应急预案的部门体系，其职责分别如下。

1. 领导小组贯彻依靠科学技术防范医疗设备群体不良事件发生的方针，科学监管，对医疗设备突发性群体不良事件的处理提供指导意见，提高快速反应和应急处理能力。

2. 临床工程部门具体负责各科室的医疗设备不良事件监测工作，包括对医疗设备不良事件的信息收集、核实及其他有关上报工作，在事件处理中应同有关联的临床科室密切配合，做到分工明确，使各方充分协作，并对发生的医疗设备不良反应事件进行详细记录，对严重的、群发的医疗设备不良反应事件及时报告领导小组后，启动本预案，同时向所在地省、自治区、直辖市医疗器械不良事件监测中心报告。

3. 临床科室负责本科室医疗设备不良反应事件的防范、监测和报告工作，尤其是严重的、群发的医疗设备不良反应事件必须及时报告。加强日常监督、监测，关注医疗设备在使用过程中的相互作用及相关危险因素，合理使用医疗设备，对确认发生严重不良反应的医疗设备采取相应的紧急控制措施。

（二）应急响应制度

1. 分级响应

（1）一般病例和新的或严重的医疗设备不良反应。

（2）突发性群体不良反应：依照医疗设备不良反应的不同情况和严重程度，将医疗设备不良反应突发性群体不良反应划分为以下两个等级。

①一级事件：出现医疗设备不良反应群体不良反应的人数超过50人，且有特别严重不良事件（威胁生命，并有可能造成永久性伤残和对器官功能产生永久损伤）发生，或伴有滥用行为；出现3例以上死亡病例；国家食品药品监督管理总局认定的其他医疗设备突发性群体不良事件。

②二级事件：医疗设备不良反应群体不良反应发生率高于已知发生率2倍以上、发生人数超过30人，且有严重不良事件（威胁生命，并有可能造成永久性伤残和对器官功能产生永久损伤）发生，或伴有滥用行为、出现死亡病例、省级以上食品药品监督管理部门

认定的其他严重医疗设备不良反应或突发性群体不良反应。

2. 响应程序

（1）一般病例应逐级、定期报告，医院各科室发现医疗设备不良反应事件后应立即报告临床工程部门，接报科室进行初步分析评价后，认真如实填写《可疑医疗器械不良事件报告表》，及时将报表向市级医疗器械不良事件监测中心报告。

（2）对新的或严重的医疗设备不良反应，接报科室应进行调查、核实，并报医院医疗设备不良反应监测领导小组进行评价，于发现之日起15日内上报市级医疗器械不良事件监测中心。死亡病例须及时报告。

（3）临床各科室发现群发性医疗设备不良事件后应立即报告临床工程部门及医院医疗设备不良事件监测领导小组，在领导小组的统一组织下，组建应急医疗救治队伍，立即开展医疗救治工作，并立刻停止使用该医疗设备，同时对该设备进行统一封存。同时接报科室应立即向市级医疗器械不良事件监测中心报告，在24小时内填写《可疑医疗器械不良事件报告表》，并向市级医疗器械不良事件监测中心报送。

五、医院如何开展医疗设备不良事件监测工作

1. 逐步提高医务人员报告医疗设备不良事件的意识和自觉性，纠正报告医疗设备不良事件会对医院造成不良影响的错误观念。

消除医务人员不正确的认识和顾虑，如怕引起医疗纠纷招惹麻烦，担心报告医疗设备不良事件会对自己的医疗技术有影响，不能判断医疗设备不良事件的发生机制，不愿意进行医疗设备不良事件报告等。

2. 领导应充分理解并重视、支持不良事件监测工作。

指定院内一个部门具体负责全院医疗设备不良事件的管理。成立不良事件监测机构，由主管院长，具体负责医疗设备不良事件监测工作部门负责人和工作人员，相关临床科室主任、护士长、临床医师等组成。配备相对稳定的专（兼）职监测员开展日常监测工作。根据国家相关法律法规及医院的实际情况，制订本单位医疗设备不良事件监测工作制度，如医疗设备不良事件的科室反馈制度、报告制度、医疗设备质量管理制度和培训制度等。

3. 建立本单位医疗设备不良事件数据库。

4. 在相关科室设置1名医疗设备不良事件联络员（护士长、住院总医师等），负责本科室医疗设备不良事件工作。出现医疗设备不良事件时，立即进行登记并及时上报给本单位监测员。

报告的内容：患者基本情况、设备情况、不良事件表现、采取的措施等。

5. 监测员收集本单位不良事件的信息，按要求完整、准确、详细填写《可疑医疗器械不良事件报告表》，按时限要求上报市级药品不良反应监测中心。

6. 监测员要每个月定期与临床相关科室进行沟通，了解医疗设备使用情况，特别是要加强高风险产品、国家重点监测产品及已发生不良事件产品的跟踪监测。

7. 院内不良事件监测机构应及时对发生的不良事件进行分析，并将严重的医疗器械不良事件信息反馈给相关科室，避免类似事件再次发生。

8. 在院内开展多种形式、多种层次的宣传培训，如举办展览、印制宣传品、组织学术报告等。对相关临床科室报告员（如护士长、住院总医师等）和医疗设备的使用人员每年至少培训2次。主要针对医疗设备不良事件的法规、医疗设备不良事件的表现形式、近期不良事件监测情况、新产品进入医院的相关要求等内容进行培训。

（夏红林　李作家）

第4章　医疗设备的应急管理

第一节　突发医疗设备的应急管理及预案

一、医疗设备应急管理的定义

医疗设备的应急管理是指对突然发生的公共事件或医疗过程中突发事件，如地震、SARS、火灾、埃博拉疫情、病人突发情况的抢救等，造成或者可能造成的严重的社会或个别病人危害，包括公共卫生事件和社会安全事件而采取的管理措施。通过应急管理，可以在突发事件中合理解决医疗设备供给问题，最大化地利用医院资源，从而使病患得到最大程度的治疗。

由于内部和外部其他因素引发医院正常医疗活动突然受到影响，使医院面临着重大考验的现象称为医院危机。内部因素引起的危机包括体制、观念、内部制度等主客观原因。医院在追求发展建设的过程中，制度不完善、体制不健全、协调不到位等问题都会导致医院危机发生；外部因素导致的危机是指不可预料的公共卫生危机，如地震、SARS、火灾、埃博拉疫情等灾害，需要医院拥有快速、高效处理紧急事件的能力。

近几年来，具有全国性影响的医院危机100余起，其中不少因应急处理不善、医疗设备配置不到位而造成了重大损失。为此，针对构建医院应急体系，尤其是医疗设备的应急体系，卫计委逐步出台了相关政策规范加以明确要求。但是，在业已建立的各级医院医疗设备应急体系中，仍然存在较多薄弱环节。因此，建立健全适合自身特点的医疗设备应急体系是医院亟待解决的问题。

以2013年4月15日广州白云区某一工地发生了群体性食物中毒事件为例，该事件中30余人出现腹泻、呕吐、昏迷等不适症状，现场抢救时已确定死亡3人。医院从中午1点接到120指挥中心指派后，在第一时间启动应急预案，出动40多名医护人员，检验科也应急增加人手，第一时间检验确定毒源性质。同时调集了大量实用、高效、先进的医疗设备。尤其是在明确毒源性质后，果断提供了针对减轻中毒症状的导管、呼吸机、气切导管等共1000余台的医疗设备，设备数量、种类的及时供给最终为抢救成功做出了必不可少的贡献。

除了合理、迅速地调集大量医疗设备为突发事件服务之外，医院临床工程部门还通过医疗设备配送中心，根据突发灾害性事件的性质及危重病人的症状，制订出相应的应急预案，成立急救设备保障小组，负责维修、维护、配送等，在灾害性突发事件救治任务中，较好地承担了临床工程人员所担负的责任。

二、突发事件急救对医疗设备的要求

灾害性突发事件急救过程具有紧急、复杂的特点，如今对灾害性突发事件急救的要求越来越高，与及时、高效地将医疗设备送到突发事件现场显得至关重要。与此同时，不同性质的灾害事件对医疗设备的需求也不尽相同。火灾事件中应着重减少烧伤伤害，悬浮床、烧伤敷料、气切导管是必备的；重大车祸事件需要骨伤恢复设备；房屋倒塌、水灾、爆炸事件等对医疗设备的需求也各不相同。

在“食物中毒”事件急救过程中，由于患者神经麻痹，呼吸丧失，任何药物都无法起作用。中心静脉导管、麻醉插管、高性能呼吸机设备就成为药物发挥作用的前提条件。在急救初期，中毒发生地附近医院在较短时间内到达现场，但因医疗设备准备不及时无法使药物发挥作用，患者丧失了生存机会，死亡人数增加。而当到达笔者所在医院后，各类针对性医疗设备包括吸痰器、洗胃机、呼吸机、监护仪等的积极调集和使用，使死亡人数大大减少。深度中毒患者在以往病案中的死亡率非常高，应用CRRT透析仪进行连续透析治疗后，有多名患者症状转轻，渐渐脱离死亡线。该事件说明，在不同的突发事件中，合理、正确地使用与病患症状相符的医疗设备非常重要。由于突发事件的特殊性，需要将器械、设备仪器品种、数量、性能进行重新归类，具体如下。

（一）人工器械

医院在诊断和治疗病人过程中此类器械使用率通常不高，易被忽视，也无法做到大量备货。比如简易球囊呼吸器，平时医院考虑常规治疗、紧急抢救时用，或患者运输过程中，给每个病区备1～2只。类似的人工器械还有麻醉咽喉镜、中心静脉导管、手动负压吸引器等，这些器械在抢救中，无论是对抢救成功还是生命维持其作用都是任何药物无法取代的。

（二）手术器械

在手术过程中专用的手术器械，像麻醉插管、中心周边静脉管、气管切开器械等，从总量上讲，医院会有足够的库存基数，以保证日常治疗的进行及突发事件的需要。无论何种类型事故、事件的发生或医院正常工作都必定会涉及损伤性急救。然而类似器械如负压吸引器等，遇到数十甚至数百人突发事件时，无法同时满足大范围、多批量的手术需要，这时则需要医院临床工程部门启动应急预案，根据采购合同，紧急从厂家购进设备以满足抢救需求后，再补办后续手续。

（三）电生理仪器设备

此类仪器指心电监护仪、呼吸机、血气和生化分析各类仪器，它们对抢救的成功与否具有决定性作用。由于此类仪器价值高昂，任何医疗单位都无法做到完全满足突发抢救的需要。笔者所在医院如果遇到需要大量该类设备的突发事件，会采取从设备配送中心和临床科室闲置设备中紧急调配的措施，并在突发事件急救过程中统管共用。

（四）辅助器材

辅助器材如一次性床单、便盆、尿壶、膳食用具等，该类设备往往消耗量大，在抢救过程中起到辅助、提高抢救效率的作用。缺少它们，会导致污物横流，造成二次、三次污染的情况发生。

如上所述，我们从作用、功能方面给突发事件中抢救设备器材做了大致分类。但是，由于在不同类型的突发事件中，医疗设备的应急使用也不尽相同，因此需要临床工程人员在面对突发事件时，明确事件的性质，根据医疗过程的要求，快速组织急救医疗设备的投入使用。

三、突发事件中医疗设备的综合管理

（一）准确的判断和决策

成功的抢救来源于对事件性质的准确判断，得出判断后，院领导必须立即做出决策，不能当断不断。首先应在各种抢救事件中分清设备类型及作用，这是应急预案建立的前提。其次对于设备的品种要有一定的了解，例如中心静脉插管须明了规格品种，使用时间，单腔、双腔或三腔的区别等，否则供应的设备不符合要求，无法满足医护人员的需求。

（二）医疗设备器材保障

对于参与抢救医疗机构来说，无法做到在灾害性突发事件发生前将必需的医疗设备都准备妥当。因此，在医疗设备供应保障方面，应注意以下几点。

1. 人员及时到位

这里的人员不仅指具有高度责任心，熟悉设备性能、供应渠道、业务知识的临床工程采购、管理人员，还必须包括维修、安装、运输、检查及直接或间接辅助人员等。因为在突发事件发生时，只有医疗设备从业人员最了解医疗设备的货源信息、进货渠道，从而保证设备的正常运行。

“中毒事件”中，由于是大面积中毒抢救，几十名伤员不可能集中于一个病区，医护人员对病人的救治方案也无法做到一致。事发初期抢救领导小组采用呼吸机抢救。但闲置的十几台呼吸机无法同时满足几十名病人的需要而且造价高昂的设备也无法大规模从其他医院调集。后来临床工程部门设法从所了解的渠道调集了大量人工球囊呼吸器，才得以缓解设备短缺的局面。保证了中毒初期窒息伤病员的生命安全。当急救事件发生时，10分钟内人员全部到位。氧气及配套氧压流量表在1小时内调集50瓶（套），并展开20多张病床及全套配套医疗护理器械，如输液架、输液吊篮、中单、便盆、尿壶等。采购人员及时调货进货，维修人员24小时待命，及时排除故障。氧气供应始终处于满负荷状态。与抢救有关的指令畅通无阻，保证了抢救工作的顺利进行。

2. 建立广泛的供货渠道和社会存储单元

由于任何医疗单位都无法储备大量、齐全的医疗设备，而灾害性事件的急救过程对设备的要求无论从数量还是规模上都要超出正常储备。因此，在平时医疗设备采购供应时应及时掌握该类设备的各类信息，供货商的信誉度、供应模式、响应时间等，以便于在灾害性事件抢救过程中能够做到“召之即来、来之能用、用之有效”。尤其是医疗设备的供货速度，供应设备的响应时间越短，挽救病患的成功率也就越大。

在突发事件急救过程中，以往主要倾向于对药品的需求，但现如今在越来越多的急救突发事件中，设备、器械占抢救物资供应的比例越来越高，并在某种程度上直接关系到抢救成功与否。这表明，医疗设备在急救过程中的作用正愈来愈重要。这要求从事医疗设备管理的临床工程人员多层级、全方面地进一步探讨、研究面临的突发事件，如何更好、更快地将医疗设备作为抢救物资供应到现场。

第二节 医院急救医疗设备配送中心的建设

一、医疗设备配送中心的定义

按照医院的实际需求，从事急救医疗设备配备（如监护仪、呼吸机、输液泵、降温机等）和及时对有需要的科室发送所需医疗设备的职能部门，称为医疗设备配送中心。其目的是实现医疗设备资源的优化配置及高效调用，进而降低设备采购成本。

急救医疗设备配送中心的设备配置具有两个特点：种类既多且稀。

多：主要体现在常规设备上，如监护仪。因为监护仪对大部分临床科室来说是常规设备，相对需求量大。但是如果临床科室按最大需求量配备监护仪，那么就必然导致设备闲置，造成资源浪费。因此，可以根据医院临床的运行情况，要求临床科室按设备最大需求量的80%进行配备，当需求量增大时，可向设备配送中心请求调配。

稀：主要体现在一些不常用的急救设备上，如降温机、抗血栓泵等。此类设备对一些临床科室来说或许1个月仅会使用一至两次，如果临床科室均配备此类设备的话，势必造成资源的巨大浪费。

急救医疗设备配送中心的运行特点：设备的配送要“小批量、多频次”。

小批量：体现在临床科室配有一定的基数设备，当设备使用达到饱和或超出现有量时可向设备配送中心提出租借申请。此租借情况一般数量少、次数少，否则临床科室必须考虑增加设备配备数量。

多频次：体现在医疗设备本身对各临床科室的周转频率，周转频率越大，越可体现配送中心的应急价值。

二、急救设备在临床应用中的特点及存在的问题

（一）需求速度要求高

急救设备大部分用于处理紧急、突发事件，而且要立刻能投入到抢救工作。

（二）不同的科室需求数量、次数差别较大

临床科室的住院收容存在波动性，急救设备在有的科室使用很少，而有的科室使用频繁。

（三）急救设备分布范围广

急救设备在大型综合医院各科室中使用普遍，参与医护人员众多。因此，此类设备的使用培训涉及面广、难度大。

（四）与患者的生命安全直接相关

急救设备属于高风险医疗设备，使用的及时性和可靠性直接关系到患者的生命安全。

（五）医护人员使用培训不足

就单一科室而言，设备有多有少，型号多样，使用率有高有低，对此很难组织全面的操作培训，医护人员对急救设备的操作熟悉程度参差不齐，进而导致医疗质量不理想和设备故障率升高。

（六）质量控制环节实现难度大

由于设备都在科室，很难建立并执行质控程序，例如呼吸机管道、监护仪导联线、袖带、血氧探头这些急救设备配件消耗品的保管和消毒，由于受条件所限，使用人员很难按标准操作，特别是在设备使用前无法做到确切了解质量状态，比如各参数是否准确。这些都可能造成医疗质量的下降。

（七）急救设备不易管理，矛盾突出

急救设备使用存在忙闲不均的情况，而设备属于各科室管理，贸然调配必然出现矛盾。一些科室急救设备数量虽不断增加，却仍然无法满足医疗需要。而有些科室设备闲置，造成医院资金紧张，由此引发的矛盾日益突出。

（八）经营成本上升

为解决急救设备的供需，医院需要加大设备的购买量，这在一定程度上造成医院经营成本的上升；加之这类设备技术含量高，对环境条件、操作技术、日常消毒和维护等方面要求严格，使用科室不易达到，进而造成设备故障率和配件消耗品损坏率的升高，最终也增加了设备的使用成本。

（九）风险评估难度大

急救设备使用情况统计难度大，在引进此类设备时无法提供相应数据。加之缺乏必要的测试，因此难以对急救设备进行风险评估。

三、成立常用急救设备配送中心的好处

（一）解决各科室急救设备使用不均现象

常用急救设备配送中心的成立有利于提高设备的使用率。通过合理调配，有偿使用，只需要配备少量合理的设备便可解决全院的

需求，有效地保证了医院临床工作的运转，改善了急救设备各科室使用不均的现状。

（二）减少医院运营成本，解决科室间的使用矛盾

通过配送中心的建立，医院无须为各科室均配备大量急救设备，便可保证临床工作的正常运转，使医院可以减少购置急救设备的资金投入，同时从根本上解决了为调配急救设备而产生的科室间矛盾。

（三）减少科室对急救设备的投资风险

科室使用这类设备时，无须扣除设备成本折旧费、保管消毒费、维修费、配件费等，减少了科室设备投资风险，科室只需要支付设备租用费。

（四）易于对设备进行有效管理和维修

建立急救设备配送中心能为急救设备提供良好的保存环境。设备可指定专人保管，责任明确，还可集中进行保管、清洗、消毒、维护、维修，保证设备的良好状态，方便临床使用；易于组织医护人员进行急救设备使用、保养方面的技术培训，提高维修的专业化程度和水平；有利于实行定期检查、预防性维护，并能减少和避免设备故障的发生；易于做到对每台设备情况进行详细的文字记录，包括维修日期、故障现象、检修情况、故障原因、零件更换情况、维修后的使用情况等完整信息，为后续维修和鉴定提供依据；对设备质量管理有利，能及时对每台设备进行各项参数检测，保证每台设备的使用质量符合临床需要。

四、急救设备配送中心的建设

（一）设备配置

以某医院为例，该院设备配送中心配置有监护仪 80 多台，输液泵 20 多台，注射泵 60 多台，冰毯降温机 5 台，抗血栓空气压力泵 6 台，呼吸机 15 台，除颤仪 5 台，电动吸痰器 6 台，心电图机 3 台，手腕式血氧脉搏仪 5 台，福禄克检测设备一批，搬运设备电瓶车 1 辆，配置有呼吸机专用消毒间、风干间，专用于呼吸机使用后的消毒工作。电瓶车主要用于搬运维修设备。

每件设备都按三甲医院评审要求建立健全使用维护记录，配备《设备使用登记本》《设备维修登记本》，标注设备的所属科室、规格、厂家、主机编号、启用日期、档案号、配送中心内部编号、二维码等，记录设备的使用和维护情况。

（二）人员的配置

配备设备管理人员 1 名，要求具备医疗知识背景，以资深护士为佳。主要职责包括设备清洁、消毒、定期充放电、电池状态检查等；接听配送及维修电话，定期分析设备租赁时间、月平均使用量、年总使用次数、累计使用时间、利用率、寿命期限内故障率等，为评价设备性能、决策设备报废时间、估算设备资金收回时间等提供科学依据；论证处理设备的更新及报废工作；统计配送人员工作量，分析配送中心排班情况。

设置配送人员5名，要求有中专及以上学历，熟悉电脑操作，并对其做岗前技术培训。医疗设备在维修过程中，不可避免地需要对故障设备进行搬运。接受专业技术培训的配送人员在负责搬运贵重或有特殊要求的医疗设备时，可有效避免人为因素造成的设备故障扩大问题，保证了设备安全。

配备一线值班工程人员15名，负责非正常上班时间的设备故障应急处理，要求在接到报修电话时，应在30分钟内赶到现场处理故障设备，并做好处理记录。负责值班当天流动送回设备的性能检测工作，包括呼吸机的自检等，确保库存设备100％完好。

（三）报修、租赁及返还设备流程

配送中心配置有独立专用场所、专线电话，并具备电话录音功能，方便翻查、留档，设专人24小时值班。

报修设备流程：医疗设备发生故障时，科室人员可拨打配送中心专线电话报修，说明科室名称、设备名称、故障原因、联系人。值班人员记录相关信息，并通知分管工程人员。工程人员到达现场查看，如果需要送修，则与科室沟通后通知配送中心安排配送人员送修设备。配送人员接送故障设备时，值班人员在报修配送管理系统中打印《接送设备记录》单，此单具有唯一编号，交与接单配送人员。配送人员到达科室后，认真填写《接送设备记录》单，在接收设备记录栏填写科室名称、联系电话、接收地点、接收时间、设备名称、设备型号、设备外观、设备编号、附件情况，并由科室联系人签名，接收人签名，分管工程人员签字确认，副联交给所在科室。送修完毕后，单据交与配送中心值班人员并录入管理系统。

故障设备完成维修后，电话通知配送人员送回设备。值班人员安排配送人员携带报修设备的《接送设备记录》单。依照《接送设备记录》单由工程人员签字确认后送回科室，并填写《接送设备记录》单的送回设备记录内容：送回地点，送回时间。送回完毕后取回副联，并把《接送设备记录》单交与值班人员。值班人员把相关信息录入报修配送管理系统。该院临床工程部报修中心及故障应急流程如图 4-1 所示。

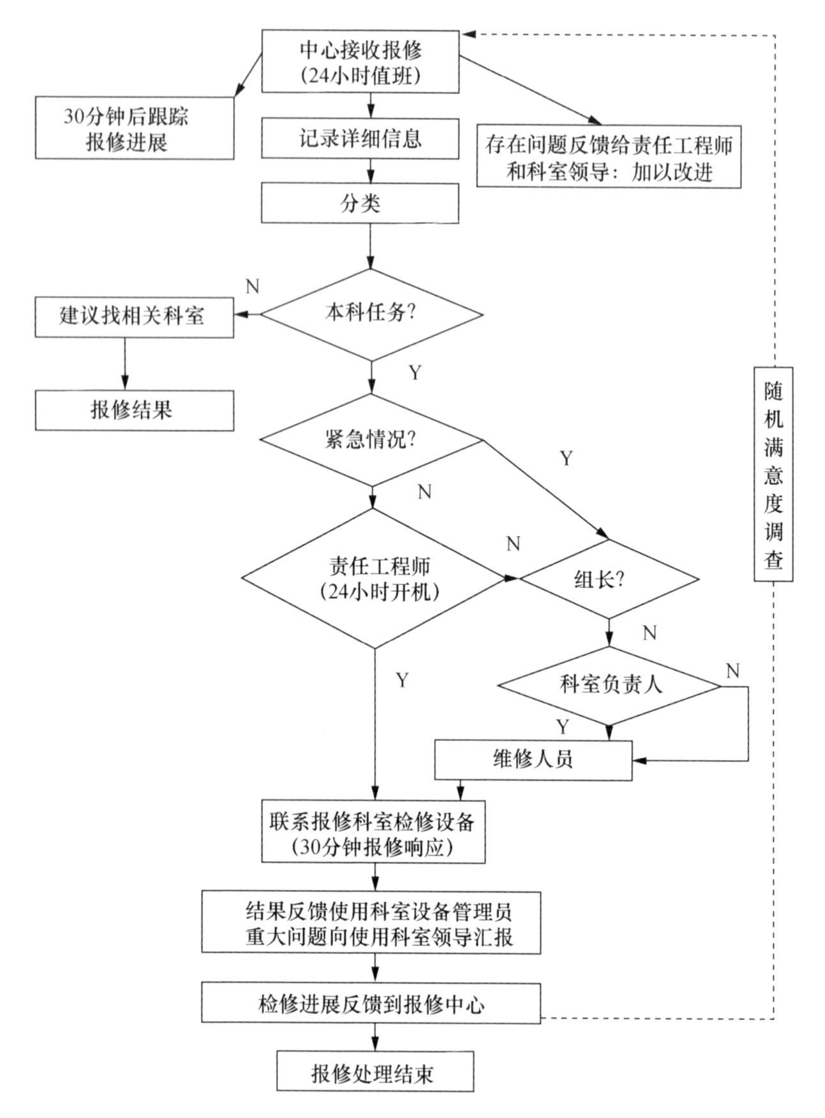

图 4-1 某医院临床工程部门报修中心及故障应急流程

租赁设备流程临床科室急需急救设备时，拨打配送中心值班专线电话。值班人员根据科室需要，调出库存设备检查外观、配件配置等。点击报修配送管理系统生成《设备配送中心仪器租用登记表》，扫描设备二维码信息，在系统录入租用科室名称。《设备配送中心仪器租用登记表》会根据二维码信息生成设备的相关信息及科室电话、租用日期及时间。配送人员在规定时间内把科室所需急救设备送达科室。配送人员和临床科室人员查看设备外观无损伤，同时点收附件、插件，核对配件数量 后进行现场安装，并通电测试。双方人员核对无误后，在租用人一栏签字确定，并将此表交回值班人员，同时录入科室租用人姓名并留档，此时配送急救设备流程结束。配送设备流程如图 4-2 所示。

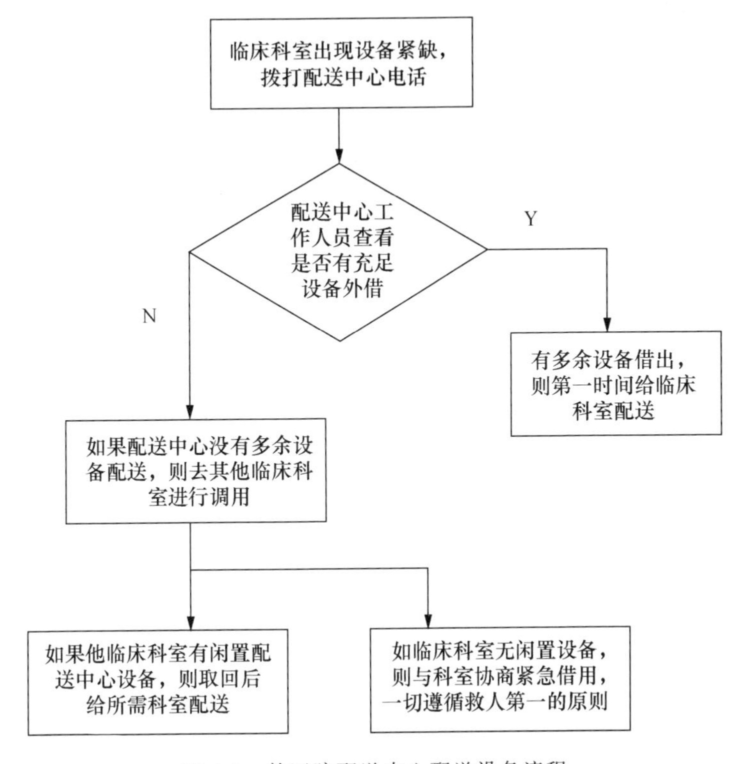

图 4-2　某医院配送中心配送设备流程

返还设备流程：配送中心值班人员在接到科室返还设备请求后，调出《设备配送中心仪器租用登记表》，配送人员凭此表到科室，对租出设备开机检测，如无故障、缺件、损坏，科室在返还人一栏签字确认。值班人员把《设备配送中心仪器租用登记表》记录的返还时间、返还人信息录入报修配送管理系统，返还流程结束。报修配送管理系统会根据送达时间与返还时间计算出租用时间数再减去 1 个小时，自动记录科室租用设备的时间总和，以方便统计各科室每月设备租用情况。

（四）租赁费用收费标准

制订合理的租金收取标准是促进租赁工作可持续发展的重要保

障。以小时为单位收取租赁费用，科室租赁设备的租金计算如下：

租金＝设备折旧费×租赁时数

其中，设备折旧费＝设备的原值÷折旧年限÷12个月÷30天÷24小时×（1＋50％）。50％包括维修人工费、配件费、消毒灭菌费、管理费、计量检定及质量控制等费用。设备从借出到返还验收后的总时间数减法1小时为租赁时间，按月结算租金并报经济管理科。租赁期间丢失和非正常损坏的配件由科室按价赔偿。

（五）配送中心管理系统

配送中心工作人员每天须完成大量记录工作，例如设备库存量、人员工作量的统计盘点等。长期使用人工记录的方式会不可避免地产生填写错误，同时也不利于规范化管理。因此，急需建立与配送中心工作流程紧密结合的信息化管理系统，通过高效、规范的管理来应对急救设备数量和日均医疗设备配送量持续上涨的局面。以下以笔者所在医院建立的配送中心管理系统为例进行介绍。

系统分析与实现

（1）实现工具：本系统选用UML建模方法分析需求，采用C/S架构、面对对象VC＋＋编程语言和Microsoft SQLServer2000数据库服务器进行开发。

（2）UML用例图分析：利用UML用例图分析需求，可以体现出系统需要的高级功能。配送中心主要工作流程如下。

设备租用流程：接听电话后，确认设备处于空闲状态，然后填写并打印设备租用工单、设备配送工单，配送人员把设备送达临床科室，工作流程结束。

设备归还流程：接听电话后，确认科室需要归还设备，在系统中调出设备租用工单信息，填写工单中设备归还的信息，打印设备配送工单，配送人员将设备取回配送中心，工作流程结束。

设备维修流程：接听电话后，填写并打印设备维修工单、设备配送工单，配送人员把故障设备送达临床工程部门，工作流程结束。

租用统计：值班工程人员每天交班时须对仓库设备进行盘点；月底须统计设备租用时间，上报医院。

工作量统计：月底统计配送中心人员工作量，进行量化考评。

通过分析配送中心的工作流程，可以初步确定如图4-3中的核心用例。

（3）系统类图：面对对象种类间的关系可以分为纵向关系和横向关系。纵向关系也就是继承关系，横向关系包括依赖、关联、聚

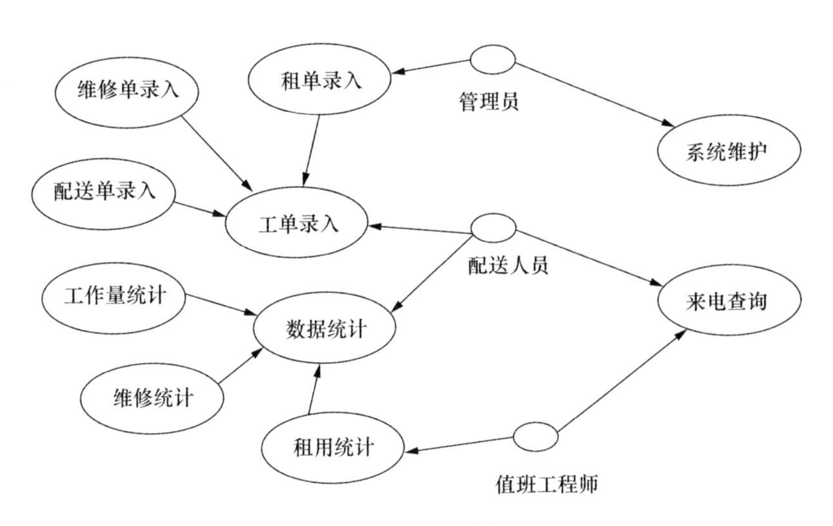

图 4-3　核心用例图

合和组合四种关系。通过 UML 用例图进行静态类设计，系统需要的主要静态类如图 4-4 所示。工单对象和用户对象是依赖关系，每个用户对象都可以生成多张工单对象。工单对象拥有医疗设备对象和临床科室对象，它们之间是聚合关系。用户对象派生出不同类型的用户对象，工单对象派生出不同类型的工单对象，它们之间是继承关系。数据查询对象主要用于产生各种报表和数据统计，响应用户对象的各种数据汇总请求，它与用户对象之间是依赖关系。

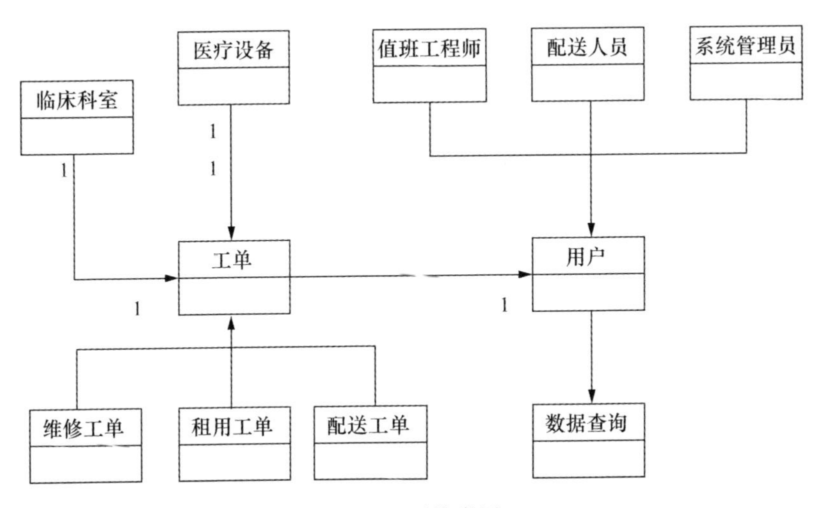

图 4-4　系统类图

（4）功能模块：本系统的主要功能模块如图 4-5 所示，下面进行各功能模块的分析。

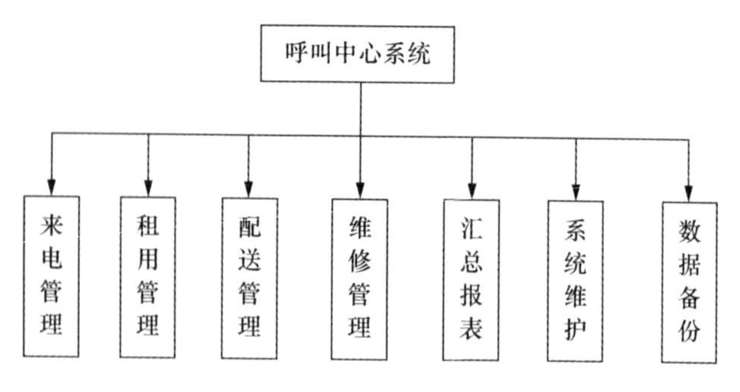

图 4-5 主要功能模块

来电管理模块是为提升服务质量和改善已有医疗设备报修流程而设置的。系统可以自动记录每一个报修电话的来电时间和对应的部门，并且对电话进行录音，以方便工程人员了解故障的详细情况。USB 接口可以连接多个不同的设备，而且支持热插拔，最高传输速率可达 12 Mb/s。利用 USB 接口的语音采集卡来进行电话录音，采用 PCM 编码，采样的速度可达每秒 8000 次，完全满足系统的需要。该语音卡支持 ADPCM 编码，可以对录音文件进行压缩处理，减少磁盘的存储空间。本系统采用 32 kbps 的 ADPCM 压缩编码对电话进行录音和放音。

租用管理模块包括对急救设备租用工单、医疗设备配送工单、医疗设备维修工单进行管理。本系统采用条形码扫描技术，它采用激光扫描，具有输入速度快、可靠性强、效率高及成本低等特点。配送中心人员只需要扫描条形码，即可完成医疗设备信息的输入。填写完整相应责任工程人员的信息后，就可以进行各种工单的存储和打印，替代了以往的人工填单方式。

汇总报表模块利用图表直观体现出每台急救设备的租用状态，并可同时显示其租用的信息。值班工程人员和配送人员可按照急救设备、科室来进行分类统计汇总，对急救设备进行每天的库存盘点。针对不同类型的工单，可以完成配送人员工作量的统计、急救设备使用率与医疗设备故障率的统计分析，生成相应数据报表。

系统维护模块管理人员通过此模块对设备信息、用户信息、工程师信息和科室信息进行维护，还可以针对不同的用户进行权限管理。利用数据备份功能，也可以对系统录音数据、工单数据进行光盘记录备份，保证数据的安全。

该系统应用至今，配送中心日均完成30台次的医疗设备配送，扫描条形码录入设备信息，降低了人为错误的影响。日均打印60份工单，减少工作人员手工填写工作量的同时也保证了工单填写的规范化。日均录音40个报修电话，帮助工程人员详细了解设备的故障情况。每月有5万余小时的急救设备租用统计记录，代替了之前手工作业方法，大大提高了工作效率。

（六）配送中心管理制度

本部分以笔者所在医院为例，介绍急救设备配送中心管理制度。

急救设备配送中心管理规定

1. 急救设备配送中心管理人员要熟悉掌握管理各种仪器的使用操作规程，精心维护保养，提高仪器的完好率、使用率，并延长使用寿命。

2. 根据要求制订仪器的操作规程和注意事项，并以书面形式固定在仪器上。

3. 新仪器使用前要先熟悉说明书，查对附件，熟悉仪器性能、使用方法、保养及注意事项等。

4. 急救设备配送中心内设备和物品的供、还、发放要严格按急救设备配送中心设备租借管理办法执行，对归还的仪器设备要当面验收，及时清洁消毒，检修保养，使仪器设备处于备用状态。

5. 保持库房整洁，保证设备和物品安全存放有序。

6. 保养仪器做到防潮、防震、防热、防尘、防腐蚀，并按仪器设备要求定期进行充电、测试和计量。

7. 急救设备配送中心的仪器设备和物品的供、还、发放应在办公区完成，无关人员不得进入库房。

急救设备配送中心设备租借管理办法

1. 租借仪器设备应事先报告本科室领导同意后，由值班医生或科室指定专人到急救设备配送中心办理租借手续，填写借据。特殊情况如紧急抢救和急症可以先借出设备后再报告科室领导。

2. 租借出的仪器设备要当面试机，附件物品当面清点。

3. 归还时仍由科室指定专人负责办理归还手续，当面点清。

4. 仪器设备借出后即按有关规定开始计算租借单位成本费，直到归还时为止。该成本汇总后上报经管科，租借成本费按照医院有关规定执行。

5. 借用时间按小时计算。

6. 凡是从急救设备配送中心借出的仪器设备一律由借用科室自

行负责使用，遇有困难，可请急救设备配送中心人员指导。但对具体使用设置参数等病人诊断治疗方面的问题应有专业医师指导。急救设备配送中心人员只负责设备技术的指导工作。

7. 仪器设备租借期间如出现设备自身的故障，请及时与急救设备配送中心联系，并更换一台设备，及时保证医疗临床工作需要；因责任心不强，违反操作规程，使用不当而造成仪器设备损坏时，则按医院有关规定进行经济赔偿。

8. 不得私自将设备携带到医院外或挪作他用，违反规定者，按有关规定处罚。

急救设备配送中心人员职责

1. 树立以病人为中心的服务思想，热爱本职工作，遵守医院各项规章制度，为临床一线服务，做到态度和气，热情服务。

2. 对急救设备管理有序，并及时进行清洗、消毒、维护保养，使急救设备始终处于良好状态，确保临床使用。

3. 对使用中发生故障的设备要及时更换，以确保临床使用。更换下来的有故障设备及时进行维修，重大事故要及时报告上级，做好维护记录。

4. 严格执行配送中心设备租借规定，及时准确地完成各项登记、统计和报表工作。

5. 准确掌握所管理设备的使用动态，督促使用科室及时归还借用设备和配件，协调好科室间的仪器设备使用。

6. 经常深入临床科室，了解急救设备的需求情况，为管理决策提供准确可靠的信息。

7. 熟悉掌握所管辖各种仪器设备的使用操作规程、性能和注意事项等，并负责组织安排急救设备的使用操作规程、保养方面的技术培训及检查监督、管理工作。严禁代替医护人员对仪器设备进行操作。

（方河炎）

第5章　医疗设备的技术保障管理

医疗设备是临床工程学科研究的主要内容，凡属医疗机构进行医疗、教学、科研活动所需的仪器设备、耗材和相关软件，均由临床工程部门统一负责制订购置计划和工程技术方案，并组织实施、监督和管理。在整个医院体系下的医疗设备技术保障管理中，我们首先需要进行的是针对医疗设备生命周期的流程管理，其中包括医疗设备的机房建设、医疗设备的点验与安装、医疗设备调试及医疗设备验收归档与报废4个部分。其次我们需要对医疗设备进行维保流程管理，这其中既有对医疗设备自身的保修管理，还有对其配件的管理及对设备进行预防性维修的管理。

第一节　医疗设备的生命周期流程管理

一、医疗设备的机房建设

功能齐全、合理的机房是保证医疗设备正常运行的首要条件，这对于大型医疗设备尤其重要。大型医疗设备机房的设计施工要求高，经费投入多，在设备位置确定、设备安装完成后如果出现问题，再对机房进行改动是很困难的。如磁共振机房的电磁屏蔽层、直线加速器及核医学设备的射线防护设施等，一旦发生泄漏导致返工，往往损失巨大，甚至难以弥补，轻则影响设备的使用效果，重则造成人员损伤。因此，做好大型医疗设备机房建造工作具有特别重要的意义。

（一）机房的规划

大型医疗设备机房的建造必须根据医院的实际情况，充分考虑人流、物流、医疗功能布局和医院的长远发展需要，以满足设备使用要求，方便患者诊疗为主要目的，广泛听取设备制造商、使用科室和有关主管部门的意见，在充分调研和论证的基础上，制订出切实可行的规划方案。在机房的规划过程中，我们可以从以下几个方面考虑。

1. 机房合理性

大型医疗设备的使用寿命一般都在10年以上，设备机房一旦建成投入使用，不容易轻易变动。即使是新旧设备更换，也应尽量利用原有机房。因此，初次机房的设计合理性尤为重要，必须纳入医院整体建设规划，慎重考虑，避免重复建设。

2. 机房规范性

要按照有关规定履行向主管部门的报批手续。尤其是一些具有强放射性的设备，如医用直线加速器、钴60治疗机、伽马刀等，在设备引进前就必须按规定报批，未经许可不得引进，不允许提前建造机房。同时，为患者和工作人员提供一个安全、便利的诊疗环境应作为重点考虑。

（二）机房的设计和施工

机房建设规划确定后，如何在一定的空间范围内满足设备的安装使用要求有赖于用户、设备制造商、专业设计和施工单位的共同努力。通常设备制造商应提供详细的设备安装场地要求，不同类型、不同厂家的设备要求虽不尽相同，但基本的功能需求是一致的。特别需要强调的是，医疗设备机房无论是新建或改造，都有别于普通建筑。此类机房更强调的是如何保证医疗设备的正常工作并方便诊疗。建筑结构设计美观只是考虑的一部分，医用机房更重要的是突出设备功能设置。

1. 建筑空间要求

机房应留有足够的设备安装和应用空间，预留设备运输通道和维修空间，充分考虑患者和工作人员的诊疗工作需求。地面应平整防滑，满足设备承重要求。

2. 电源要求

应按照设备所需的额定功率、频率、电压、电流要求配置专用电源，独立供电，并留有一定功率余量，不得与其他用电器（如空调等）共用同一线路。尽可能缩短配电房（接入变压器所在地）与机房之间的距离（≤100 m）。必要时需要安装独立的变压器，以保证电源的稳定。也可采用双路供电、自动切换方式。机房需要配备专用配电柜和电源净化稳压器。

3. 接地要求

各种医疗设备都需要进行保护接地和信号接地，有些设备还需要屏蔽独立接地。接地线就是直接连接大地的线，也可以称为安全回路线，危险时它就把高压直接传导给大地，是一根生命线。

通常大型贵重设备的接地要求很高，接地电阻一般要求≤2 Ω，其中，核磁共振的接地电阻要求≤1 Ω。为保证接地电阻的低阻抗，可以采用缩短接地线长度、增加接地导线截面积、多点并联等方法实现，地线不得接在电源零线上，不得与防雷地线共用，使用三相五线制供电，其大地线可以作为防静电地线（但零线、地线不得混接）。

接地主干线截面积应不小于 100 mm^2，支干线截面积应不小于 6 mm^2；设备和工作台的接地线应采用截面积不小于 1.25 mm^2 的多股敷塑导线。

接地线颜色以黄绿色线为宜，接地主干线的连接方式应采用钎焊。接地线连接端子应确保接触可靠，易拆装，允许使用各种夹式连接器如鳄鱼夹、插头座等。

接地线宜避开人行道和建筑物出入口，与建筑物距离不应小于 1.5 m，与独立避雷针的接地体之间的距离不应小于 3 m。接地线的上端埋入深度不应小于 0.6 m，并应埋在冻土层以下的潮湿土壤中。设备接地。部分都应直接与节点干线连接。接地线不能少于 2 根，其间距不应小于 2.5 m。

日常防雷检测工作中，检测接地装置时，多数只进行接地电阻的测量，这是很不全面的。在检测工作中，对接地装置应尽可能全面地进行检查。其检测内容应该包括以下几点。

（1）接地装置的设计。

（2）接地装置的施工和布局。

（3）接地装置所用材料。

（4）接地电阻等。

检查的主要依据是《建筑物防雷设计规范》（GB50057—94）。

4. 电磁屏蔽要求

电磁屏蔽的目的是利用屏蔽体对电磁波的吸收和反射作用，隔断外界与目的设备之间的电磁场耦合途径，以阻挡或减弱电磁波的相互干扰。通常多采用导电良好的金属材料作为屏蔽体，如铅皮、铜网等。核磁共振及一些电生理设备对电磁屏蔽的要求相对较高。

5. 射线防护要求

2005 年国务院颁发《放射源和射线装置安全防护条例》，依据放射源和射线装置对人体健康和环境的潜在危害程度，将防护级别从高到低分为5类。射线装置是指：X线机、直线加速器、回旋加速器、中子发生器及各种含放射源的装置，分为Ⅰ、Ⅱ、Ⅲ类。国家卫计委、环保部、公安部等对各类具有放射线设备的防护都有明确的标准和要求。2002年卫计委颁发的《医用电子加速器卫生防护标准》《医用X线治疗卫生防护标准》《医用X线诊断防护标准》等，对有关设备机房的防护做了很详细的要求，在设计和施工中必须严格执行。如加速器机房混凝土防护墙的厚度、防护门的铅当量、防护门与治疗室之间“迷路”、治疗室通风换气次数、治疗室外面的辐射警示及穿过防护墙的导线导管对防护效果的影响等，都要认真考虑，不能有丝毫马虎。

6. 温度、湿度和洁净度要求

大型医疗设备对工作环境的要求很高，由于温度、湿度过高或过低导致设备不能正常工作的情况并不少见。通常，机房温度要求(22±2)℃、湿度30%～60%。应根据当地的地理和气候条件配备空调（具备除湿功能）、加湿器及除尘设备。空调应采用正压送风方式，以减少外面的灰尘进入，有条件或有特别需要时可采用恒温恒湿机。如需要开展心脏介入等无菌条件要求高的治疗项目，还应按层流手术室洁净要求设计。

7. 施工要求

施工前应尽可能多考察几个同类设备机房，从中吸取经验教训，了解施工的重点和难点。在此基础上，认真选择几家有资质、有过同类机房施工经验的工程队伍，采用竞标方式优中选优，确保施工质量。需要注意的是，有些设备机房的全部或部分需要专业队伍施工，如MRI机房的电磁屏蔽部分、加速器机房的射线防护门等。

8. 验收要求

机房建成后，必须按规定请相关具备资质的部门进行检测合格才能验收。

二、医疗设备的点验与安装

医疗设备是各级医院每年资金投入和产出的重点，是临床、教学、研究三方面结合的必备条件。目前，我国一般的三甲医院设备资产总值在数亿元人民币，少数超大型三甲医院的设备资产达到十多亿元人民币。每年全国新安装验收的国产、进口医疗设备总额超过数百亿元人民币。

医院的医疗设备管理是一项系统工程，其流程可以简单概括为前期采购、验收、安装、后期使用、维修。设备的点验和安装是设备管理的开端，每项工作必须要书面记录、签名、归档备查。

（一）医疗设备验收前准备

1. 仪器设备到货后，使用单位应安排或培训专职技术人员，熟悉厂商提供的技术资料。

2. 对精密贵重仪器和大型设备，医院应派专人按照所购仪器设备对环境条件的要求，做好试机条件的准备工作。

3. 在搬运至指定位置的过程中，相关人员要做好管理和监督工作，防止搬运过程中发生意外。

（二）内外包装检查

检查包装是否完好，有无破损、变形、碰撞创伤、雨水浸湿等损坏情况，包装箱上的标志、名称、型号是否与采购的品牌相同。

（三）开箱检查

1. 查看设备的标识

（1）制造厂家。

（2）产品名称。

（3）产品型号或标记。

（4）主要技术参数。

（5）额定电压（V）、额定频率（Hz）、输入电流（A）。

（6）商品出厂日期和编号。

（7）商标标注。

2. 检查包装箱内附带资料是否齐全

（1）产品合格证。

（2）产品使用说明书。

（3）装箱单。

（4）保修卡。

（5）其他有关技术资料。

3. 检查医疗设备和附件外表有无破损

必须做好现场记录，发现问题时，应拍照保留证据。

（四）验收与初检

1. 数量验收

（1）以供货合同和装箱单为依据，检查主机、附件的规格、型号、配置及数量，并逐件清查核对。

（2）认真检查随机器附带的资料是否齐全，如仪器说明书、操作规程、检修手册、产品检验合格证书等。

（3）做好数量验收记录，写明到货日期、验收地点、时间、参加人员、箱号、品名、应到和实到数量。

2. 质量验收

（1）要严格按照合同条款、设备使用说明书、操作手册的规定和程序进行安装、调试、试机。

（2）对照设备说明书，认真进行各种技术参数测试，检查设备的技术指标和性能是否达到要求。

（3）质量验收时要认真做好记录。若设备出现质量问题，应将详细情况书面通知供货单位。视情况决定是否退货、更换或要求厂商派人检修。

（五）注意事项

一台设备到货时可能会有多个包装箱，在接收检验时，每个包装箱都要按照检验流程认真验收，并要拍照保留证据，每个包装箱都要填写《仪器设备验收记录表》，以备查阅。

1. 医疗设备开箱验收应有供货商、使用科室、设备管理部门、临床工程师及固定资产管理人员共同在场。任何个人无权擅自开箱。

2. 临床工程师及固定资产管理人员应按照合同及装箱单（或购置审批表）现场逐件开箱、逐件清点、逐件登记。

3. 如外包装有明显受潮或破损时，严禁开箱，应尽快取得货运单位的有关证明文件，以便设备受损时索赔；如到货设备实际配置、型号、规格、数量与合同及装箱单不符时，不得验收。如意见不统一或对某项内容把握不准时，为稳妥起见，暂缓签收。

4. 设备包装箱在验收未结束前严禁移离验收现场，直至全部验收工作结束，且对包装箱进行认真查看后，方可处理。

5. 对于设备附带的操作与维修手册、电路图、光盘软件等重要资料，需要进行仔细登记，并由相关人员在设备验收报告单上签名确认。

6. 供货商负责设备的安装、调试，并对院方人员进行操作及基本维修技术培训和考核，并由相关人员在设备验收报告单上签名确认。

7. 厂商或代理商应按合同要求向临床工程部门提交或补齐相应的技术资料。

8. 大型设备应由第三方具有资质的检测机构出具合格的性能检

测验收报告。

9. 设备验收报告单经使用科室验收人及设备器材科负责人签字，确认设备验收结果。

10. 设备器材科固定资产管理人员根据设备验收报告单、发票及合同（或购置审批表），及时办理固定资产确认手续。

11. 未经验收的设备严禁投入临床使用。

三、医疗设备调试

医疗设备在工厂生产完毕后经过简单的通电调试后会重新拆卸，装箱送往医院，再由临床工程师安装为成品后交由临床使用。工程师把医疗设备精确安装交由临床使用的过程叫作医疗设备的调试。大型设备如CT、MRI、X线机、放疗系统等设备，合理安装、精确周密的调试能为设备以后的顺利运行奠定坚实基础，可使设备各性能指标得以充分发挥和应用。

医疗设备到货后，设备安装由临床工程部相关人员协助供应商完成。在调试过程中，要注意以下安装规程：

1. 安装前，临床工程师需要从医疗设备生产厂家及医院主管部门拿到拟安装设备的正确名称和详细配置清单，确认没有差错。

2. 联系厂家安装工程师和使用科室相关负责人，确认场地准备情况。准备好医院相应的安装工具和防护、检测用品。

3. 安装现场需要注意以下的工作。

（1）按照作业要求穿着防护用品。

（2）检查场地准备情况和确定运输通道。

（3）检查设备包装情况和安全标识是否清楚。

（4）如果出现包装破损或者安全标识丢失，应当及时拍照并请示是否继续以下的工作。

（5）安排工人帮助运输设备到指定的位置。

（6）边拆箱边核对装箱单。发现缺少或者错发等现象要和生产厂商联系确认真实情况。如果确认缺少，应当立即按照生产厂家规定的程序申请补发货；如果确认错发，应当保管好错发件，并要求补发未发件，协助厂家安装工程师把错发件交回厂家。

（7）拆箱时要注意安全，防止野蛮作业，不要让无关的人员进入现场，防止小型零部件的丢失、被盗，要注意设备的安全和人身安全。

（8）运输或者移动设备时要掌握现场秩序，做到移动平稳、轻移轻放，尽量争取一步到位。

（9）设备的摆放位置要本着方便临床的原则，尽量按照使用科室的建议执行，如果确实不能按照使用科室的意见执行时，要说明理由，得到使用科室相关工作人员的理解。

4. 设备的物理连接

（1）要求先切断电源，严格按照作业规范工作。

（2）线头切口要求平整光滑，长度适当，用力恰当，不野蛮作业，多股铜芯线要切头平整、无断芯或者少断芯，拆入接线孔不得有铜丝暴露在外。布线既要整齐，又要便于今后维修，还要防止信号干扰。剥线头时要离开配电柜变压器等暴露的地方，防止线头或者铜丝飞到变压器、接线柱或者线路板上造成短路。

（3）螺丝安装要求：螺丝刀和螺丝槽相适应，垂直用力，连接牢靠，防止把螺丝槽拧毛、拧断。

（4）地角螺栓的固定：使用与地角螺栓相配套的电锤、电钻打孔，孔的深度要与地角螺栓的长度相适应，且应当与设备垂直。同时，螺栓固定要保证牢固。

（5）物理连接完成后，安装人员要进行相互交叉检查，特别是对于线头的连接要用手试拉，检查是否连接牢固。

（6）在检查确认无误后，进行下一步的通电调试。

5. 通电调试

（1）设备通电前，通知配电房电工把电源线连接到空气开关的进线端上。

（2）检查进线端的线径、变压器的容量是否符合设备的用电要求，对空气开关加标锁定，防止他人误操作造成触电事故。按照线号或者相序连接电源线和地线、中线。

（3）检查接地电阻值是否符合设备的要求，如果过大，或者不符合设备使用要求时应当要求重新做地线。

（4）再检查一遍接线是否正确，如果无误，接通电源。

（5）按照设备使用说明书或者各生产厂家规定的步骤操作调试，调试过程中如果发现意外，应当先切断电源。

（6）各组合功能件（或者附加功能件）的安装要求严格按照使用说明书进行。

6. 调试过程中如果发现某个功能不正常，应当根据生产厂家提供的程序予以确认并及时更换备件。最好找出产生故障的原因，特别要检测各个点的电压电流是否正常，防止更换备件后继续出现相同故障。

7. 根据不同厂家的要求，正确记载和备份各种调试数据或者图像。

8. 清洁场地和设备，安装工作完成后，要把设备清洁干净，现场整洁有序，粘贴生产厂家要求的各种标识，并告知科室相关人员标识的作用和使用方法。

9. 医疗设备的责任工程师需要做好设备的备件移交和保管工作。将随机工具、软件、备件逐项清点登记交给临床工程仓管部门，做好登记记录，让设备厂家工程师签字。

设备安装完成后进入设备签收阶段，设备责任工程师及设备操作人员按合同、仪器设备说明书要求，对仪器设备各项功能及指标进行试验及检查，检查其性能指标是否与说明书相符，是否达到合同的要求，并记录。如发现问题应及时反映给生产厂家并解决。如果设备责任工程师及使用科室操作人员共同确认设备调试完好，能够正常运行，可按设备厂家要求进行设备签收，进入保修期。在对设备的验收完成后，所有参加验收工作的人员必须在验收报告单上签名确认，验收人要认真填写《仪器设备验收记录表》，把相关照片附于表单对应位置。

四、医疗设备验收归档与报废

设备的档案管理贯穿整个医院医疗设备管理的全系统，验收工作是医疗设备管理工作中的重要组成部分，是检验医疗设备质量的第一关，也是检验订购合同执行情况的关键环节。负责验收的人员必须具备高度的工作责任心和专业技术水平，并且熟识验收工作流程。验收环节能判定医疗设备质量的好坏，将直接影响到疾病的诊断和治疗水平，也关系到医院的医疗质量、信誉和经济效益。

（一）设备的验收归档

1. 医院新购置设备到达院方前，供货方（代理商）必须与医院设备管理部门和临床工程部门负责人约定到货日期并预约开箱验收日期、时间、地点（必要时代理商必须提前约好商检部门人员现场查验）。

2. 在约定验收日期当天，供货方（代理商）携设备购置合同（含配置清单）或购置审批单按时到设备安装地点，与设备管理部门、临床工程部门、使用科室相关人员一起按合同内容进行现场点验。

3. 点验具体内容见设备验收报告单（现场提供，参见表5-1），点验工作完成后由相应人员填写报告单中对应项目。

4. 由设备厂商工程师按技术手册要求安装、调试设备，该项工作完成后填写报告单中对应项目。

5. 由设备厂商工程师或专业培训人员对医院科室相关使用人员、工程师进行设备操作培训、基本维修培训和考核，填写《医疗设备培训登记表》（表5-2），该项工作完成后填写报告单中对应项目。设备运转正常后，由使用科室验收人签字。

6. 厂商或代理商按合同要求向临床工程部门提交相应的技术资料，包括以下几种。

（1）两套完整中文操作、使用说明书。

（2）一套详细维修手册及相关电路图。

7. 设备现场安装报告。

8. 厂商或代理商、设备的证明文件。

以上工作完成后，设备验收报告单经临床工程部门负责人签字，确认验收结果。代理商凭设备验收报告单及设备购置合同或购置审批单、发票的原件及复印件到临床工程部门固定资产管理人员处办理设备出入库手续，验收流程结束，保修期以出入库时间计算为准。

（二）设备验收培训及考核内容基本要求

1. 培训制度

为了不断地提高设备使用人员的业务水平，规范操作规程，延长医疗设备的使用周期，特制订以下培训制度。

（1）新引进设备安装验收时，由厂家对操作人员和维修人员进行培训。并由厂家提供考核资料，临床工程部门组织考核。

（2）使用科室对新进人员进行仪器操作培训。通用医用设备由临床工程部门联系厂家进行培训。其考核由临床工程部门组织实施。

（3）对于特殊医疗仪器，科室设备使用人员必须具有一定资历，并有相关岗位培训证明。

（4）生命急救设备使用人员操作必须达到熟练程度。定期培训内容主要包括设备近期使用情况总结、改进措施、软件更新培训。根据情况确定参加培训人员，同时进行考核。

（5）如有频发性设备故障或者严重设备故障发生，设备维修人员应及时分析原因，必要的情况下，组织科室设备使用人员进行培训考核，并填写医疗设备培训登记表（表 5-2）。

2. 使用培训内容（主要培训对象：使用科室操作人员）

详细介绍设备的工作原理（含必要的图片），其中必须包含工作原理和该设备的特点。

3. 该设备的临床操作指南培训

包含以下几点。

（1）硬件的操作。

（2）软件的操作。

（3）日常操作校准。

（4）医疗设备功能使用及开发等。

4. 使用培训考核内容

考核与培训内容相关的内容，侧重使用操作方面。由培训方出题，题型有选择题和判断题。考核结果分为：不合格、合格、良好、优秀。培训考核需要合格以上才可通过。

5. 维修培训内容（培训主要对象：临床工程师）

（1）介绍此类设备的发展史。

（2）详细介绍设备的工作原理（含必要的图片），包括整体构造及设计、该设备的优点。

6. 该设备的临床操作指南培训

培训内容包括硬件的操作、软件的操作。

7. 设备维修培训

包含以下两点。

（1）各个具体电路的具体分析及常见故障的处理。

（2）设备质量控制管理及维护。

8. 维修培训考核内容

考核与培训内容相关的内容，侧重使用维修、质量控制等方面。培训方出题，题型有选择题、判断题和简答题。

考核结果分为：不合格、合格、良好、优秀。培训考核需要合格以上才可通过。

备注：2～4 是与使用培训相关的内容；5～8 是与维修培训相关的内容。办理新医疗设备出入库时，需要带齐《医疗设备培训登记表》、培训考核的试卷及相关材料（合同、公司“三证”、发票、验收报告单、设备清单、该设备使用手册、维修手册、电路图等）。

（三）设备的报废

1. 设备的报废原则

（1）已达到或超出使用年限，不能修复或无使用价值。

（2）主要结构陈旧，性能落后，精度变低，不能满足使用要求，无使用价值。

（3）严重影响安全，继续使用会引起事故。

（4）因事故或灾害造成严重损坏且修理费过高，无修复价值。

2. 报废的实施办法

（1）固定资产报废应先由仪器使用单位按规定填写《设备报废申请表》。

（2）对提出报废申请的设备，需要经维修部门技术人员鉴定确认不能修复者才准予报废。

（3）办理完报废手续后，由设备器材科开列清单报财务部门注销账目。

3. 报废设备的处理（图 5-1）

（1）对已报废的医疗设备有保留价值者，可留作教学、科研或拆零配用。

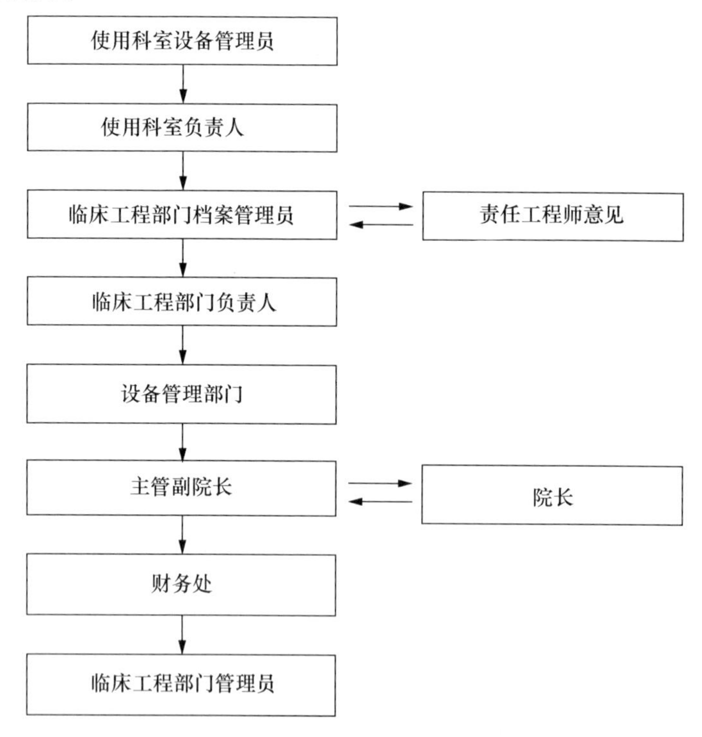

图 5-1 医疗设备报废流程图

表 5-1　医院设备验收报告　　　　填报日期：　　年　　月

合同号		设备所属科室		安装地点	
设备名称		规格型号		数量	
设备出厂日期		设备出厂编号		设备分类编号	
合同价格		生产厂家		国别	
合同到货期		实际到货期		合同索赔期	
代理商及联系人					
到货验收时间		设备保修期限		验收结束期	
包装：□木箱；　□纸箱；　□铁箱　　共　　箱。					
外观：　□无损；□有残损，　共　　箱，箱号为：　　防倾斜运输变色标记：□无；□有：□未变色；□已变色					
内部开箱：□无损；□有残损　　其中箱号为：					
按合同和装箱单，核对设备到货实际配置、型号、规格、数量： □全部和合同与装货单相符　□缺配置，其中为：　　□型号规格与合同货物装箱单不符，其中为：　　□其他					
使用说明书　　本；维修手册　　本；电路图　　本；光盘（软件）　　张；其他 验收工程师（签名）：　　档案管理员（签名）：　　日期：					
设备安装情况： 设备完好，按要求完成安装，仪器调试正常。安装调试系统参数报告书（大型设备）：□有；□无 安装工程师（签名）：日期：					
设备培训情况： 操作人员应用培训完成，能正常操作仪器；维修人员设备常见故障及基本维修培训完成。 培训工程师（签名）：　　日期：					
参加培训人员名单（签名）：					
使用科室验收人（签名）：			尚待解决问题：		
验收结果：			临床工程部门主任（签名）：		
设备售后服务公司名称		地址及电话		售后负责人及手机	

（2）对已报废的医疗设备无保留价值者，定期会同设备管理部门、财务处、审计处、纪委等相关部门对废品进行处理。回收废品的公司必须具备相应金属废品回收资质。

表 5-2 医疗设备培训登记表

<table>
<tr><td>设备品名</td><td colspan="2"></td></tr>
<tr><td rowspan="4">使用培训</td><td colspan="2">培训内容：</td></tr>
<tr><td colspan="2">考核结果：</td></tr>
<tr><td colspan="2">参与培训人员（签名）：</td></tr>
<tr><td>培训时间：年 月 日</td><td>地点：</td></tr>
<tr><td rowspan="4">维修培训</td><td colspan="2">培训内容：</td></tr>
<tr><td colspan="2">考核结果：</td></tr>
<tr><td colspan="2">参与培训人员（签名）：</td></tr>
<tr><td>培训时间：年 月 日</td><td>地点：</td></tr>
<tr><td colspan="3">培训方名称：</td></tr>
<tr><td colspan="3">培训方人员：</td></tr>
</table>

第二节 医疗设备的维保流程管理

一、医疗设备的保修

随着我国医疗事业的不断发展，医疗设备在医院的数量逐年增多，维修难度加大，维修成本越来越高。如何降低维修成本，已成为医院正常运转的重要组成部分，这不仅关系到医院整体管理质量的评估，而且还对医院的社会效益和经济效益产生重要影响。医院应强化自主维修能力，做好基础医疗设备的维修工作，压缩医院经营成本，有效维护医院自身的利益。同时，由于社会分工的细化，医院可以对 CT、MRI、ECT、DR、彩超等大型设备进行保修，同厂家签署保修合同也是必要的，尤其在医院与厂家有对等的谈判能力的条件下，合理地选择保修厂家和保修时机，成本可能比自修低，用时也短。在医院有自修能力的情况下，也可以签订配件保修合同。合同签署后，临床工程部门还应做好保修管理工作，并监管保修合同执行情况，以防厂家保修质量打折扣。

（一）医院大型医疗设备维修工作的现状

1. 大型设备影响医院整体工作的效能

大型医用设备一般是指价值在50万元以上的进口原装医疗设备，如彩超、X线机、CT、MRI、血管造影机、数字成像仪、ECT、直线加速器、后装治疗机、激光治疗仪等。这些设备数量约占医院总体设备数量的20%，而价值约占总价值的80%，这些设备对医院整体工作的效能产生了重要影响。

2. 大型医疗设备的科技含量高、维保难度大

大型设备一般为原装进口产品，集中体现了当今科技发展的综合水平，是生物工程学、生命科学、材料力学、人体工程学、计算机科技、核医学、光子分子学的技术结晶。科技含量高、结构复杂的大型设备对患者的诊断和治疗有巨大的帮助，既受到医护人员的推崇，也受到广大患者的青睐。一般情况下，大型设备多由生产厂商、供应商承担售后服务工作，厂家对售后服务机构的技术人员进行较系统、全面的培训。可以说，从技术人才的选择、培训机构的筹建及资金的投入等方面厂商都有大量的付出。厂商这样做，一方面是维持设备销售环节的正常运转，另一方面也有技术保密的要求。此外，这些设备还受到知识产权的保护，以上因素导致医院内部的临床工程人员无法承担维修任务。

3. 医院内部、社会维保力量形成强烈的反差

从医院现状来看，由于这些年来医院忽视了医学工程维修人才的培养，造成现阶段维修人员梯队建设青黄不接，无力承担大型贵重设备的维修工作。即使对有些类型的设备能够进行一般性的故障判断和排除，但也因配件提供、知识产权保护等局限，无法承担这些工作。大型贵重设备在购买时都有1～2年的免费保修期，超过免保期后一般都由其售后机构进行有偿维修服务，更甚者专用零配件供应渠道也实行专营制，造成选择的单一性，同时也形成了维修市场的垄断局面，使得服务价格的谈判难度加大。虽然在售后服务的选择上只能采取社会化服务模式，但维保形式和方案是多样的，价格和服务的程度也是不同的，如果进行比较和测算，是可以选择更

加合理的方案和价位的。

（二）大型设备维保方案的比较与评估

1. 维保方案的形式

大型进口设备维保工作在采取社会化模式时，设备的维保形式可分为多种类型：普通维修、临时维修、一般保修、全程保养、包零配件的保修、不包零配件的保修，或者只包括部分零配件的保修，以及相同设备打包等。这些保修的形式不同，服务程度也不同。

通过统计，大型贵重设备超出保修期后，需要进行有偿保养的设备占总数的2/3以上，并且逐年上升。维护管理及选择方案的好坏对于加强设备的维护管理、控制和减少维修成本尤显重要。

2. 维保方案的选择与故障处理时间影响成本的对比与评估

选择购买全包维保后，厂家售后工程部一般会把这些设备的维护保养纳入正常工作日程，选定工程师定期上门主动服务，不需要电话呼叫，同时必备的零配件也会提前订货，保证供应，不需要在发生问题后再准备，缩短了响应和处理时间，并且对设备也起到了良好的养护效果。

（1）维修流程响应时间的对比

①购买保修后，维修的响应流程和时间：拨打400报修热线，维修人员会主动上门服务。故障诊断需要1天，备件递送需要2天，维修完成需要0.5天。不需换配件的话平均1天就可修好，更换配件时平均3～4天修好，每次故障维修比自修用时缩短3～5天。

②未购买保修响应流程和时间：拨打400报修热线，洽谈维修合同签订需1.5天，支付单次维修费用需1天，故障诊断需1.5天，签订零配件合同需1.5天，支付零配件费用需1.5天，配件递送需3.5天，维修完成需0.5天。如果不需要换配件时平均3天可完成；更换配件时平均需8～9天完成。停机8～9天对医疗工作影响是较大的。

（2）保修方案与开机率及成本对比

以西门子的双源CT为例，保修价格在150万左右，单个球管的价格在110万左右，单次维修累计成本远高于买全包保修的费用。另外，由于设备故障导致开机率下降造成的间接损失更是远远超出全保的价值。

（3）从设备维修实际发生的费用进行对比与评估

购买保修实际发生费用显示，相同情况下若不买年保修，实际发生的费用要多于购买保修实际发生的费用。以一台16排CT为例，购买年保修实际发生情况是年支付保修费50万元，实际发生的费用133万元，零配件实际发生的费用293万元。若不买年保修，产生的费用及配件费用是426万元。以上两项数据是售后服务部及使用科室双方计算机所统计的实际数据。

3. 维保方案选择与费用的评估

从上述例子可以看出，购买全包保修实际花费的费用比较高，若不购买全包保修，医院支付的费用则会更加惊人。虽然这是一个比较极端的例子，但从对比中可以得出结论：购买全包保修方案对医院是有益的。当然，不同的大型设备情况差异很大，还需要针对具体情况进行具体分析。

（三）选择合理的维修方案可以提高设备的管理质量

1. 最佳维保方案要通过必要的评估选择

设备故障停机带来的不便直接影响正常工作，少则2天，多则十几天，带来收入减少、工作停滞等一系列影响。由于设备故障一般都是突发性，维修厂商也准备不足，顺利时可以尽快解决，而复杂的故障如贵重部件、计算机主板损坏，需要停机等配件，所需时间会较长。而且大型设备损坏所发生的维修费用都较高，需要先进行议价谈判，无形之中使设备恢复的时间延长。因此，对设备故障的情况应实事求是做出分析判断。在进行合理比较的基础上，选择合理的维修方案提高设备开机率。

2. 方案对比与合理实施也能体现出效益

首先，对于大型设备的维修，以医院内部的技术维修力量进行维保在现阶段是非常困难的。随着社会分工专业化程度越来越高，越来越细，生产厂家的技术封锁、知识产权保护的力度也会加大，生产厂家不会轻易输出维修技术和零配件。所以现阶段由厂商的专业售后服务机构承担维修工作是不得已的选择，也是选择社会化服务的最佳途径。

其次，根据近几年的实际情况，大型设备的免费保修期为1～2年，在超出保修期后一般不急于购买保修，待第3年或者出现故障时才开始进行维保方案的选择和价格谈判，这样可以节省费用，同时对服务商约束条款的谈判将会更有利于医院。

最后，通过实践分析、对比与评估，买保修要比临时维修更为合理，购买全包比购买半包保修更为合理。全包零配件比不包零配件更为合理，而且全保修的价格还有优惠。同时，包含零配件的价格为最低价格。因此，从整体上比较，选择全包保修的方案对于大型贵重设备来说是最为经济合适的。

3. 选择经济合理方案使设备维修管理质量得到提高

（1）未进行设备保修的设备，其运行状态不能达到最佳，相应地使用寿命也会缩短。通过相关资料可以看出，未进行系统维护保养的设备一般提前1～2年报废，而且在后几年设备的整体状况呈波浪式衰退，需要的维修费用大幅度增加。

（2）进行了系统维修保养的设备运行状态平稳，持续保证正常开机率，同时延长有效使用寿命，直到报废都处于良好状态，维修成本也比较平稳。由于正常开机率始终处于较高水平，使该套设备的实际价值得到了体现，而且创造超值的价值，减少了工作中的很多不便，维护了正常的工作秩序，也保证了相关工作的持续连贯性，为医疗工作的顺利运行提供了保障。

（3）购买全包保修的设备售后工程部和管理部门都建立了相应的档案，对其运行、维保、零配件的更换、费用的支付、设备的状态等数据都实时记录，使这台设备的运行记录内容丰富、翔实、参数准确，随时可以调用，对于设备评估和决策都能提供很好的参考。

（4）作为医院管理部门，应该在信任的基础上做好管理和监督工作，认真考查服务商的服务质量，发挥科室医技人员的积极作用，协调配合，共同做好设备的管理工作。

4. 医院设备技术人员的培养基地

在现阶段医院维修力量不足的情况下，借助设备售后维修技术优势，通过选择社会化维修服务，既确保了大型医用设备的正常运转，也借助这个平台，作为培养医院设备技术人员的基地，使其得到学习和锻炼，逐步承担起医院内部的设备维修工作，逐步培养出专业的维修生力军。

二、医疗设备的配件管理

零配件是实施医疗设备维修工作的必要物质基础，它和维修技术人员、检修工具、医疗设备共同构成维修行为的四要素。在医疗设备的维修工作中，零配件的筹购与供应是一项非常重要的工作，做好这项工作不仅可以减少积压浪费，节约筹购经费，提高资金的使用效益，更为重要的是可以提高医疗设备的修复率和运行完好率，切实保障患者的救治工作顺利进行。

医疗设备维修零配件的筹购需要一定的时间，为克服其对维修效率的影响，缩短维修周期，零配件的筹购工作必须是超前的，是在没有明确需求的情况下以预测估算为依据的一种前期行为。因而，筹购工作存在误差是必然的，造成一定的零配件积压甚至浪费也是难以避免的。为减少浪费积压，零配件品种不能面面俱到，还会有相当一部分实际维修中需要的零配件缺件，需要临时采购。这是以牺牲经费为代价提高维修效率，以达到综合效益最优的一种必然选择。

在保障医疗设备维修需要的基础上，为降低采购成本和节约储备资金，通过科学有效的管理提高整体经营绩效，是以下管理办法的制订基础。

（一）采购管理

1. 采购前的准备

采购管理人员根据备件采购计划，对需求的各类备件的市场分布、生产厂家、价格及其变化趋势等进行综合性的调查、分析、论证，进行采购前的准备工作。

2. 供货商资信审查

对经市场调查后选定的各备件供货商进行资信审查（如民事资格、经营范围、注册资本、生产和技术水平、履约能力和企业信誉、产品质量等），以确定是否具有合同履约能力和独立承担民事责任的能力。

3. 供货商的确定

（1）原则上对所有备件实行招（议）标采购。

会同相关部门拟定投标资格厂商，并根据情况报相关部门进行资格或质量认可。投标资格厂商不得少于3个。

①相关部门参与，集体招标、评标并初步确定中标单位。

②招标结果报分管领导审核、批准。

（2）对不能实行招标采购的物资，需要按“货比三家、质量先行、效益优先”的原则，会同相关部门一起做好与供货商的谈判工作，争取最有利于医院的合同条款及合同价格。

（3）经相关部门会签并报临床工程部门主任、设备管理部门、主管院长审核批准后，签订采购合同。

（4）根据已签订的合同条款监督供应方对合同的履行情况，临床工程部门组织验收、入库。依据验收情况和合同相关条款等进行付款结算。及时处理合同执行过程中发生的相关事宜。

（5）备件分类中规定的委托采购备件，由临床工程部门统一议价后方可实施采购。

（二）入库管理

主要管理工作体现在备件的验收上。

1. 外购设备、自制备件入库前必须进行严格的验收手续。验收由临床工程部门牵头，使用科室的主管工程师参与，在合同规定的验收时间内及时验收。验收内容包括型号、规格、数量、外形尺寸、外观质量、技术资料、技术文件等。

2. 验收时如发现验收内容不符合要求，应及时通知合同经办人员与供货单位并处理，统购备件部分要及时反馈相关单位。

3. 备件验收合格后，合同经办人应及时办理入库手续。仓库保管员要及时根据合同或有关凭证清点数量，签录入库单。

4. 对验收不合格或名称、规格、数量不符的备件，在处理前另行堆放，并及时通知有关部门和人员，在1周内处理完毕；对实物已到库，必要的验收凭证未到的备件，应进行预登记，备件妥善保管，待凭证送达后补办手续。

5. 验收时限要求：少量备件当场验收并登记入库，大批量或大件备件验收不得超过两天。

（三）仓储管理

1. 备件验收合格办理入库手续后要及时上架、入账。

2. 备件的库房管理要做到“三清”（品名外观清、质量清、数量清）和“三相符”（账、卡、物相符）。

3. 库房应日清日结，按月做好备件的入库、出库统计工作。

4. 备件仓储期间的维护保养工作由生产基地备件管理部门提出技术要求，仓储人员负责实施，防止备件损坏、变形、老化和锈蚀，同时做好备件的防火、防盗等工作。贵重备件的库房应正确使用空调，保持适当的温度和湿度。

5. 根据上级有关规定做好备件年度盘点工作及季度、月份盘点工作。

（四）备件领用

1. 设备主管工程师领用备件，必须凭使用科室负责人签字的备件出库单，经备件管理部门核对后签字，方可到库房领取备件。

2. 保管员按照出库单，核对备件名称、型号、规格、图号、数量进行发放，领用人当面点清，核实质量。

3. 对于可修复的备件要采取交旧领新制度。旧备件修复后，需要验收并入库。

（五）备件盘点管理

1. 日常性盘点由仓库保管人员负责。仓库保管需要做到账、卡、物相符；备件的收发、价拨和记账无差错；各类备件无超储、积压、变质、损坏现象发生。

2. 技术装备部负责组织半年、年终的全面盘点工作。盘点顺序为各生产基地先自查，技术装备部组织有关部门或人员进行抽查和重点检查。

（六）备件出入库计价管理

1. 入库备件以实际采购价格入账，即以实际价计价；出库备件需要按统一规定划价后方可出库。

2. 入库单和出库单必须及时登记入账。将审批、审核无误的收发料单按要求输入电脑数据库。

3. 对日常的库存信息，包括周报表、月报表、定额执行情况等按规定日期上报至临床工程部门主管领导。

（七）信息管理

1. 备件信息系统的数据录入、查询、复制、修改，报表的接收、发送和传递，使用统一的备件编码，做到在全系统内对各类备件进行统一描述。严禁越权操作，以防信息的丢失与泄密。

2. 对录入数据要适时、真实，不得虚报、迟报、瞒报，以保证数据库内容的翔实、可靠。

3. 根据采购工作性质和业务流程特点，备件信息系统设计应包括采购计划、统计报表、仓储管理、档案管理、综合查询、系统维护等模块。综合查询模块需要具备合同责任查询系统，内容包括合同签订人、责任人、审批人、执行过程、价格比较、到货结算情况等，其他功能有库存备件、客户档案查询等；仓储管理模块中应具备库存预警系统。

4. 备件信息系统中各项数据、信息均系商业机密，应做到定期存盘备份，不得丢失或随意删除。

三、医疗设备预防性维护

医院对医疗设备的维修一般都停留在被动维修的模式，只有在设备发生故障时才考虑维修。为了提高医疗设备安全使用水平，我们应对医疗设备进行预防性维修（preventive maintenance，PM）

医疗设备的预防性维修保养是设备管理中一个十分重要的环节。通过坚持预防为主，注重维护保养相应制度、规程、计划和流程的制订与落实，并结合科学的、规范的操作方法，实现医疗设备维护保养的制度化、常规化、规范化。在现阶段，医院对于医疗设备的预防性维修可以参考以下几点进行。

（一）建立规范的管理制度

每项工作都必须有一套切实可行的规章制度，因此我们需要制订医疗设备的维护保养制度、医疗设备巡查制度、医疗设备质量控制制度、各级岗位责任制、突发事件应急预案等。

（二）制订相应的预防性维修与保养计划

制订详细的预防性维修与保养计划，并根据这些计划对医疗设备进行日常和定期的维护与保养，可以保障设备的运行状态良好。该计划的内容主要包括：设备的电气安全等级、PM 的周期、具体时间安排、应维护保养的设备、应进行设备维护保养的人员等。在 PM 计划实施的过程中，应根据设备的使用、运行与维护保养状况及时调整预防性维修计划，使之更加切合实际。

（三）医疗设备预防性维修的实施

有些设备故障是由于操作者操作不慎或不严格按操作规程使用设备所造成的，轻则会影响医疗工作的正常运行，重则将导致仪器报废，造成较大的经济损失。因此，提高工作人员对仪器设备规范操作和日常保养的认识是非常重要的。医疗设备的维护保养工作一般可分为日常保养、定期保养和巡查。

1. 日常保养

细致的日常维护保养对保障仪器设备的正常运转至关重要。日常保养需要临床使用人员积极配合，主要应做到：保持仪器表面清洁，使用前应检查电压、电源或稳压装置是否正常，在使用的过程中注意观察仪器的功能、性能是否正常并及时填写日检记录。仪器设备发生故障时，除做好必要的记录外，还要及时通知维修维护人员，不得私自拆卸。

2. 定期保养

为了确保仪器设备的正常使用，应根据仪器设备的性能要求，由维修维护人员按 PM 计划对仪器设备进行定期 PM 和性能检测。PM 完成后在被检设备上贴上相应 PM 标签，以表示该设备已实施 PM 检查，并提示下次 PM 实施的具体时间。

定期预防性维护内容应包括以下几项。

（1）外观检查：首先检查仪器各按钮、开关、接头插座有无松动及错位，插头插座的接触有无氧化、生锈或接触不良，电源线有无老化，散热排风是否正常，各种接地的连接和管道的连接是否良好。

（2）清洁保养：是对仪器表面与内部电气部分、机械部分进行清洁，包括清洗过滤网及有关管道，对仪器有关插头插座进行清洁，防止接触不良，对必要的机械部分进行加油润滑。

（3）更换易损件：对已达到使用寿命及性能下降、不合要求的元器件或使用说明书中规定定期更换的配件要及时更换，预防可能发生的故障。对电池充电不足的情况要督促有关人员进行定期充电，排除设备明显的和潜在的各种故障。

（4）功能检查：开机检查各指示灯、指示器是否正常，通过调节、设置各个开关和按钮，进入各功能设置，以检查设备的基本功能是否正常。通过模拟测试，检查设备各项报警功能是否正常。

（5）性能测试校准：测试各直流电源的稳压值、电路中要测试点电压值或波形，并根据说明书的要求进行必要的校准和调整，以保证各项技术指标达到标准。

（6）安全检查

①电气安全检查：检查各种引线、插头、连接器等有无破损，接地线是否牢靠，接地电阻和漏电电流是否在允许限度内。

②机械检查：检查机架是否牢固，机械运转是否正常，各连接部件有无松动、脱落或破裂现象。

3. 设备巡查

巡查也是PM工作的一项重要的组成部分。巡查是对重点科室的设备或重点设备的运行情况、磨损和老化程度进行检查，以便早期发现设备存在的隐患，及时进行修理，避免或减少突发故障，提高设备使用率。

设备巡查应包括：设备摆放位置检查；设备外观检查；设备开机运行状态（功能、性能、噪声等）检查；设备安全检查；使用人员操作设备情况检查。同时询问日常使用人员有关设备的日常使用与保养情况，做好相关记录。维修维护人员定期到设备使用科室巡查，动态地了解设备使用情况、运行状况、操作人员操作情况，发现问题及时解决、及时向使用科室反馈、及时与操作人员沟通。这样，不但增强了维修维护人员的主动服务意识，提高设备维修的及时性，而且促进了维修维护人员与使用人员的沟通，更有效地配合了临床科室医疗工作。

4. 做好维护与保养记录

根据不同的设备制订相应的医疗设备维护保养情况记录表，并认真做好设备的维护、保养记录。在每次完成预防性维护后，由维护工程师书写预防性维护报告。报告内容包括：预防性维护的设备名称，设备编号，执行时间，再保养时间，预防性维护的内容、效果等。通过查看记录可以了解使用科室对维护服务情况的满意度。根据维护保养情况记录表的内容，动态掌握和分析设备的运行状况。通过维护保养工作，降低设备的故障发生率，保证设备的安全、稳定运行，延长设备的使用寿命。

四、医疗设备的巡检

（一）工作环境及设备外观检查

通过对设备的工作环境及外观的检查，可以基本了解使用人员对设备的爱护情况和日常保养、工作环境、日常工作量等。设备的日常防水、防尘直接影响操作面板及按键的好坏，比如输液泵、血透机、超声清洗机等易接触液体的设备，必须及时修复破损的防水面板，以防液体渗进设备内造成更大的损害。存在环境不良的情况时应及时要求使用单位改善或汇报相关领导和部门协调解决。

（二）设备内外除尘清洁

防尘是电气设备的共同要求，特别是具有较大的散热排风装置或高压静电部件的设备，设备内部易聚集和吸附大量的尘埃，只有去除这些积尘才能保证良好的散热功能，并防止积尘导致的绝缘程度下降。同时，积尘还会降低一些传感器的检测精度和一些运动机件的运动精度。机内除尘的方法一般有两种：一是用毛刷清扫，配合吸尘器吸走积尘，优点是除尘彻底，缺点是费时费力还可能需拆卸某些部件；另一种是用大力吹风筒将积尘吹出机外，优点是省时省力，缺点是除尘不够彻底，还有可能造成环境污染。因此两种除尘的方法需要结合使用。

（三）机械检查及紧固

任何设备都需要机械部件的支持连接，特别是机内存在运动或震动部件的设备，如 CT、X 线机、生化仪等，这些机械部件的安装、运转的可靠与否，直接关系整套设备的安全使用。检查的重点是各种安装、连接、支撑件的形态及老化情况（一些塑料件要重点检查），如风扇的运转；传动系的皮带齿轮链条的松紧及磨损；轴承、导轨的磨损；限位开关、位置传感器、编码器的位置、碰块、轴连等是否有变动和松动；运动部分的安装件是否紧固，关键部位要用力矩扳手检查固紧；联动的电线电缆及管路是否扭折、绑扎是否松动等。

机械检查通常采用“一听二看三试”的方法，“听”指听机械震动及运转的声音是否正常，“看”是指观察有无松动、变形、老化、运动阻滞、打滑等情况，“试”是指通过加外力来检查机械的紧固和运动情况（如用力矩扳手检查螺丝螺母、测量电机的运转电流、检查运动阻力及平衡等）。机械检查紧固是预防性维修最重要的内容，也是最容易发现问题和进行补救的环节，必须给予足够的重视。

（四）机械润滑

机械运动中，润滑是否良好至关重要，因为这直接关系到机械部件的使用寿命和相关功能的发挥，有时一滴润滑油就能解决大问题。机械润滑的要求比较严格，润滑剂的选择、更换、添加周期及方法根据不同的部件、材料、位置、受力等情况进行改变，不能盲目进行润滑，否则可能适得其反，甚至造成大的损失，因此润滑要参照有关资料按要求和指导进行。

（五）电源系统检查

电源系统是现代医疗设备的“心脏”，也是设备发生故障的主要部位，电源问题导致设备故障占设备总故障数量的 30%以上。电源系统检查包括机外交流电源（即供电及交流稳压电源、UPS 等）、机内直流电源和地线系统，电源检查主要是测量并记录各相交流电压及平衡情况、各组直流电压、接地电阻等，参照设备资料判断这些值是否超出正常范围，如有大的偏差，需要进一步分析原因进行修理或调整。

电源线及插座、保险及保险座也要认真检查及时更换，这些部件极易引起电源接触不良，导致不必要的损失。机内电源的产热散热情况要根据设备的工作环境及连续工作时间进行评估，有必要的需要考虑加装或加大散热装置，以提高电源的稳定性和延长电源的使用寿命。地线不仅在设备发生漏电时保障人体的生命安全，而且对提高仪器的抗干扰能力、保证稳定性及精度十分重要，在检查时要给予足够的重视。

（六）接插件检查

接插件在医疗设备内随处可见，它是保证设备内各种信息安全准确传递的重要环节。接插件不良主要表现在信号失真和信号中断，从而引起一些设备时好时坏、工作不稳定等问题。目前国产的许多接插件在质量上仍然很不过关，在进行设备维护（尤其是使用了几年的设备）时要特别注意，要进行相应的处理固定或绑扎，必要时给予更换，这样有利于提高整机的稳定性。

（七）管路系统检查更换

许多医疗设备涉及液体、气体，具有比较复杂的管路系统，主要包括管道、过滤器阀、泵等部件，管路系统的老化、堵塞、失灵是常见的故障原因。有计划地清洁（清洗）管路、更换管道及滤器、保养阀泵等，可以做到对设备进行日常保养，也可以大幅度地减低设备的故障率，对大部分的检验仪器和透析系统有特别的意义。

（八）光学系统检查及清洁

光学系统的维护原则是“重检查轻调校”，主要包括光源系统的散热检查、光路的清洁检查、镜头的清洁及真菌检查，注重加强防霉处理。由于光学系统非常精密，同时也十分脆弱，因此在进行除尘、清洁时必须十分小心和细心，并需要具备一定的理论基础和实践经验，否则可能会造成不可挽回的损失。

（九）大功率部件检查

大功率部件主要指一套设备中具有大电流、高电压的元器件，如电源稳压调整元件、集成稳压模块、电源逆变器、电磁驱动模块和加热器件等。它们具有体积大、产热多、热胀冷缩等特点，要求有比较好的散热条件，这些器件相关的焊点易出现脱焊或虚焊、接线端易出现氧化或松动，与之紧贴靠近的一些其他元件也易因受热而性能下降或损坏。在预防性检修中要认真检查，及时处理发现的隐患，对降低整机故障大有益处。

（十）易损耗元部件检查更换和备置

易损耗元部件常常有其理论寿命，但由于使用时间和保养状况的差异，实际寿命和理论寿命可能有较大出入，要根据实际情况判断哪些需要马上更换、哪些需要准备备件。如果因为这些部件损坏而导致较长时间的停机，有关设备的管理维护人员需要承担主要责任。

（十一）设备报警测试及参数调校

任何一台设备在维护完毕时都要进行全面的检查和试用，必须保证设备的安全使用，对一些重要的报警条件进行测试，核对有关指标参数并记录，需要调校的参数先分析原因，再逐步调校，绝对要避免盲目调整。对不符合设备出厂参数的要分析原因，给予说明，以便下一次维修或维护时参考。

（十二）软件系统测试、整理及备份

现代医疗设备很多都嵌入了计算机技术，我们要尽量利用设备随机配备的软件对设备进行测试、诊断，了解设备内部运行的一些状态，判断是否需要进行更进一步的检修。软件部分也是一套设备较易发生故障的地方，有条件的要进行硬盘整理和系统备份。

（十三）其他特殊方面

有些设备要求一些特殊的维护保养，可将其专门列出，按指定方法和要求完成。譬如CT、MRI、DSA、放疗设备、高压氧舱等大型设备要参照厂家的技术要求和国家的法规要求，完成更加细化的检修保养工作。

（胡　志）

第6章　医疗设备的质量管理

第一节　医疗设备的质量检测与风险评估

质量管理是确定质量方针、目标和责任，并借助质量策划、质量控制、质量保证和质量改进等手段来实施的全部管理职能的活动。

医疗设备的应用质量检测是指通过专业检测设备按计划定期对在用医疗设备各项技术参数进行测试，判断其是否满足相应标准、规程和技术规范的要求。

一、国内医院医疗设备质量控制现状

医疗质量是医院的生命，是医院赖以生存的根本，也是患者选择医院最直接、最主要的标准之一。医疗质量管理是当今医院管理的核心和主题。而良好的医疗设备质量控制是保证医疗质量的重要一环。在现阶段，医疗设备的质量控制还有很多需要完善和改进的地方。改进这些不足，以进一步提高医院的核心竞争力。

2000年4月，国务院颁布了《医疗器械监督管理条例》，明确了医疗设备监督管理工作由国家食品药品监督管理总局负责。2014年2月对《医疗器械监督管理条例》进行了修订，进一步强化了监督管理。原卫生部2010年1月发布《医疗器械临床使用安全管理规范（试行）》，对医疗设备临床使用各个环节的安全管理要求均做出了明确规定。国家食品药品监督管理总局颁布的《医疗器械使用质量监督管理办法》于2016年2月实行，加强了对医疗器械使用质量的监管。

目前，医护人员对医疗设备风险问题缺乏安全意识，重视程度远远不够。由于医院对在用医疗设备使用过程中的质量管理没有强制要求，导致在用医疗设备临床使用中的质量控制处于较为混乱的状态。部队医疗卫生系统风险管理意识相对较强，开展医疗设备质

控工作较早，做了很多质量控制方面的工作，包括建立设备预防性维护、计量和维修数据库，购置高风险医疗设备检测仪器，定期开展在用医疗设备质量检测等，这些都值得地方医院学习。但是仍有如下两点需要完善。

1. 相关技术人员不足：由于国内医疗行业医疗设备质量检测资质认证体系仍不健全，现有从事医疗设备质量检测的人员技术水平参差不齐，这给设备安全质量管理带来了难度。其次，检测设备费用较高，医院管理者对医疗设备质量检测工作的认识不足，致使医院对质量控制投入不足。很多医院未配置医疗设备检测分析仪器，造成设备质量检测工作无法开展。

2. 医院医疗设备质控不全面：国内部分医院虽然逐步开展医疗设备安全质量控制工作，但大多数医院只是针对部分高风险类医疗设备（如呼吸机、除颤器、高频电刀等）进行质量监控，而对其他设备的安全监管基本没有，从而造成了这些医疗设备在使用过程中未执行安全质量检测，无法对设备的各项技术性能指标做出全面、客观的评估，这给诊疗工作带来一定隐患。

二、国外医院医疗设备质量控制的现状

欧美发达国家从20世纪50年代开始就建立了以医疗设备安全控制技术为主的质量保证体系，20世纪60年代各地区相关地方性法规已经得到普及。美国医疗设备安全监管由卫生与公众服务部（Department of Health and Human Services，HHS）下属的食品药品监督管理局（Food and Drug Administration，FDA）负责，对医疗设备采用集中式管理，相关法规的执行由FDA下属的医疗器械与辐射卫生中心集中负责实施。对上市后的医疗设备监管主要通过质量体系检查、上市后监督研究、医疗设备跟踪制度、医疗设备报告制度、医疗设备召回制度和公告警示制度来实现。

监管部门要求医疗机构建立不良事件报告制度及不良事件档案，并将其作为质量体系检查的一项重要内容。规定医院在发现医疗设备不良事件后及时向当地主管部门报告，并通知生产企业，由监管部门组织相关人员进行调查，若发现医疗设备问题，可发布行政指令对该设备进行召回。

美国各地方医院非常重视医疗设备的风险管理，并将其作为医疗风险管理的一部分。医院一般设有医疗风险管理委员会，负责全院的医疗设备风险管理。对于新的临床项目，医疗风险管理人员通

过采用风险管理技术手段对其实施连续监测，并参照相关标准、规范对其进行评价。对于在用医疗设备实现了全面的质量控制，并进行严格管理；没有质控标识的设备，严禁临床操作人员开机使用，凡是从事设备质控的技术人员，对法律中有关医疗设备服务质量的条款都应非常熟悉。

三、医疗设备质量检测的目的和意义

（一）检测目的

医疗设备质量检测的目的是保证医护人员工作中所使用的医疗设备能达到国家要求的技术标准，并且保证设备处于安全状态，从而确保患者的安全治疗。

（二）检测意义

首先，医疗设备的安全使用不仅取决于医务人员的规范操作，也与医疗设备本身是否处于安全使用状态密切相关。若不能对医疗设备进行质量检测，就无法保证医疗设备使用的安全性和有效性。因此医疗设备质量检测是医疗保障的基础和保证。

其次，医学计量只能反映检测时医疗设备的质量情况，无法长时间或者定期进行监测。医疗设备的质量控制检测可以适时、定期进行，是医学计量的很好补充。

最后，临床工程技术人员通过对医疗设备进行定期质量检测，分析评估检测数据，从而做好设备的预防性维护和保养工作。同时，在检测的过程中也能够及时发现医疗设备潜在的故障并解决。因此，做好医疗设备质量检测不仅保证了设备的安全，更大幅降低了设备使用中的风险，使医疗工作更加安全、有效。

（三）设备的检测类型

医疗设备的检测类型包括验收检测、定期检测、维修检测。

1. 验收检测

对安装好的设备进行投入前的全面检测，检测各项技术参数是否达到相关要求。

2. 定期检测

对已经投入使用中的设备进行定期、全面的各项功能测试，确保设备处于安全状态。

3. 维修检测

对发生故障经维修后的设备进行质量测试，测试各项功能是否符合标准。

四、医疗器械质量控制相关标准

（一）呼吸机相关标准

1. GB9706. 1—2007 医用电气设备第 1 部分：安全通用要求。

2. GB9706. 28—2006 医用电气设备第 2 部分：呼吸机安全专用要求。

3. JJF1234—2010《呼吸机校准规范》。

4. IEC601-2-12，Medical electrical equipment-Part 2-12：Particular requirements for the safety of lung ventilators-critical care ventilators。

（二）多参数监护仪相关标准

1. GB9706. 1—2007 医用电气设备第 1 部分：安全通用要求。

2. GB/T14710：1993 医用电气设备环境要求及实验方法。

3. YY1079：2008 心电监护仪。

4. ISO9919：2005 Pulse Oximeters-Particular Requirements。

5. IEC60601-2-30，Medical electrical equipment-Part 2-30：Particular requirements for the safety，including essential performance，of automatic cycling non-invasive blood pressure monitoring equipment。

6. DIN58130，SP-10，Electronic or automated Sphygmomanometers，2001。

（三）输液泵、注射泵相关标准

1. GB9706. 1—2007 医用电气设备第 1 部分：安全通用要求。

2. GB9706. 27—2005 GB9706. 8—1995 医用电气设备第二部分：心脏除颤器和心脏除颤监护仪的专用安全要求。

3. JJF1259—2010《医用输液泵、注射泵校准规范》。

4. IEC60601-2-24：1998 Medical electrical equipment—Part 2-24：Particular requirements for the safety of infusion pumps and controllers。

（四）除颤仪相关标准

1. GB9706. 1—2007 医用电气设备第 1 部分：安全通用要求。

2. GB9706. 27—2005 医用电气设备第 2-24 部分：输液泵和输液控制器安全专用要求。

3. IEC60601-2-4：Medical electrical equipment Part 2 Particular requirements for the safety of cardio defibrillators and cardio defibrillator-monitors。

4. JJF1149—2006《心脏除颤器和心脏监护仪校准规范》。

（五）婴儿培养箱相关标准

1. GB9706.1—1995 医用电气设备第1部分：安全通用要求。

2. GB11243—2008 医用电气设备第2部分：婴儿培养箱安全专用要求。

3. JJF1260—2010《婴儿培养箱校准规范》。

第二节 部分医疗设备的质量控制

不同类型的医疗设备质量控制的方法也有所不同。在本书中，主要以医院中生命支持类的部分医疗设备质量控制为例进行简述。生命支持类医疗设备包括呼吸机、多参数监护仪、输液泵、注射泵、除颤仪、婴儿培养箱等设备，该类设备质量的好坏与患者的生命安全密切相关，因此，其质量控制尤其重要。在本节中，我们将会从设备的功能、结构及检测方式来介绍如何做好此类设备的质量控制工作。

一、呼吸机

（一）呼吸机的基本功能

呼吸机作为一项人工替代自主通气功能的有效手段，已普遍应用于临床中。它对预防和治疗呼吸衰竭、减少并发症、挽救及延长病人生命至关重要，其主要功能是控制或辅助患者呼吸。在分析呼吸机结构时应了解其吸气转为呼气或者呼气转为吸气的过程。现在呼吸机产品种类非常多，但其基本结构大致相同。了解呼吸机的基本结构有助于使用者正确使用呼吸机并发现使用过程中的问题。

人体正常的呼吸依赖于胸廓、肺泡、支气管等器官的合作，呼吸机不需要呼吸中枢的控制就能辅助人体的呼吸动作。不同类型的呼吸机工作原理不同，不同的病因所需要的呼吸机作用也不同。但是无论哪种类型的呼吸机，其最终目的都是维持相对正常的呼吸动作和呼吸功能。

（二）呼吸机的基本结构

呼吸机一般由氧气源、电磁阀、混合空气装置、限压阀、湿化器和温控电路、气道阻力表、呼吸阀、信号盒、电磁阀控制电路九部分组成。

1. 氧气源

它是存储氧气的装置，专为患者提供吸气时所需的氧气。一般由高压氧气瓶或医用气体系统供给。

2. 电磁阀

电磁阀是氧气源的开关阀门。它与机械调节阀门不同之处在于它是由电控制的，即通过控制电磁阀线圈电流的通与断，来控制其阀门的开与关，从而使气流通畅或阻断。它的工作原理与普通继电器有些相似。

3. 混合空气装置

混合空气装置利用高速流体侧向压力减小的原理，由高速喷嘴喷射出氧气，产生负压区，两侧的空气压力大于负压区，从而将空气卷入高速流动的氧气之中，得到混合空气。

4. 限压阀

限压阀是确保气体以一定压力输出的气体限压装置。该机出厂时，一般调到 6 kPa（60 cmH_2O）。若机器输出气压超过此数值，将自动泄放气体，以确保病人安全。

5. 湿化器和温控电路

它是一个装有恒温水，气体可以进出的恒温装置。该装置可以免除病人肺部受冷空气的刺激，避免呼吸道黏膜脱水，起到类似于人体呼吸道的湿化、过滤、温暖的作用。温控电路是用来调节湿化器中的水温，并使之保持恒定的电路。

6. 气道阻力表

该表是用来指示病人呼吸道阻力大小的装置。由呼吸道阻力和氧气源压力可以分别推算出氧气的含量（不包括空气中的含氧量）和潮气量。

7. 呼吸阀

它是利用气动的办法，驱动两个活瓣，实现呼气、吸气、负气压三个信号通过时合理结合的装置。吸气时，吸气活瓣开，机器向患者单向送气，呼气时，吸气活瓣关闭，呼出的气体由呼气道排出。

8. 信号盒

它由一个灵敏的弹性膜片带动一对密封电气接点构成。当吸气负压达到一定值时，接点断开，信号盒输出一个脉冲信号。这样，把患者吸气负压变换成了电信号，并输入到“电磁阀控制电路”，起到对电磁阀的控制作用。

9. 电磁阀控制电路

电磁阀控制电路通过计算机系统控制电磁阀的通或断，以实现所设置的呼吸频率、呼吸时间比、同步呼吸、主动呼吸及辅助呼吸等功能。

（三）呼吸机检测项目

1. 外观检查

检测呼吸机机身生产厂家、出厂日期、型号、机身编号、电源电压等信息。

2. 基本功能检查

（1）开机自检功能：呼吸机开机后能完成自检过程。

（2）各类按键调节功能：面板上的各类控制旋钮及按键能否进行相应的调节。

（3）各个模式下的通气状况：测试各种通气模式，判断其是否正常通气，根据呼吸机显示曲线和气流分析仪测得的曲线进行对比分析，从而判断呼吸机通气模式的性能。

（4）通气参数性能测试

①潮气量：潮气量低于 100 ml 或者每分钟通气量小于 3 L/min 的呼吸机，检测时需要连接儿童管路和儿童模拟肺，其精度须达到说明书提供的要求。当潮气量大于 100 ml 或者每分钟通气量大于 3 L/min 时，呼气潮气量或者呼气每分钟通气量的测试装置应正常工作，最大误差在±15%。

②呼吸频率：在呼吸机容量控制（VCV）模式下，将呼吸机潮气量设为 V_T＝400 ml，吸呼比设为 I∶E＝1∶2。此时分析仪测量值与呼吸机设定的误差应在±2 bpm 以内。

③吸呼比：呼吸机发展到现在，在时间控制上已十分精准，如非特殊情况，一般不需要测量。

④吸气压力水平：在压力控制（PCV）模式下才能对吸气压力水平进行检测。把呼吸频率设为 f＝15 次/分钟、吸呼比设为 I∶E＝1∶2、PEEP＝0 cmH_2O，吸气压力分别设为 10 cmH_2O、15 cmH_2O、20 cmH_2O、25 cmH_2O、30 cmH_2O。测量误差应在±(2%满刻度＋4%实际读数)。

⑤呼气末正压（PEEP）：呼气末正压在压力控制（PCV）/容量控制（VCV）模式下进行检测，呼吸机吸气压力水平为 20 cmH_2O。呼吸频率 f＝15 次/分钟、吸呼比 I∶E＝1∶2，PEEP 分别设为 10 cmH_2O、15 cmH_2O、20 cmH_2O、25 cmH_2O、30 cmH_2O。测量

误差应在（2%满刻度+4%实际读数）。

⑥吸入氧的体积分数（F_iO_2）：吸入氧的体积分数依然是在压力控制（PCV）模式下进行检测，分别测试 F_iO_2 为 21%、40%、60%、80%、100%时的测量值。误差应在±10%。

3. 安全报警功能检查

（1）气路压力上限/下限报警：气道压力超出报警设定值，呼吸机应提示“气道压力高/低”报警。

（2）每分钟通气量高/低报警：每分钟通气量超出报警设定值，呼吸机应提示“每分钟通气量高/低”报警。

（3）窒息报警：设定呼吸机为辅助或支持模式，无触发或回路断开，呼吸机应有“窒息”报警。

（4）呼吸回路脱落报警：当患者呼吸回路断开时，呼吸机应进行相应报警。

（5）电源报警：当外部电源断开时，呼吸机应转到内置电源继续维持正常运转。当电池电量低时，呼吸机应有电池报警提示。

（6）气源报警：当空气、氧气压力低于正常范围时，呼吸机应有气源报警。

二、多参数监护仪

（一）多参数监护仪的基本功能

多参数监护仪可以利用其各功能模块对患者进行实时、持续性的生命体征检测，包括了人体的心电信号、心率、血氧饱和度、血压、呼吸频率和体温等重要参数，实现对各参数的检测并且在出现异常时进行报警。由于监护仪反映的参数是患者实时的体征数据，所以它可使医师对患者当下的状态进行准确的判断。虽然监护仪的种类繁多，但是其功能和原理基本相同。

（二）多参数监护仪的基本结构

监护仪主要是由各类传感器和信号处理系统等构成。各种生命体征信号通过传感器转为电信号，经过放大后送入计算机系统进行显示。如图 6-1 所示，医用监护仪主要由信号检测部分，信号的模拟处理部分，信号的数字处理部分，信号的显示、记录和报警部分组成。

1. 信号检测部分

信号检测部分包括各种传感器和电极。所有有关患者生命体征的信息都是通过传感器获取的。传感器通常测量心率、心电、脑电、

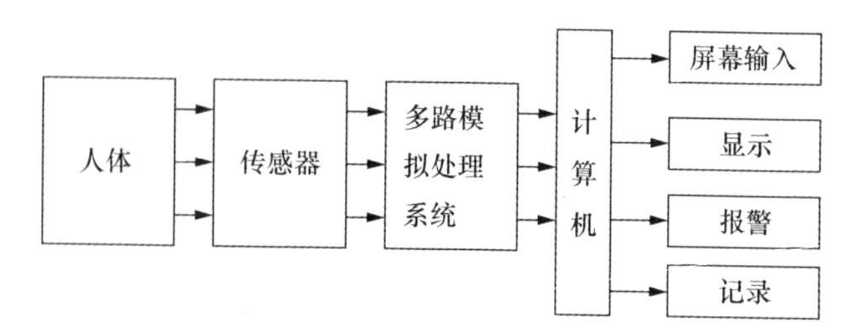

图 6-1 医用监护仪结构图

体温、呼吸等。

2. 信号的模拟处理

信号的模拟处理主要将传感器获取的信号放大，同时减少干扰信号，并且对有用的信号进行转换。

3. 信号的数字处理

信号的数字处理主要包括信号的运算、分析及诊断。例如通过复杂的运算，对心电信号自动分析和诊断，识别心电信号中的各类波形，确定基线，区别心动过速、心动过缓、早搏、漏搏等。

4. 信号的显示、记录和报警

各类信号通过处理后在监护仪显示屏上以曲线或者数字的方式显示出来。当数据超出了设定范围值时，通过光报警和声报警提醒医护人员进行相应的操作。在整个监护过程中，心率、体温等数据都被记录仪保存下来。

（三）多参数监护仪检测项目

1. 外观及配件检查

检查设备外观是否有损伤，仪器信息是否完整，各导联线是否完整无裸露。

2. 各类按键调节和参数设置检查

所有旋钮及开关是否牢固可靠，定位正确。

3. 性能测试

（1）心率检测：分别测试心率在 30 次/分钟、60 次/分钟、100 次/分钟、120 次/分钟和 180 次/分钟，并记录监护仪心率示值。心率最大允许误差为±5%。

（2）心律失常功能检测：开启心律失常检测功能，通过模拟器设定 1 个室颤信号至监护仪，观察监护仪有无心律失常显示及报警。

（3）呼吸频率检测：设置模拟器呼吸检测项目的基线阻抗

500 Ω，阻抗变化为3 Ω，设置模拟器输出呼吸率信号在15次/分钟、20次/分钟、40次/分钟、60次/分钟和80次/分钟，并记录监护仪呼吸频率示值。最大允许误差为±3%。

（4）过压保护测试：将监护仪设置为成人模式，将模拟器输出血压为330 mmHg，观察监护仪接受血压信号在330 mmHg前有无快速放气。将监护仪设置为新生儿模式，将模拟器输出血压为165 mmHg，观察监护仪接受血压信号在165 mmHg前有无快速放气。

（5）无创血压检测：分别测试60/30（40）、80/50（60）、100/65（76）、120/80（93）、150/100（116）五组参数，观察并记录监护仪上示值。收缩压和舒张压的最大允许误差在±10 mmHg。

（6）重复性测试：在五组血压测量中，对偏差最大的一组进行重复性测试，连续进行五次测试，记录偏差。

（7）单次血压最长测量时间：将监护仪设置为成人模式，设置模拟器血压输出信号255/195（215），检测血压值并记录测量时间。测量时间从加压到泄气至15 mmHg的时间应小于180 s。将监护仪设置为新生儿模式，设置模拟器血压输出信号120/80（95），检测血压值并记录测量时间。测量时间从加压到泄气至5 mmHg的时间应小于90 s。

（8）漏气率检测：将模拟器设置为漏气测试模式，设置预设压力为200 mmHg，袖带内压力上升至200 mmHg后，等待1 min，开始观察和计算设备漏气率。漏气率应不大于6 mmHg/min。

（9）血氧饱和度检测：将模拟器血氧饱和度设置为85%、88%、90%、98%和100%，记录监护仪饱和度示值。其最大允许误差为±3%。

4. 安全报警功能测试

（1）心率报警：当监测心率超出监护仪心率报警设定范围值时，应有相应报警和报警信息。报警延迟时间小于10 s。

（2）呼吸频率报警：当监测呼吸频率超出监护仪呼吸频率报警设定范围值时，应有相应报警和报警信息。报警延迟时间小于10 s。

（3）无创血压报警：当收缩压（舒张压）检测值超出设定范围值时，应立即出现报警提示。

（4）血氧饱和度报警：当监测血氧饱和度超出监护仪血氧报警设定范围值时，应有相应报警和报警信息。报警延迟时间小于10 s。

（5）异常心电报警：当监测心电波形出现室颤、房颤等异常情况时，应立即出现报警提示。

（6）心电导联、血氧探头脱落报警：如果在正常工作时，监护仪检测到心电导联和血氧探头脱落，应立即出现报警提示。

（7）电池电量报警：在使用内部电池供电，蓄电池接近耗尽时，应立即出现报警提示。

三、输液泵、注射泵

（一）输液泵、注射泵基本功能

医用输液泵是一种将单位时间内液体量及药物均匀注入静脉内，且能够控制输液滴数和流量的仪器。

（二）输液泵、注射泵基本结构

1. 输液泵结构

输液泵主要由微机系统、泵装置、检测装置、报警装置、输入及显示装置构成。

（1）微机系统：是整个系统的“大脑”，对整个系统进行智能控制和管理，并对检测信号进行处理，一般采用单片机系统。

（2）监测装置：主要是各种传感器，如红外滴数传感器（负责对液体流速和流量的检测）、压力传感器（负责堵塞及漏液的检测）和超声波传感器（负责对气泡的检测）等，它们可感应相应的信号，这些信号经过放大处理后，送入微机系统进行信号处理，并得出控制指令，然后进行相应的控制操作。

（3）报警装置：传感器感应到信号经微机处理后，得出报警控制信号，再由报警装置响应，引起人们的注意，同时进行正确的处理。主要有光电报警和声音报警（扬声器和蜂鸣器）等。

（4）输入及显示装置：输入部分负责设定输液的各参数，如输液量和输液速度等。显示部分负责显示各参数和当前的工作状态等，多采用 LED 数码管显示和 LCE 液晶显示。

（5）泵装置：是整个系统的“心脏”，是输送液体的动力源。泵装置有很多种，如蠕动泵、弹性输液泵、半挤压式智能输液泵等。目前最广泛使用的是蠕动泵。

输液泵工作时，由步进电机带动凸轮轴转动，使滑块按照一定顺序和运动规律上下运动，依次挤压静脉输液管，使液体定速定向流动。它的优点在于可大范围控制输液总量和输液速度，有全面报警装置，同时其精确性、安全性、稳定性较好。步进电机结构如图 6-2 所示。

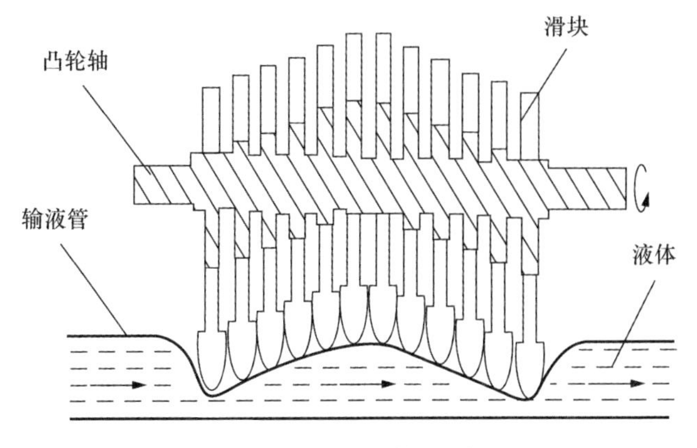

图 6-2 步进电机结构示意图

2. 注射泵结构

医用注射泵是一种定容型的输液泵，功能与输液泵基本一样，同时具备操作简单、定时精度高、流速稳定、易于调节、小巧便携的特点。常用于各类血管活性药物、强心药物、镇静药物、降血糖药物及电解质溶液等。在临床上广泛用于 ICU、CCU、NICU 或手术室内。

它主要由步进电机及其驱动器、丝杆和支架等构成，由于其具有往复移动的丝杆、螺母，因此也称为丝杆泵。螺母与注射器的活塞相连，注射器里盛放药液。工作时，单片机系统发出控制脉冲使步进电机旋转，而步进电机带动丝杆将旋转运动变成直线运动，推动注射器的活塞进行注射输液，把注射器中的药液输入人体。注射泵结构如图 6-3 所示。

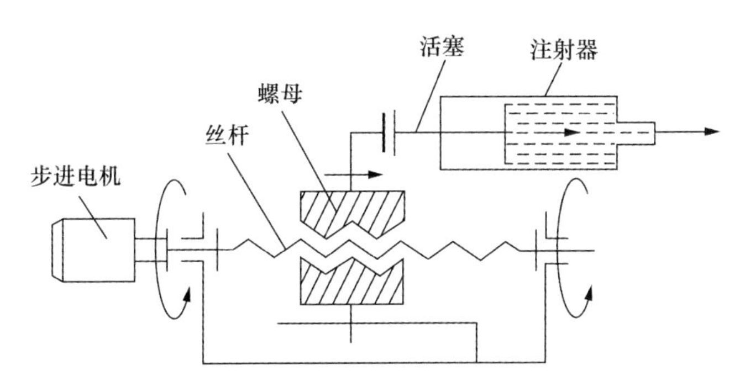

图 6-3 注射泵结构示意图

（三）输液泵、注射泵检测项目和方法

1. 外观检查

在对输液泵进行性能检测之前必须对外观进行检查，检查的内容包括铭牌应完好、设备相关信息应完整；外壳应无影响其正常工作或电气安全的机械损伤，输液泵管槽内应洁净无污渍。

2. 按键检测

各种按键或调节旋钮应能正常对设备相关参数进行设置。

3. 性能检测

流量准确度测试：按照检测仪检测方法连接输液泵，输液管路按被检输液泵说明书要求安装（注射器按被检注射泵说明书要求安装）。分别设置输液泵流量 25 ml/h（注射泵流量设置为 5 ml/h）、检测时间 60 min，采用间隔 30 s；如果 60 min 测试结果超出被检输液泵流量允许误差，则应至少延长测试时间 60 min。测得实际流量示值误差应不超过±10%。

阻塞报警压力阈值测试：连接方法同流量测试一样，输液泵流量 25 ml/h（注射泵流量设置为 5 ml/h），若被检设备阻塞报警压力阈值能够选择，则分别将其置于最大值和最小值，完成阻塞报警测试。记录阻塞压力报警时间和阻塞报警压力值。阻塞报警压力值应在±13.3 kPa 以内。

4. 报警功能测试

（1）操作遗忘报警：输液泵/注射泵通电后，在未启动输液的情况下静置几分钟，如泵发出警报，表示操作遗忘报警合格。

（2）预注射结束报警：输液泵/注射泵在设定容量或者即将注射完成前会发出临近结束报警和结束报警，表示该项报警合格。

（3）电池低电量报警：输液泵/注射泵使用内置电池供电时，当电池临近耗尽时发生报警，表示该功能合格。

（4）开门报警：输液泵正常工作时开启泵门，应发生开门报警并停止输液。该功能只有输液泵具有。

（5）气泡报警：当气泡流经输液泵时，应当发生气泡报警。该功能只有输液泵具有。

（6）阻塞报警：输液泵输液过程中输液管道受到阻断，机器应发生阻塞报警。

（7）其他报警：包括拉栓报警、注射器移动报警等，具体参照特定品牌型号输液泵使用手册说明。

5. 电源切换功能

输液泵正常工作时，如出现外部电源断电或供电电压超出机器正常工作要求范围时，应立即自动切换至内置电源继续供电，维持机器正常工作，并有内置电池供电指示。

6. 其他功能测试

其他功能测试包括工作模式、报警音量、快速输注、排空等功能测试。具体功能参照产品说明书，检测是否达到其标称的功能。

四、除颤仪

（一）除颤仪的基本功能

心脏除颤器又称电复律机，是目前临床上广泛使用的抢救设备之一。它用脉冲电流作用于心脏，实施电击治疗，消除心律失常，使心脏恢复窦性心律，它具有疗效高、作用快、操作简便及较为安全（与药物相比较）等优点。

（二）除颤仪的基本结构

除颤仪主要由除颤充/放电电路、心电信号放大/显示电路、控制电路、心电图记录器、电源和除颤电极板等组成。

1. 除颤充电及控制电路

这部分电路包括直流变换器、高压储能电容、储能指示、除颤充电控制（包括高压充电安全）电路等。

（1）直流变换器的作用是将低压直流变换成高压直流，以便向储能电容充电。

（2）高压储能电容器：充电和放电由高压真空继电器及其控制电路监控。

（3）高压储能指示用以指示高压电容的储能值，以便监视储能大小。

（4）除颤充电控制电路的作用是高压过充自动保护，即充电能达 400 J 时，仪器将自动停止充电，使之对储能电容的充电能量限制在 400 J 以内，从而保证使用安全。

（5）高压充电安全电路：一旦充电达到 400 J 而充电被自动停止以后，如果再要转入充电状态，就必须等到储能电容上的电压值降低到某一数值时（如储能值低于 300 J）方能实现，这样就更加保证了高压充电的安全。

2. 电源装置

电源装置提供电能量，向心脏放电。能量强度单位为焦耳。

3. 同步触发装置

同步触发装置控制放电方式。

4. 电极板

电极板是直接与患者接触的放电装置，也可感知患者心电，起心电图导联作用。

5. 心电示波器

心电示波器用于观察患者心电图。

6. 除颤放电控制电路

除颤放电控制电路可分为驱动和控制部分。

7. 电源部分

电源部分除了使用 220 V 交流电源以外，为便于急救，还设有设备自用电池。

（三）除颤仪检测项目

1. 外观检查

检查除颤仪及安装台车外观有无损坏，表面是否干净整洁，外接除颤手柄、电源线、心电导联线等是否齐全，连接是否正确、可靠，除颤手柄电极和手柄插槽放电电极片是否有氧化，通风口和过滤器是否清洁，控制按钮上的标示是否清楚，警示标识是否清晰可见。

2. 按键测试

各种按键或调节旋钮应能正常对设备相关参数进行设置。

3. 性能测试

（1）心电监护性能

①心率检测：将除颤仪心电导联线与除颤分析仪连接，将除颤仪心电导联设置为 II 导，除颤分析仪心率分别设置为 60 次/分钟、90 次/分钟、120 次/分钟、150 次/分钟，读取除颤仪相应的心率测量值，误差不应超过±5%。

②心电记录检测：将除颤仪心电导联设置为 II 导，除颤分析仪心率设置为 60 次/分钟、记录一段心电图，测量 R-R 波间隔，应为 25 mm±5%。

（2）除颤性能

①除颤能量精度检测：将除颤仪能量分别设为 5 J、10 J、20 J、30 J、50 J、100 J、150 J 和最高能量，进行除颤能量检测，误差应在±15%或 4 J。

②同步放电延迟时间检测：将除颤仪心电导联线与除颤分析仪连接、除颤分析仪设为同步除颤检测模式，心电信号选择正常窦性心律 80 次/分钟，将除颤心电导联设置为 II 导、除颤模式设为同步

模式，能量选择100 J执行同步除颤操作，同步放电延迟时间应不超过60 ms。

(3) 每分钟充放电次数检测：将除颤分析仪放电负载设为50 Ω，除颤能量设为除颤自检能量值，1 min内完成除颤充放电操作应不少于4次。

(4) 自动放电时间检测：将除颤能量设为自检能量值，执行充电操作后放置不动，除颤仪自动内部放电时间不超过60 s。

(5) 电池性能检测：断开除颤仪外部交流供电电源，使用内部电池供电，除颤仪能量设为最大值，连续执行15次除颤充放电后，第16次除颤充电时间应不超过15 s，放电能量误差不超过±15%。

(6) 打印功能检测：检查打印是否清晰，走纸机构是否正常。

4. 报警功能测试

(1) 充/放电完成报警提示：当除颤仪充电能量达到设定值，以及除颤放电完成时，除颤仪均应发生报警提示音。

(2) 电池低电量报警：除颤仪内置电池电量临近耗尽时应发生报警，并有相关信息提示。

五、婴儿培养箱

（一）婴儿培养箱的基本功能

婴儿培养箱又称密闭培养箱，为早产婴儿或需要保温的新生儿提供一个空气洁净、温湿度适宜的生活环境。婴儿培养箱到今天已经有100多年的历史，其模拟母体内环境，有利于提高婴儿生存率。婴儿培养箱是治疗设备也是护理设备，具有较高的医疗风险，因此其设备质量管理非常关键。今天的婴儿培养箱具有模拟子宫环境的功能。目前最先进的婴儿培养箱不仅能对温度、湿度按设定值进行自动控制及对氧浓度实时监测，还可以提供各种附加功能，如拍X线片和称重等。

（二）婴儿培养箱的基本结构

1. 婴儿舱

婴儿舱位于婴儿培养箱上部，是一个温度恒定、可直接观察婴儿、与周围环境相对独立的半密闭空间，由恒温罩、婴儿床、操作窗、舱门及婴儿舱、空气混合槽隔离板组件等构成，具备良好的可视性，便于护理操作，易于消毒清洁、维持适宜环境等。

(1) 婴儿床：用于承载婴儿。有的婴儿培养箱的床板下安装电子体重计，可以对婴儿体重进行测量和监测，便于掌握婴儿生长发育状态。

（2）恒温罩：一般材质为透明色的有机玻璃，便于观察舱内婴儿状态。

（3）舱门：用于取放婴儿。

（4）操作窗：供医护人员对婴儿进行护理操作时使用。

（5）辅助管线窗：专用于输液管等细小线的进入。

（6）辅助管道架：用于支撑呼吸机管路，以减少进行呼吸机治疗时对婴儿的伤害。

（7）婴儿舱与空气混合槽隔离板组件：将空气混合槽与婴儿舱隔离，与恒温罩共同构成一个箱体，板上有循环空气的进风口和回风口，使温暖湿润的热空气在婴儿舱内以特定的方式不断循环，保持一个适宜的环境。

2. 控制单元

控制单元一般在婴儿舱下方，负责婴儿培养箱整体功能的实现，包括电源模块、主控板、操作显示模块面板、恒温控制模块、湿度控制模块、氧浓度控制模块等。主要的功能有：接收控制指令和参数、控制婴儿舱内部环境参数、检测异常情况并报警等。

（1）电源模块：为控制单元各模块提供相应的工作电源。

（2）显示操作模块：进行各种参数数值设置，并通过显示窗显示婴儿舱内环境参数设定值和实际值。

（3）主控板：根据设置参数驱动各个控制调整模块，使婴儿舱环境温度符合要求。并能在异常情况下发出警报，提醒医护人员进行相应处理。

（4）恒温控制模块：包括空气循环动力风扇和加热器及相关的传感器。风机传感器为检测风机工作异常的测速电路，以便及早发现因动力风扇运转速度不足，或风机故障导致婴儿舱内的温度异常情况；当婴儿舱温度超过 40 ℃时，能够切断加温电路。

（5）湿度控制模块：包括有源或无源加湿系统和湿度传感器。采用无源加湿系统的婴儿培养箱一般不配置湿度传感器，有时配置湿度传感器，用来检测湿度参数并显示。有源加湿系统则包括控制加水量的阀组，以及加热组件、水位开关和湿度传感器，通过湿度传感器来控制加湿量。

（6）氧浓度控制模块：包括氧气控制阀和氧浓度传感器（氧电池）。

（三）婴儿培养箱检测项目

1. 外观检查

检测设备外观有无损坏，表面是否干净整洁，控制按钮上的标示是否清楚。

2. 按键测试

各种按键或调节旋钮应能正常对设备相关参数进行设置。

3. 性能测试

（1）温度偏差：控制温度分别设为32 ℃和36 ℃进行测量，在稳定温度状态下，计算显示温度平均值与平均培养箱温度之差，温度差不超过±0.8 ℃。

（2）温度平均值：培养箱床垫托盘为水平方向，控制温度分别设为32 ℃和36 ℃进行测量。计算B、C、D和E四点的每一点的平均温度与平均培养箱温度之差。最大值作为温度平均值。将婴儿培养箱内的床垫慢慢倾斜到两个倾斜角为极限值的位置。控制温度设为32 ℃进行测量。重复上述操作和计算，记录下床垫倾斜时婴儿培养箱的温度平均值。温度平均值偏差不超过±0.8 ℃，床垫倾斜时温度平均值不超过±1.0 ℃（温度测量点在平行且高出婴儿床垫表面10 cm的平面上进行，共5个点。其中1个点应该高于床垫中心10 cm，而其他4个点则位于4个由对半切割长和宽的线组成的四个区域的中心位置）。

（3）温度波动值：控制温度分别设为32 ℃和36 ℃进行测量，温度波动度不超过±0.5 ℃。

（4）培养箱平均温度与控制温度之差：控制温度设为36 ℃进行测量，其差值不超过±1.5 ℃。

（5）氧分析器测量：利用独立的氧分析器对婴儿培养箱内的氧含量进行测量，当测量仪显示平稳后与培养箱显示氧浓度进行对比。比对结果不应大于设备要求±5%。

（6）婴儿舱内噪声测试：将培养箱温度控制在30～33 ℃，具备加湿功能的培养箱将相对湿度加湿至最大状态，将声级计的传声器放置在婴儿床垫中心离床垫表面上方10～15 cm处，测量婴儿舱内噪声。舱内测得背景噪声必须至少比试验时测得值低10 dB（A声级）。测量3次，取平均值。

4. 报警功能检测

（1）婴儿培养箱应具有电源中断报警，当电源中断时报警器应发出相应的声光报警。在婴儿培养箱启动状态下，中断电源，报警器应发出相应的声光报警。

（2）婴儿培养箱应具有风机报警，当风机停转或者风道堵塞时，应自动切断加热器电源，同时发出相应的声光报警。将出风口与进风口分别用人为方式阻塞，培养箱应能发出相应的声光报警。

（3）婴儿培养箱应具有过热切断装置，该切断装置必须独立于所有恒温器。它必须能使婴儿培养箱实际温度上升到 38 ℃时启动过热切断装置，并发出相应的声光报警，超温报警应是手动复位。对于控制温度可越过 37 ℃并达到 39 ℃的培养箱，应另外配备在培养箱温度为 40 ℃时启动的第二过热切断装置。在此情况下，38 ℃的过热切断作用应能自动地或通过操作者的特别操作而停止。可使用电加热等设备对箱内或对超温监控传感器加热，当温度达到报警温度后，培养箱应发出相应的声光报警。对于控制温度可越过 37 ℃并达到 39 ℃ 的培养箱，38 ℃及 40 ℃两个超温监控传感器均需要检查。

第三节 医学计量

医疗设备是现代医学开展诊疗工作的重要物质基础，是衡量一个医院现代化程度的重要标志。医疗设备的测量准确度直接影响着医院对患者的诊断结果和治疗效果。医疗设备质量管理的目的就是使医学诊疗工作得到技术保障。医学计量是医疗设备质量控制的重要技术基础，是反映医疗设备性能指标准确与否的重要技术手段，是医疗设备质量控制工作的重要内容。

一、计量概述

（一）计量的概念

计量是指实现单位统一、量值准确可靠的活动，是计量学的简称。

计量学是关于测量的科学，是研究测量、保证测量统一和准确的科学。

（二）计量的发展

计量是人类文明的一个重要组成部分，计量的发展与人类文明的发展息息相关。人类认识和改造大自然的过程，也是对自然环境各种测量的过程，例如，山的高低，谷物的轻重，河水的宽窄，这些都是测量的过程。随着生产力的发展，人们在进行商品交换及水利、建筑、农耕等活动中，发展了“测量工具”，并且要求用同一标准对同一物体在不同地点或不同人测量时都得出同一结果，这就是计量的起源。

计量在中国历史上称为“度量衡”。中国古代用人体的某一部分或其他天然物、植物的果实作为计量标准，如“布手知尺”“掬手为升”“取权为重”“过步定亩”“滴水计时”来进行计量活动。公元前221年，秦始皇统一度量衡，不一致的度量衡制度在秦朝首次被统一起来，计量学在历史上首次引起重视。公元9年，王莽铸造了“新莽嘉量”，实证了汉承秦制。新莽时期还发明了游标卡尺，其与现代游标卡尺结构相似，这标志着传统计量理论的成型。东汉末年，用来被测路程的记里鼓车出现，是人类计量的重大进步。唐朝，度量衡制度进一步被完善，唐吕才制造的“四级补偿式浮箭漏刻”是目前记录最早的第一件精准的计时器。元贞八年，杆秤的出现及广泛应用也标志着计量学的渐趋成熟。

新中国成立后，计量制度开始统一，并建立了适应经济发展的新计量种类，实现了计量事业由传统向近代的转变，“文革”之后，中国计量在法制化的道路上，进入了标准化和国际化新阶段。

（三）计量的特点

1. 统一性

计量的基本任务是保证单位和量值的统一。如果测量单位不统一或对同一被测物测量结果不一致，则会造成严重后果。

为了实现统一性，就必须强调量值的溯源性。所有医学使用的测量设备所给出的量值都应该溯源到国家最高测量标准。

2. 准确性

保证测量结果的准确性是计量的重要任务。各项计量研究项目的目的是要最终达到所预期的某种程度的准确性。为了保证测量的准确，就必须用测量标准去校准所用的测量设备，计量部门以证书形式将每台测量设备的计量结果通知受检单位。

3. 广泛性

工农业生产、科学技术研究开发、国防建设、医疗防护、商品交换与贸易等方面都离不开定量的测量和分析，因此计量工作渗透到各个学科领域，也渗透到人们的日常生活中。

4. 法制性

为了实现计量单位的统一，我国对计量实行法制管理。国家制定和颁布了计量的法律、法令、条例、办法等一系列法制性文件。

5. 保障性

计量测试在医疗设备的使用维护中具有明显的技术保障作用，

计量测试的准确程度对医学科学技术的发展和医疗工作的开展具有十分重要的意义。

二、计量的法制管理

（一）计量的法制管理

计量的法制管理是指国家用法律、法规对计量进行监督和管理。

我国对计量，尤其是计量中涉及国计民生的部分实施法制管理。我们应该认真学习计量相关的法律和法规，依法办事，增强法制观念，做好计量工作。

（二）计量法

《中华人民共和国计量法》（以下简称《计量法》）是我国的计量法律。《计量法》于 1985 年 9 月 6 日由第六届全国人民代表大会常务委员会第十二次会议通过，以中华人民共和国主席第 28 号令正式公布，自 1986 年 7 月 1 日起实行。

《计量法》的颁布实施是为了加强计量监督管理，保障国家计量单位制的统一和量值的准确可靠，有利于生产、贸易的发展和科学技术的进步，是适应社会主义现代化建设的需要。

（三）计量法规

由国务院批准的条例、办法等称为计量法规，例如，《中华人民共和国计量法实施细则》《中华人民共和国强制检定的工作计量器具明细目录》《国务院关于在我国统一实行法定计量单位的命令》等都属于我国的计量法规。

（四）计量技术法规

由国家计量行政部门制订的《国家计量检定系统表》（又称溯源等级图）《国家计量检定规程》及在各地区生效的由省、市、自治区政府计量行政部门制订的“地方计量检定规程”和在部门内生效的由各部门制订的“计量检定规程”及“测量器具量传或溯源的等级图”都称为计量技术法规。计量技术法规是计量检定工作的技术依据。

（五）计量规章制度

由各计量行政部门按照《计量法》及计量法实施细则制订的各种计量管理办法称为计量规章制度。计量规章制度是各部门、各单位针对实际情况为实施计量法而制订的更为详细和具体的规定。

三、医学计量的作用与任务

在医疗卫生领域，计量测试的作用十分突出。人体各种生命体征参数的获得是通过医学计量技术实现的。现代医学对疾病的预防、诊断和治疗都离不开计量测试。计量技术是保证医疗设备量值准确可靠的技术基础。随着现代科学技术的发展，计量保证能力已成为医学科学技术发展的先决条件。医学要发展，计量须先行，如果计量技术基础不好，就很难适应现代医学的发展。

（一）医学计量机构的作用和任务

1. 医院医用计量管理委员会是医院对医用计量器具进行周期性计量、监督、管理的机构。

其职责是：负责宣传、贯彻执行国家有关计量法规，并对医用计量器具实行统一的管理、监督，落实医用计量器具的定期检定，确保各种医用计量器具的精度和准确度。

2. 医院医用计量管理委员会由分管设备的副院长、设备管理部门、临床工程部门及临床科室专家等相关人员组成。下设医院医用计量管理办公室，主要由临床工程部门分管主任及相关计量管理员（兼职）人员组成，各科室设立设备计量管理员（兼职）。

3. 医院医用计量管理办公室职责

（1）在计量管理委员会监督和指导下，按照《计量法》等相关要求和有关规定，统一管理和实施医院医用计量工作。

（2）加强与计量检定部门的业务联系，做好年度强制检定计量器具的周期检定计划、实检工作。

（3）统一建立全院强制检定计量器具的台账、分户账、分类账，保管好有关的技术档案和检定证书。

（4）对违反计量工作制度产生的后果，报医院计量管理委员会做相应的处理。

（5）负责科室设备计量管理员（兼职）的计量法规及相关知识培训与业务管理。

4. 科室设备计量管理员（兼职）职责

积极配合医院计量管理办公室工作，负责本科室强制检定设备的定期送检、联络及汇报工作。

（二）医学计量管理制度

1. 医用计量器具管理

（1）医用计量器具的购进必须先由使用科室提出申请，与医疗设备的采购流程相同。

（2）档案管理员将各种计量器具的合格证书、厂家名称、出厂时间、产品型号及资料复印后交计量人员建卡、存档。

（3）各科室必须按有关规定和程序操作计量器具，不得随意改动计量器具的参数和基准，出现问题要及时向临床工程部门申报，不得擅自拆除。

（4）凡属医院强制检定计量器具，应定期由质量监督部门检定，确保强检率100%。严禁使用无检定合格证书或合格证书过期的医用计量器具。

（5）医院计量管理办公室负责报告有关医用计量器具使用造成不良事件的工作。

2. 计量器具周期检定

（1）《计量法》规定，凡属医院强制检定的计量器具都必须实行周期检定，由省、市质量监督局行使检定权，根据医院情况实行送检、来检两种办法。

（2）凡有强制检定计量器具的科室、个人，必须按规定周期进行检定，不得以任何借口推迟检定或故意漏检。

（3）对于漏检、检定不合格和超出周期的计量器具，按《计量法》第26条、27条规定一律不准使用，否则责令赔偿损失、没收计量器具并处罚，对不合格的计量器具申报上级领导后进行维修、降级或报废处理。

（4）属强制检定的医用计量器具经维修后应由质量技术监督局鉴定后方可投入临床使用。

（5）对于注销的计量器具要经主管院长、临床工程部门审批后销账、销卡。

3. 计量器具的使用、维护、保养

（1）使用计量器具的部门必须做好计量器具的使用与保养工作，制订出相应的使用操作规程，由专人负责，并严格按照说明书及操作规程进行操作。

（2）所有计量器具都应建立使用记录并定期进行维护和保养；常用计量器具应每次使用后擦净保养，不常用的有源计量器具应定期做通电试验。

（3）存放计量器具的场所要求清洁卫生，温度、湿度要符合检定规程的规定，并保持相对稳定。易变形的计量器具要分类存放，妥善保管。严禁计量器具与酸、碱等腐蚀性物质及磨料混放。

（4）在用计量器具必须有计量鉴定证书或合格标记，发现合格证书丢失或超期，要及时查找原因，办理补证手续或补检。

（5）计量器具发生故障时，应及时报计量管理员处理，各使用部门无权擅自修理计量器具。精密贵重仪器经医院设备计量办公室批准后，方可送修，并做好记录。

（6）有下列情况之一的计量器具不得使用。

①未经检定或检定不合格。

②超过检定周期。

③无有效合格证书或印签。

④计量器具在有效使用期内失准失灵。

⑤未经政府计量行政部门批准使用的非法定计量单位的计量器具。

⑥修理后的计量器具未经相关质监部门重新检定者。

4. 计量文件、技术档案资料管理制度

（1）计量文件、技术资料、质量凭证、单据要由专人保管并进行编号、登记，借出时履行借用手续，以防丢失和损坏。

（2）认真填写计量技术档案，做到内容完整、字迹端正，符合国家计量部门的相关规范。

（3）按规定的保存时间保管好计量文件和技术档案资料，档案资料保存 5 年之后，经批准可以销毁。

（三）医学计量器具的范围

《中华人民共和国强制检定的工作计量器具明细目录》中，实施强制检定的医用计量器具目录项目如下。

1. 天平

天平。

2. 砝码

砝码、链码、增砣、定量砣。

3. 秤

戥秤、案秤、台秤、吊秤、电子秤、计价收费秤。

4. 流量计

液体流量计、气体流量计、蒸汽流量计。

5. 压力表

压力表、风压表、氧气表。

6. 血压计

血压计、血压表。

7. 眼压计

眼压计。

8. 心、脑电图仪

心电图仪、脑电图仪。

9. 声级计

声级计。

10. 听力计

听力计。

11. 照射量计（含医用辐射源）

照射量计、医用辐射源。

12. 超声功率计（含医用超生源）

超声功率计、医用超声源。

13. 激光能量、功率计（含医用激光源）

激光能量计、激光功率计、医用激光源。

14. 电离辐射防护仪

射线检测仪、照射量率仪、放射性表面污染仪。

15. 酸度计

酸度计、血气酸碱平衡分析仪。

16. 火焰光度计

火焰光度计。

17. 分光光度计

可见分光光度计、紫外分光光度计、红外分光光度计、荧光分光光度计、原子吸收分光光度计。

18. 比色计

滤光光电比色计、荧光光电比色计。

19. 血细胞计数器

电子血细胞计数器。

20. 验光仪

验光仪、验光镜片组。

21. 屈光度计

屈光度计。

（孙　遥　夏景涛）

第7章　放射诊疗设备管理

随着医疗卫生事业的不断发展，各种放射诊疗设备的应用得以广泛普及。放射诊疗是指使用放射性核素、射线装置进行医学诊断、治疗和健康检查的活动。它是放射性元素和射线发现后最早获得实际应用的领域，也是目前人类所受到最强的人工电离辐射的来源。

放射诊疗诊断速度快、诊断结果精确，现阶段医院购置放射诊断和治疗设备的种类和数目均逐年增加，接受放射诊疗的患者数目也在快速增长。但是，电离辐射对人体健康有较大的危害。因此，潜在职业照射、医疗照射和公共照射的辐射防护问题已经得到国家有关部门及医院的高度重视。加强医院放射诊疗设备的日常使用管理可有效地保护受照个体和公众，减少医院电离辐射职业病危害并降低医疗风险，充分发挥放射诊疗设备的功能和作用。

本章将分别从放射诊疗设备简介、卫生环境主管部门对放射诊疗设备的管理规定，以及医院的放射卫生防护和环境防护相关工作三个方面来介绍放射诊疗设备的管理工作。

第一节　放射诊疗设备简介

放射诊疗设备是指在医疗机构开展放射诊疗活动中所使用到的设备，主要包括核医学类设备、放射治疗类设备和影像诊断类设备。

一、核医学类设备

核医学类设备大致可分为核医学成像类设备和治疗类设备。

放射性核素显像技术已成为现代四大医学影像技术之一。它利用γ射线作为探测手段，通过脏器内外或脏器内的正常与病变组织之间的放射性浓度差别来揭示人体的代谢和功能信息。其设备的基本部件大多是闪烁探测器，由它对体内放射性浓度进行探测，形成各种信号，输送到电子测量装置和计算机进行计数、处理，最终得到所需显像。人体各重要脏器几乎都可以利用放射性核素进行显像。

现阶段，核医学成像设备主要划分为两类：γ照相机和发射型计算机体层成像（emission computed tomography，ECT）。其中，ECT又可以分为单光子发射型计算机断层（single-photon emission computed tomography，SPECT）和正电子发射型计算机断层成像（positron emission computed tomography，PET）。目前，单纯的γ照相机成像已逐渐被淘汰，ECT正逐步成为核医学成像的主流。

（一）γ照相机

γ照相机又称闪烁照相机，是核医学科最基本和重要的显像仪器。它主要是由准直器、晶体、光电倍增管、脉冲高度分析器及其他电子学线路组成。γ照相机可以进行体内放射性核素分布的动态和静态显像。其成像原理是由γ闪烁探测器探测体内放射性浓度，形成定位脉冲信号，再由计算机采集和处理，最后以不同的灰度或颜色，配合不同的方式显示出脏器和病变组织的放射性药物浓度变化影像。γ照相机有多种类型，若配有移动床或移动探头可进行全身显像。γ照相机也可行动态显像检查。

（二）单光子发射计算机断层成像仪

单光子发射计算机断层成像仪（SPECT）是继γ照相机之后，核医学显像仪器的又一重大进展。根据探头的个数可将SPECT划分为单探头、双探头和三探头系统。基本的SPECT类型是旋转型γ照相机，由γ闪烁探测器围绕躯体做180°或360°自动旋转，对体内的γ光子进行连续的、多角度探测，采集到的信息经由计算机处理，重建形成断层影像。当探测器不旋转时，可作为一般γ照相机使用，也可进行全身显像。因此，它可实现一机三能，是性能较为全面的核医学显像仪器。

近年来，双探头和三探头SPECT的普遍应用，大大提高了显像的速率和采集的信息量。此外，通过增加一些辅助装置或软件还可进行正电子发射核素的ECT显像。有些双探头SPECT还配备了螺旋CT，称为SPECT/CT，在进行功能显像的同时，还可获得同一部位的解剖信息，以便对病灶进行解剖定位，如图7-1所示。

（三）正电子发射计算机断层成像仪

正电子发射计算机断层成像仪（PET）是利用发射正电子的放射性核素及其标记物为显像剂对脏器或组织进行功能、代谢成像的仪器。在肿瘤、神经与精神及心血管等疾病的诊断、治疗与研究中发挥越来越重要的作用，同时在临床和基础研究及药理学研究中也是非常有用的工具。

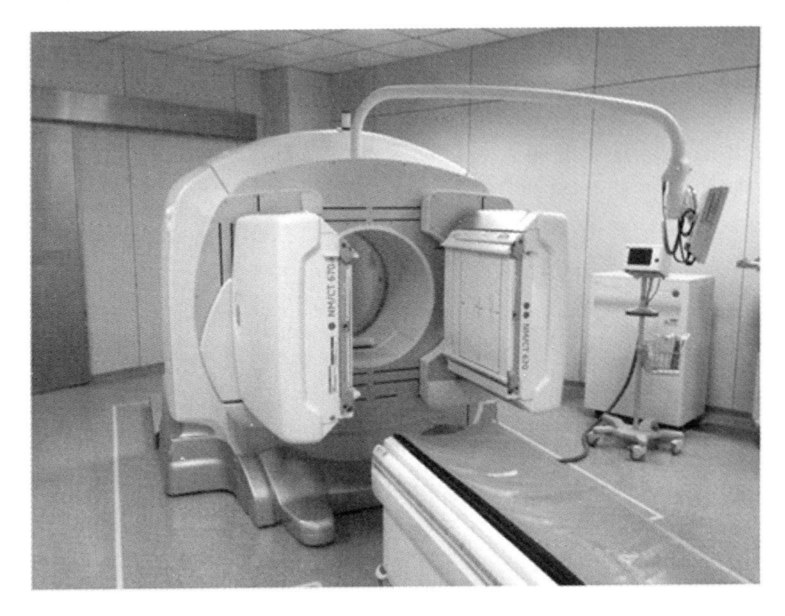

图 7-1　SPECT/CT

PET 的空间分辨率较低，不能提供脏器、组织或病灶的精确定位信息，而 CT 具有较好的空间分辨率。因此，集 PET 与 CT 于一体的多功能仪器——PET/CT 应运而生，它一次显像能同时获得 PET 的功能影像和 CT 的结构影像，同时，CT 还可用于 PET 图像的衰减校正。

二、放射治疗类设备

放射治疗简称放疗（radiotherapy），它利用电离辐射作用，对肿瘤及其他一些疾病进行治疗，是目前肿瘤治疗的主要手段之一。接受放射治疗的患者从就诊到治疗结束，需要经过模拟定位、治疗计划设计、确认和执行四个基本环节。四个环节的有机配合是放射治疗取得成功的关键。广义上讲，整个放疗过程中各个阶段所需的设备及辅助附件都属于放射治疗设备。但是，一般讲述的放射治疗设备主要是指治疗束产生装置，即利用放射性同位素或射线装置产生符合临床治疗要求的电离辐射的医用治疗装置。

治疗束产生装置是放射治疗最关键的设备。它们可以产生各种不同类型和能量的治疗束，如 X 线、电子线等，满足不同部位肿瘤的治疗。治疗束产生装置主要包括 X 线治疗机、钴-60（^{60}Co）治疗机、医用加速器和近距离治疗机等。

（一）钴-60 射线治疗设备和伽马刀

钴-60 治疗机是用^{60}Co 产生的高能 γ 射线作为射线源。它具有以下优点：能量高，相当于 3～4 MV X 线，皮肤吸收剂量低，有利于保护皮肤；射线穿透能力强，深部剂量高，适合深部肿瘤治疗；骨组织吸收量低，骨损伤小，适合于骨肿瘤及骨旁病变的治疗。其次，^{60}Coγ 射线的次级射线主要是向前散射，旁向散射少，降低了全身剂量。其缺点是装源量小，源皮距较短（60～80 cm），半影严重、半衰期较短，需要定期更换钴源。

伽马刀也采用^{60}Co 产生的 γ 射线进行治疗，分为头部伽马刀、体部伽马刀和全身伽马刀。1951 年，瑞典科学家 Leksell 首次提出立体定向放射外科的概念，原理是利用立体定向外科三维定位的方法，把高能射线准确地汇聚于颅内病灶，以达到外科手术切除或损毁的治疗效果。1967 年，由 Leksell 和 Larsson 研制出第一代头部 γ 刀，将多个钴源以不同角度排列安装在一个球形头盔内，通过准直器使之聚焦于颅内的靶点上，靶点组织经照射后的坏死组织边界清晰，犹如刀切一般，故称 γ 刀。主要用于颅内小肿瘤和功能性疾病的治疗。体部伽马刀主要用于治疗全身各种肿瘤。图 7-2 所示为 Leksell 伽马刀。

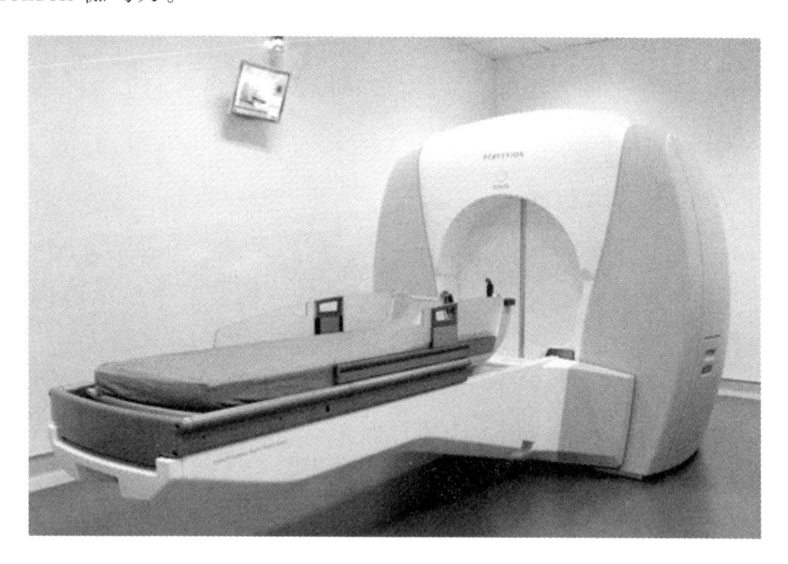

图 7-2　Leksell 伽马刀

（二）医用加速器

医用加速器是放射治疗最常用的治疗束产生装置。其中使用最多的是电子加速器，包括电子感应加速器、电子直线加速器和电子回旋加速器。它们可以产生电子束和 X 线束。电子感应加速器是电子在交变的涡旋电场中加速到较高能量的装置。其优点是技术较简单，成本低，电子束可以达到较高的能量，可调范围大，输出量大，但最大缺点是 X 线输出量小，射野小。电子直线加速器是利用微波电磁场将电子沿直线轨道加速到较高能量的装置，如图 7-3 所示。其优点是电子束和 X 线均有足够的输出量，射野较大，主要缺点是机器复杂，成本较高，维护要求较高。电子回旋加速器使电子在交变的超高频电场中做圆周运动，不断得到加速，它有输出量高、束流强度可调的优点，回旋加速器的主机可自成体系，与治疗机分开，可实现一机多用。

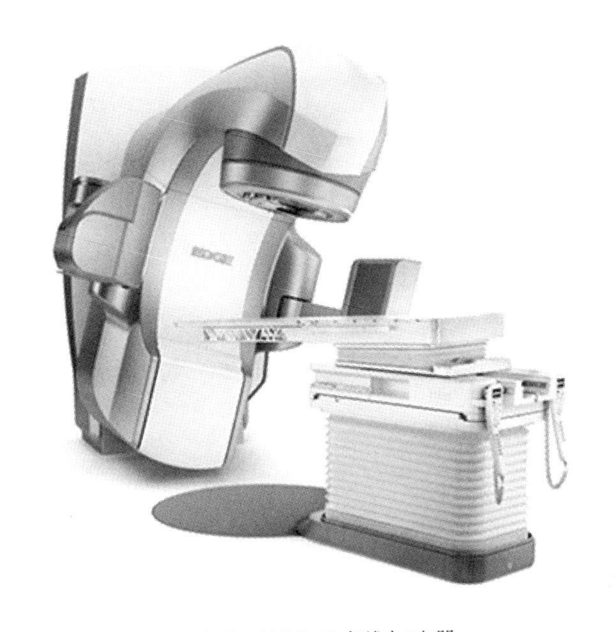

图 7-3　高能医用电子直线加速器

（三）近距离治疗设备

后装治疗机是现阶段最常用的近距离治疗装置。所谓后装技术是指先将不带有放射源的施源器放入治疗部位，而后以手工或机械的方法，在有屏蔽的条件下将贮存器内的放射源送到施源器中实施照射的治疗技术。该方法可有效降低医务人员的受照剂量，提高摆位精度，减轻病人痛苦。现代近距离治疗后装机的特点可以概括为：由计算机控制的遥控步进微型源，按照参考点预设定剂量，计算各驻留点驻留时间，并经优化处理后，得出理想的剂量分布。

近距离治疗设备按剂量率高低可以分为高、中、低剂量率后装治疗设备；按放射源在治疗时的传送方式可以分为手动后装和遥控后装；按放射源在治疗时的运动状态可以分为固定方式、步进方式和摇动方式。

（四）模拟定位机

模拟定位机是放射治疗不可缺少的配套设备，主要任务是模拟各类治疗机，按不同机型的条件定位，制订治疗计划，然后用模拟定位机进行修正和验证，经确认正确无误后方能进行照射治疗。模拟定位机可分为普通X线模拟定位机和CT模拟定位系统两种。

普通X线模拟定位机实际上是一种特殊的X线机，由大功率X线发生器、影像增强器、X线电视系统、机架、诊查床和控制台组成。X线模拟定位机要求准确模仿各种治疗机的条件，包括机架和机头的旋转角度、源皮距、光阑的开度、诊查床的位置角度等机械参数。

CT模拟定位系统的广泛应用使得肿瘤的放射治疗进入三维适形的新时代，使放射肿瘤学者们长期追求的三维适形剂量分布得以实现。CT模拟定位系统由CT扫描装置、三维激光定投影装置、平板床、人体立体定位器、数字重建影像系统构成。最新的多排大孔径螺旋CT模拟机能够提供高品质图像、快速图像重建、逻辑化的工作引导流程，从而使病人得到更精确、高效的诊断和定位。

三、影像诊断类设备

X射线透射成像（X-ray projection radiography）及CT（computed tomography）：当X射线穿过人体时，由于人体内不同的组织或器官各自拥有不同的密度与厚度，使其对X射线产生不同程度的衰减作用，形成不同组织或器官具有灰度对比的分布图，进而以病灶的相对位置、形状和大小等改变来判断病情。X射线成像所得的影像是与射线垂直的各组织投影的叠加，因而常常使重要的空间信息模糊或丢失。而CT由于有计算机的辅助运算，所以呈现为断层截面且清晰度很高的影像。这两种影像所能提供的是人体解剖结构方面的信息。

常见的影像诊断设备有数字胃肠机、数字拍片机、螺旋CT、乳腺机、数字减影血管造影装置（digital subtraction angiography，DSA）等。

讲述此类设备的教材及专著众多，本节不再赘述。

第二节　卫生和环境主管部门对于放射诊疗设备的管理规定

放射诊疗设备是进行临床医学诊断、治疗和健康查体的重要工具；但是，它在为人类带来巨大帮助的同时，也会对社会造成潜在的危害。一旦失控，可能造成环境污染，危害医务人员、患者和公众的健康，甚至危及生命安全。而在已发生的相关事故中，因管理不善造成的责任事故又占绝大部分。因此，放射诊疗设备的安全管理是医疗器械临床使用安全管理的重点之一，应根据其独特之处严格管理。

放射诊疗设备的管理规定应符合辐射环境管理法规与标准。我国辐射环境管理的法规体系如图 7-4 所示。

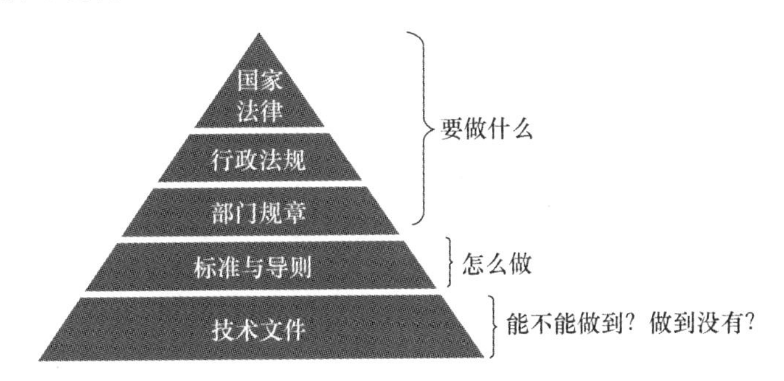

图 7-4　我国辐射环境管理的法规体系

由图中可看出，现行的法规体系有五个层次。

第一层次是国家法律：由全国人大制定并颁布，是行政管理的最高依据。

第二层次是行政法规：由国务院和所在省（自治区、直辖市）人大制定并颁布，是对法律的必要补充。

第三层次是部门规章：由国家环保部、国家卫计委、各级政府制定并颁布，是对法规的必要补充。

第四层次是标准与导则：由相关主管部门制定并颁布，它是行政管理的技术要求。

第五层次是技术文件：为管理需要而提供的技术资料，如环评文件、验收调查报告等。

一、国家法律

第一层次的国家法律由全国人大制定并颁布，是行政管理的最高依据。与放射诊疗设备辐射管理相关的国家根本大法有：《中华人民共和国环境保护法》《中华人民共和国环境影响评价法》《中华人民共和国放射性污染防治法》和《中华人民共和国职业病防治法》。

《中华人民共和国环境保护法》是为保护和改善环境，防治污染和其他公害，保障公众健康，推进生态文明建设，促进经济社会可持续发展制定的国家法律，由中华人民共和国第十二届全国人民代表大会常务委员会第八次会议于 2014 年 4 月 24 日修订通过，自 2015 年 1 月 1 日起施行。

《中华人民共和国环境影响评价法》是为实施可持续发展战略，预防因规划和建设项目实施后对环境造成不良影响，促进经济、社会和环境的协调发展制定的国家法律。由第九届全国人民代表大会常务委员会第三十次会议于 2002 年 10 月 28 日修订通过，自 2003 年 9 月 1 日起施行。

《中华人民共和国放射性污染防治法》是为防治放射性污染，保护环境，保障人体健康，促进核能、核技术的开发与和平利用而制定的国家法律。由第十届全国人民代表大会常务委员会第三次会议于 2003 年 6 月 28 日通过，自 2003 年 10 月 1 日起施行。国家对放射性污染的防治，实行预防为主、防治结合、严格管理、安全第一的方针。

依该法第二章第十六条规定，医院应在放射设备机房和放射源应用场所设立警示标志。

依该法第二章第十八条规定，核设施选址应当进行科学论证，并按照国家有关规定办理审批手续。在办理核设施选址审批手续前，应当编制环境影响报告书，报国务院环境保护行政主管部门审查批准。因此，医院放射诊疗设备的机房在选址设计阶段应请有资质的环评评价单位编制环评报告文件。

《中华人民共和国职业病防治法》（简称《职业病防治法》）是为预防、控制和消除职业病危害，保护劳动者健康及其相关权益，促进经济发展而制定的国家法律。《职业病防治法》经 2001 年 10 月 27 日第九届全国人大常委会第 24 次会议通过；根据 2011 年 12 月 31 日第十一届全国人大常委会第 24 次会议《关于修改〈中华人民共和国职业病防治法〉的决定》修正。《职业病防治法》分总则、前期预防、劳动过程中的防护与管理、职业病诊断与职业病病人保障、监督检查、法律责任、附则7章90条，自2011年12月31日起施行。

二、行政法规

第二层次的行政法规由国务院和省（自治区、直辖市）人大制定并颁布，是对法律的必要补充。与放射诊疗设备辐射管理相关的行政法规有：《放射性药品管理办法》《建设项目环境保护管理条例》《医疗器械监督管理条例》《放射性同位素与射线装置安全和防护条例》《放射性物品运输安全管理条例》和《放射性废物安全管理条例》。

《放射性药品管理办法》于1989年1月13日中华人民共和国国务院令第25号发布。根据《中华人民共和国药品管理法》制定，根据2011年1月8日《国务院关于废止和修改部分行政法规的决定》修订，自发布之日起施行。医疗机构核医学类设备会应用到放射性药品。

《建设项目环境保护管理条例》于1998年11月29日中华人民共和国国务院令第253号发布，目的是为了防止建设项目产生新的污染、破坏生态环境。

《医疗器械监督管理条例》于2000年1月4日中华人民共和国国务院令第276号公布，2014年2月12日国务院第39次常务会议修订通过，2014年3月7日中华人民共和国国务院令第650号公布。《医疗器械监督管理条例》分总则、医疗器械产品注册与备案、医疗器械生产、医疗器械经营与使用、不良事件的处理与医疗器械的召回、监督检查、法律责任、附则8章80条，自2014年6月1日起施行。

《放射性同位素与射线装置安全和防护条例》于2005年8月31日以中华人民共和国国务院令第449号公布，国务院第104次常务会议通过，自2005年12月1日起施行。根据2014年7月29日《国务院关于修改部分行政法规的决定》修订。该条例是为了加强对放射性同位素、射线装置安全和防护的监督管理，促进放射性同位素、射线装置的安全应用，保障人体健康，保护环境制定的。

《放射性物品运输安全管理条例》于2009年9月14日以中华人

民共和国国务院令第562号公布，是根据《中华人民共和国放射性污染防治法》制定的一个国家行政法规，自2010年1月1日起施行。共计7章68条。该条例目的在于加强对放射性物品运输的安全管理，保障人体健康，保护环境，促进核能、核技术的开发与和平利用。

《放射性废物安全管理条例》于2011年12月20日国务院令第612号公布，是为加强对放射性废物的安全管理，保护环境，保障人体健康，而根据《中华人民共和国放射性污染防治法》制定的文件。《放射性废物安全管理条例》经2011年11月30日国务院第183次常务会议通过。《放射性废物安全管理条例》分总则、放射性废物的处理和贮存、放射性废物的处置、监督管理、法律责任、附则6章46条，自2012年3月1日起施行。

三、部门规章

第三层次的部门规章是由国家环保部、国家卫计委、各级政府制定并颁布，是对法规的必要补充。中华人民共和国国家卫生和计划生育委员会（原卫生部）对于放射诊疗设备的管理先后颁发了4个相关的部令，分别为：《职业卫生技术服务机构管理办法》《放射诊疗管理规定》《建设项目职业病危害分类管理办法》《放射工作人员职业健康管理办法》。

四、标准与导则

第四层次的标准与导则由相关主管部门制定并颁布，它是行政管理的技术要求。

1. 卫生标准体系

1989年国家卫生部（现为国家卫生和计划生育委员会）发布我国首部较完善的《卫生标准体系表》，它是卫生标准研制的指导性技术文件。

国家标准体系表的结构分为五个层次：综合性基础标准、行业性基础标准、专业性基础标准、门类（通用）标准和单项（个性）标准。卫生标准体系属于专业标准体系，只有专业性基础标准、门类（通用）标准和单项（个性）标准三个层次。

放射卫生标准体系属于卫生专业中的一个门类或分科，只有门类（通用）标准和单项（个性）标准两个层次。

放射卫生的门类（通用）标准及放射卫生基础标准，它在放射卫生领域内可作为单项（个性）标准的基础并普遍应用，具有较广泛的指导意义，如已经失效的《放射卫生防护基本标准》《辐射防护规定》和2002年发布的国家标准《电离辐射防护与辐射源安全基本标准》等。

单项（个性）标准是指直接表达一个标准化对象个性特征的标准，如《医用X射线诊断卫生防护标准》《临床核医学卫生防护标准》等。

需要指出的是，标准体系及其结构虽然具有一定的相对稳定性，但也和标准一样，具有科学发展的时效性。随着科学和技术的发展、实践经验的积累和管理监督的需要，会有相应的动态变化，需要不断地修改补充，逐步加以完善。

2. 国际电离辐射和安全标准

1996年国际原子能机构（IAEA）、国际粮农组织（FAO）、国际劳工组织（ILO）、经济合作与发展组织核能机构（OECD/NEA）、泛美卫生组织（PAHO）和世界卫生组织（WHO）以IAEA115号安全丛书，联合发布了《国际电离辐射防护和辐射源安全的基本安全标准》（IBSS）。

IBSS主要依据ICRP 60号出版物的新建议，同时在安全方面考虑了国际核安全咨询组有关报告的原则。它把辐射防护与辐射源安全方面的新概念、新进展和有关科学建议转化为可操作性较强的实用基本标准，目的是既对各种电离辐射进行防护，也对可能产生照射的辐射源的安全（潜在照射的防护）提出基本要求，从而使辐射防护和辐射源安全两方面的基本安全标准密切结合起来，将此领域标准的使用范围从传统的侧重人的辐射防护扩展到保障辐射源的安全（源相关防护），对辐射防护基础结构建设有重要意义。

3. 我国辐射防护基本安全标准

我国于2002年10月发布的《电离辐射防护与辐射源安全基本标准》（BSS）等效采用国际基本安全标准（IBSS），并充分考虑了我国近十年来贯彻实施GB8703—88和GB4792—84所取得的实践经验和我国的具体情况，既与国际接轨，又适合我国国情。这一基本安全标准的发布与实施必将有力地推动我国核科学技术与辐射防护事业的发展，使之与我国经济持续、快速、健康发展的形势相适应。

（1）基本原则：BSS对电离辐射防护与辐射源安全所依据的基

本原则与 IBSS 是一致的。贯穿于标准之中的这些原则可概括为以下 9 条。

①实践的正当性：即只有某种实践给照射个人或社会所带来的利益，足以弥补它所引起或可能引起的辐射危害时，才可以接受这种引起或可能引起辐射照射的实践。

②剂量限值：所有有关正当实践的综合照射所致的个人剂量不应超过规定的剂量限值，以保证没有人员受到因辐照射而产生的不可接受的危险。

③防护与安全最优化：对任何源的照射（治疗医学照射除外），剂量、受照人数和产生照射的可能性必须保持在合理范围内的最低水平，并使所照剂量不超过规定约束值。

④干预的运用：只要正当，则应通过干预，减少那些不属于某种实践的或失控的源所引起的辐射照射，并且干预措施（干预的方式、规模和时期）应是最优化的。

⑤源的安全：对源的安全有明确的规定，必须采取一切合理可行的措施，以加强运行安全、预防辐射事故和减缓可能存在的后果。

⑥明确责任：对实施基本安全标准的责任方与责任做了明确规定，获准从事涉及辐射源实践的法人应对有关的防护与安全承担主要责任。

⑦安全文化素养：应重视培养和保持良好的安全文化素养。鼓励对防护与安全事宜采取深思、探究和虚心学习的态度，反对故步自封，确立安全第一的观念。

⑧纵深防御：应将纵深防御措施（针对给定的安全目标运用多种防护措施）引入辐射源的设计和运行程序，以弥补防护或安全措施中可能发生的失效或失误。

⑨安全措施：应通过完善的营运管理和良好的工程实践、质量保证、人员培训与资格审查、全面的安全评价及持续不断的经验反馈等，确保防护与安全。

（2）我国现行放射卫生防护标准：我国现行有效的放射卫生防护标准有近百项，分别为与放射性疾病诊断有关的职业卫生标准、与放射卫生防护有关的职业卫生标准和放射卫生标准，现分别将其目录列于表 7-1、表 7-2 和表 7-3。

表7-1　与放射性疾病诊断有关的职业卫生标准

序号	职业卫生标准代号	标准名称
1	GBZ 95—2002	放射性白内障诊断标准
2	GBZ 96—2002	内照射放射病诊断标准
3	GBZ 97—2002	放射性肿瘤诊断标准
4	GBZ 98—2002	放射工作人员健康标准
5	GBZ 99—2002	外照射亚急性放射病诊断标准
6	GBZ 100—2002	外照射放射性骨损伤诊断标准
7	GBZ 101—2002	放射性甲状腺疾病诊断标准
8	GBZ 102—2002	放冲复合伤诊断标准
9	GBZ 103—2002	放烧复合伤诊断标准
10	GBZ 104—2002	外照射急性放射病诊断标准
11	GBZ 105—2002	外照射慢性放射病诊断标准
12	GBZ 106—2002	放射性皮肤疾病诊断标准
13	GBZ 107—2002	放射性性腺疾病诊断标准
14	GBZ 108—2002	急性铀中毒诊断标准
15	GBZ 109—2002	放射性膀胱疾病诊断标准
16	GBZ 110—2002	急性放射性肺炎诊断标准
17	GBZ 111—2002	放射性直肠炎诊断标准
18	GBZ 112—2002	职业性放射性疾病诊断标准（总则）
19	GBZ/T 156—2002	职业性放射性疾病报告格式及内容
20	GBZ/T 163—2004	外照射急性放射病的远期效应医学随访规范
21	GBZ/T 162—2002	放射性口腔炎诊断标准

表7-2　与放射卫生防护有关的职业卫生标准

序号	职业卫生标准代号	标准名称
1	GBZ 120—2002	临床核医学卫生防护标准
2	GBZ 133—2002	医用放射性废物管理卫生防护标准
3	GBZ 121—2002	后装γ源近距离治疗卫生防护标准
4	GBZ/T 152—2002	γ远距治疗室设计防护要求

续表

序号	职业卫生标准代号	标准名称
5	GBZ 126—2002	医用电子加速器卫生防护标准
6	GBZ 130—2002	医用X射线诊断卫生防护标准
7	GBZ 138—2002	医用X射线诊断卫生防护监测规范
8	GBZ 131—2002	医用X射线治疗卫生防护标准
9	GBZ 134—2002	放射性核素敷贴治疗卫生防护标准
10	GBZ 136—2002	生产和使用放射免疫分析试剂（盒）卫生防护标准
11	GBZ/T 149—2002	医学放射工作人员卫生防护培训规范
12	GBZ/T 146—2002	医疗照射放射防护名词术语
13	GBZ 114—2002	使用密封放射源卫生防护标准

表 7-3　放射卫生标准（未转化为职业卫生标准的放射卫生标准列于表 7-3）

序号	职业卫生标准代号	标准名称
1	GBZ 120—2002	X射线计算机断层扫描装置监测使用规范
2	GBZ 133—2002	医用X射线诊断设备影像质量控制监测规范
3	GBZ 121—2002	X线诊断受检者器官剂量的估算方法
4	GBZ/T 152—2002	医用X射线诊断的合理应用原则
5	GBZ 126—2002	医用X线影像质量保证的一般要求
6	GB 16348—1996	X线诊断中受检者放射卫生防护标准
7	GB 16349—1996	育龄妇女和孕妇的X线检查放射卫生防护标准
8	GB 16350—1996	儿童X线诊断放射卫生防护标准
9	GB 16351—1996	医用γ射线远距治疗设备放射卫生防护标准
10	GB 16362—1996	体外射束放射治疗中患者的放射卫生防护标准
11	GB 16386—1996	放射性肿瘤判断标准及处理原则
12	GB 10252—1996	钴-60辐照装置的辐射防护与安全标准
13	GB/T 18199—2000	外照射事故受照人员的医学处理及治疗方案
14	GB 15849—1995	密封放射源的泄漏检验方法

五、技术文件

第五层次的技术文件为因管理需要而提供的技术资料，如环评文件、验收调查报告等。该部分内容将在本章第三节中详细介绍。

第三节　医院对于放射诊疗设备和辐射安全的管理

医院的管理主要包括组织机构的建设、主要放射诊疗设备的日常监测方法、放射卫生评价的落实、环境评价的落实、放射事故的预防和应急情况的演练等几个方面。

一、组织机构的建设

医院要成立辐射安全委员会或辐射安全小组，负责全院的辐射安全和管理工作。在医院辐射安全管理委员会的领导下，设立辐射事故应急处理领导小组、辐射安全防护监督管理小组、放射工作人员管理小组、放射诊疗设备管理小组，同时成立医院辐射安全管理办公室，负责日常事务处理。

1. 医院辐射安全委员会编制依据和目的

根据《中华人民共和国职业病防治法》《中华人民共和国放射性污染防治法》《放射性同位素与射线装置安全和保护条例》《放射性同位素与射线装置安全许可管理办法》和《放射诊疗管理规定》等法规的要求，医院设立辐射安全管理委员会及相关管理组织，负责医院核技术应用项目和放射诊疗工作的管理，促进电离辐射医学的安全应用，保证医疗安全，保障人体健康，保护环境。

2. 医院辐射安全管理委员会的组成成员和工作职责

（1）组成成员：主管院领导、医务部门、总务部门、保卫部门、设备部门和相关放射诊疗设备应用科室主任作为管理委员会的主任委员、副主任委员和常委。由上述部门负责的工作人员组成委员，秘书设立在医学装备管理部门。

（2）医院辐射安全管理委员会工作职责

①制订医院辐射安全管理制度，指导并监督国家辐射安全法律、法规、技术规范和标准在医院严格执行。

②制订放射事件应急预案并组织演练。

③负责与行政主管部门、环保、公安、卫生等相关部门的联络、

报告应急处理工作。

④负责对放射工作人员的资格进行审核，定期公布获得或取消放射工作人员资格名单。

⑤负责放射工作人员的管理，定期组织专家对放射工作人员个人剂量和健康情况进行分析、评估和通报。

⑥定期组织专家对放射工作场所和放射诊疗设备进行安全检查、评估和通报。

⑦建立会议制度，协调和解决有关医院辐射安全管理方面的问题，对提交审查的方案、监测报告和年度报告进行审阅、评估。

⑧向医院提交辐射安全管理委员会年度工作报告，制订下一年的工作计划。

（3）辐射事故应急处理领导小组的工作职责

①组织制订医院辐射事故应急处理预案。

②启动和解除医院辐射事故应急处理预案。

③负责组织、协调辐射事故应急现场处理工作。

④负责与上级主管部门、环保、公安、卫生等相关部门的联络、报告应急处理工作。

⑤组织事故调查，总结应急救援经验教训。

⑥组织辐射事故应急人员的培训和演练。

（4）辐射安全防护监督管理小组的工作职责

①制订科室辐射工作安全责任书。

②定期检查放射源贮存场所防火、防水、防盗、防破坏、防射线泄漏的安全措施落实情况。

③定期检查放射性标志、安全和防护设施、联锁装置、报警装置或工作信号是否完好。

④定期核查核技术应用项目使用台账、设备维修台账、监测巡查档案及放射源购买、使用、分装和暂存库的进库、出库记录内容。

⑤检查放射性废物的处理、闲置废弃放射源的贮存、处置情况。

⑥检查放射工作人员个人剂量和辐射防护器材的应用情况。

⑦协助被盗、失控放射源的追缴和处理工作。

（5）放射工作人员管理小组的工作职责

①制订医院放射工作人员健康管理规定。

②组织对放射工作人员进行安全和防护知识教育培训、考核。

③对放射工作人员的资格进行审核，及时公布人员的变化情况。

④建立放射工作人员个人剂量档案和职业健康档案，并按照规

定的期限妥善保存。

⑤协助对超剂量或放射性职业病的原因进行调查。

（6）放射诊疗设备管理小组的工作职责

①制订放射工作场所（机房）防护性能监测制度。

②制订放射诊疗设备性能检测制度。

③组织对放射诊疗设备应用性能和防护性能的检测。

④检查各使用科室对放射诊疗设备物理参数定期检测记录工作。

⑤对发现的安全隐患及时提出整改措施。

（7）医院辐射安全管理办公室的工作职责

①在医院辐射安全管理委员会领导下，全面负责医院电离辐射医学应用的防护与安全工作。

②收集整理国家相关法规，并宣传、贯彻和监督实施。

③组织制订医院核技术应用和放射诊疗相关的规章制度，并监督实施。

④负责与上级主管部门的联络、报告事故应急处理工作。

⑤协助上级主管部门对医院核技术应用项目和放射诊疗工作的检查和监督，督促落实相关整改措施。

⑥负责医院开展核技术应用所需的各种许可证（辐射安全许可证、放射诊疗许可证）的申办、变更、注销和年审工作。

⑦负责医院核技术应用建设项目环境影响和职业病危害控制相关手续的报批。对医院初步选定的放射工作场所（机房）进行辐射防护安全与环境保护初审，确保辐射安全防护措施及设施与主体工程同时设计、同时施工、同时投产使用；协助组织核技术应用项目环境影响评价文件和放射诊疗项目职业危害评价文件的编制，并报主管部门审批；协助组织项目的竣工验收。

⑧协助放射性核素申购、贮存、运输、保管和退役等相关手续的办理。

⑨协助放射工作人员的管理，定期组织专业及防护知识培训，保护放射工作人员的权益。

⑩定期组织对放射诊疗工作场所和设备进行放射防护检测、检查和监测，并提出相应的整改措施，预防辐射事故发生。

⑪定期组织检查全院核技术应用项目使用台账、维修台账、监测记录及核查放射性核素购买、使用、分装和暂存库的进库、出库记录内容。

⑫编写辐射安全管理委员会年度工作报告，制订下一年的工作

计划。

二、常见放射诊疗设备的日常管理和检测

对常见放射诊疗设备实行日常管理和检测可使工作人员能够了解设备的实际状态是否良好，各项指标是否符合国家的相关标准规定，为日常诊断工作提供帮助，对做好受检者防护有重要的意义。

对于新安装设备进行验收检测，可为工作人员提供各项检测指标的数据，并为与厂家交涉提供数据支持；对于使用中的设备进行状态检测，可让工作人员了解设备存在的问题，及时对存在问题进行维修与调整。只有在设备性能指标合格的前提下，临床诊断才能得到保证，减少重复检查的概率，减少受检者的受照剂量；进行防护检测可使工作人员了解设备的防护性能与工作场所的安全性，对防护薄弱环节进行防护加强提供依据，有利于减少工作人员与公众受照剂量。

本节以影像诊断类设备的检测规范和方法举例说明。

1. 检测规范

（1）对于X射线CT

①GB17589—2011：X射线计算机断层摄影装置质量保证检测规范。

②GBZ165—2005：X射线计算机断层摄影放射卫生防护标准。

③GBZT180—2006：医用X射线CT机房的辐射屏蔽规范。

（2）对于普通医用X射线诊断设备

①WS 76—2011：医用常规X射线诊断设备影像质量控制检测规范。

②GBZ130—2002：医用X射线诊断卫生防护标准。

③GBZ138—2002：医用X射线诊断卫生防护监测规范。

（3）对于工作人员：

GBZ176—2006：医用诊断X射线个人防护材料及用品标准。

2. 检测方法

可按照GB17589—2011《X射线计算机断层摄影装置质量保证检测规范》的要求对各项指标进行检测。

X射线诊断机种类繁多，根据临床用途不同派生出各种类型的X射线诊断机。在实际检测工作中，要根据具体机型具体分析。例如：多功能X射线诊断机可检测标准中的照片和透视大部分项目，拍片专用机只能检测对应的拍片项目，透视专用机只能检测对应的

透视项目，而荧光屏透视和增强器透视的检测项目又不同，移动式床边机和手术室专用机检测项目又有所增减。具体可分为 X 射线摄影设备的检测项目和 X 射线透视设备的检测项目。

X 线机检测方法可按照《医用 X 射线诊断设备影像质量控制检测规范》的要求对 X 射线诊断机的各项指标进行检测。

三、放射卫生评价的落实

1. 评价内容

放射诊疗建设项目职业病危害放射防护评价的资料包括如下内容（提纲）。

（1）申请单位情况简介。

（2）委托书、技术服务协议。

（3）项目的批准文件及相关报告

①立项批文；

②省卫生厅批文；

③有关环境影响报告表（书）；

④建设项目可行性报告。

（4）建设项目概况

①建设项目简介，项目的目的、意义；

②建设项目名称；

③建设项目详细地址；

④建设项目规模：建筑面积、总投资；

⑤项目性质：新建、扩建、改建、续建；

⑥工程设计单位名称、资质证书；

⑦辐射装置生产单位名称。

（5）项目的技术资料

①场址和环境

- 环境放射性本底数据：含 γ 射线外照射；土壤和水中放射性核素活度浓度。

②有关设计图及说明

- 建设地点位置图（城市区域位置）；
- 总平面图（建设单位内，需要标出建设项目的位置）；
- 射线装置建筑物内部布局图；
- 辐射屏蔽设计图：平面与剖面及设计参数（包含防护门屏蔽设计）。

③射线装置的技术资料

• 参照表 7-4、表 7-5、表 7-6 填写。

表 7-4 射线装置清单

名称	所在位置	数量	射线种类	额定参数

表 7-5 非密封核素清单

序号	核素名称	最大日操作量
1		
2		

表 7-6 密封源同位素清单

同位素名称	活度

(6) 职业卫生防护设施

①辐射屏蔽设施 [同 (5) 中有关设计图及说明];

②安全联锁与报警系统 (厂家提供技术资料使用手册);

③通风系统：风机功率、额定排风量。

(7) 放射防护措施

①组织结构与人员管理

• 组织机构：放射安全防护自主监测与管理的人员组成;

• 人员构成：定员数、学历、专业与技术岗位，如表 7-7 所示;

• 培训：辐照技术和放射卫生防护知识的培训。

②放射卫生防护与安全管理规章制度

• 放射防护安全操作规程;

• 场所和放射工作人员的辐射剂量监测办法;

• 操作人员健康管理办法;

• 意外事故应急处置程序;

• 放射安全联锁系统检查规定。

③放射防护监测制度

• 场所监测制度;

• 工作人员个人剂量监测制度;

• 剂量监测报告制度。

表 7-7　人员配备表

序号	姓名	性别	职称	职务	所学专业	现从事工作
1						
2						
3						
4						
5						
6						
7						
8						
9						

（8）工作场所基本卫生设施

①个人防护措施与用品，如表 7-8 所示；

②辅助卫生用室设置：工作场所办公室、生产卫生室（浴室、存衣室、食堂、厕所、妇女卫生室等）。

表 7-8　放射工作人员个人防护用品配备一览表

序号	名称	生产厂家	型号/规格	数量	铅当量（mm）
1	个人计量仪				
2	个人剂量报警仪				
3	铅衣				
4	铅眼镜				
5	防护屏				
6	铅帽				
7	铅面罩				
8	铅围脖				
	其他				

（9）过去 1 年的个人剂量监测结果，最近一次的放射工作人员体检结果。

（10）职业卫生专项经费。

（11）核医学同位素工作场所拟采取的防护及安全措施

①核医学工作场所的室内表面及装备结构要求

- 地面和工作室计划选用的材料（是否易清洗且不易渗透）；

- 室内通风的设计资料；
- 通风橱的资料（大小、风速、是否有过滤装置等）、排风口的设置位置；
- 污水处理池的设计情况；
- 清洗及去污设备的配备。

②放射性药物操作的防护要求

- 核医学科三废处理要求；
- 临床核医学工作场所是否配备放射性废物的容器（大小、规格、放射性标志及是否按照半衰期长短分别设置）。

2. 评价流程

（1）立项：包括申请立项批文、省卫生厅批文、编制有关环境影响报告表（书）和编制建设项目可行性报告。涉及的部门包括医务部门、临床工程部门、使用科室。

（2）预评价

①选择有评价资质的评价单位、审核和签订合同。和预评价单位共同完成审核下列项目：建设项目选址、设计图纸资料、辐射装置资料、建设单位卫生防护、建设单位放射防护、工作场所卫生设施、全院放射工作人员一年四个季度剂量监测结果、该放射诊疗项目放射工作人员配备情况、核废物处置资料。汇总后编制形成预评价报告；

②由预评价单位邀请外单位评审专家在医院现场召开预评价评审会议，实地考察，审核预评价报告，提出整改意见；

③落实整改意见，编写《放射诊疗建设项目职业病危害放射防护预评价报告审核申请书》，报卫计委审批；

④卫计委核实相关材料后15个工作日内下发《建设项目职业病危害预评价报告审批表》。涉及部门和事项：医务部门、临床工程部门、使用科室、预防保健部门（剂量监测）、总务处（机房建筑设计）、放射防护公司（放射防护设计）、放射设备厂家（射线装置）、预评价单位、以往卫生评价是否合格、上级主管部门审核。

（3）施工和试运行：根据预评价报告修建机房、放射防护施工、安装调试机器、试运行。

（4）设备性能和防护验收检测

①选择有资质的验收检测单位、审核和签订验收检测合同；

②对设备进行设备性能和防护验收检测；

③形成检测报告。涉及部门：临床工程部门、使用科室、检测

公司。

（5）职业病防治院进行控制效果评价

①根据防护设施设计说明书、施工方案、工程施工情况、工程监理情况、设备性能和防护验收检测报告、放射工作人员试运行期间的体检结果报告、相关培训证明材料、安装调试情况编制《扩建项目职业病危害放射防护控制效果评价报告书》。如果各项工作顺利，一般40个工作日完成本项目职业病危害控制效果评价报告书（送审稿）；

②由省职防院邀请评审专家在医院现场召开控制效果评价评审会议，实地考察，审核控制效果评价报告，提出整改意见；

③落实整改意见。涉及部门：医务部门、临床工程部门、总务处、职防院。

（6）竣工验收

①向卫计委提交《竣工验收申请》；

②卫计委派专家现场查勘，合格后发放《放射诊疗建设项目竣工验收合格证明文件》。涉及部门：医务部门、临床工程部门、省卫计委。

（7）放射诊疗许可（设备变更）：准备相关材料，填写申请表，提交到省卫计委办证机构，卫计委5个工作日内决定受不受理，如果受理的话，于20个工作日内完成审批工作。

（8）年度检测：每年年度请有资质单位进行放射诊疗设备放射防护性能检测，并形成报告。

四、环境评价的落实

1. 评价内容

环境评价需要编制核技术应用项目环境影响报告文件，取得批复以后办理《辐射安全许可证》或增项，最后办理验收。环境评价所应准备资料为如下内容（提纲）。

（1）射线装置的名称、型号及参数，如表7-9所示。

（2）放射性同位素及密封源，如表7-10所示。

（3）使用医用射线装置项目，如表7-11所示。

（4）使用放射源项目，如表7-12所示。

（5）使用非密封放射性物质项目，如表7-13所示。

（6）辐射工作人员上岗培训证与个人剂量监测报告，如表7-14所示。

（7）辐射防护设计资料，如表7-15所示。

（8）辐射安全年度评估报告。

表 7-9 射线装置的名称、型号及参数

序号	名称	型号	最高管电压（kV）	最大输出电流（mA）	类别	生产厂家	使用科室/地点	市环保主管部门环评批复（文号）	省厅环评批复（文号）	状态
1										在用
2										停用
3										

表 7-10 放射性核素及密封源

序号	核素名称	物理、化学性状	日操作量（Bq）	年操作量（Bq）	操作方式	贮存方式与地点	市环保主管部门环评批复（文号）	省厅环评批复（文号）	状态
1									
2									
3									

表 7-11 使用医用射线装置项目

序号	内容	说明	备注
1	环境影响评价报告	报告原件或复印件、电子版	
2	环评报告审批意见	复印件、扫描件	
3	现有射线装置清单（包括设备变更情况）	复印件、扫描件	
4	辐射安全管理机构、辐射工作人员名单	复印件、扫描件	
5	射线装置操作规程、事故应急预案等辐射防护与安全管理制度	复印件、扫描件	
6	个人辐射防护用品及监测仪表清单	复印件、扫描件	
7	机房电离辐射警示标志、工作指示灯等辅助设备清单	复印件、扫描件	
8	射线装置所在场所及周围环境平面布置图	复印件、扫描件	

表 7-12 使用放射源项目

序号	内容	说明	备注
1	环境影响评价报告	报告原件或复印件、电子版	
2	环评报告审批意见	复印件、扫描件	
3	现有放射源的台账（包括放射源编码、出厂时间、出厂活度）	复印件、扫描件	
4	放射源预收贮协议	复印件、扫描件	
5	使用场所及放射源暂存地点	复印件、扫描件	
6	放射源安保措施说明	复印件、扫描件	
7	放射源转让审批表	复印件、扫描件	
8	辐射安全管理机构、辐射工作人员名单	复印件、扫描件	
9	操作规程、事故应急预案等辐射防护与安全管理制度	复印件、扫描件	
10	辐射防护用品及监测仪表清单	复印件、扫描件	
11	放射源使用、贮存场所及周围环境平面布置图	复印件、扫描件	

表 7-13 使用非密封放射性物质项目

序号	内容	说明	备注
1	环境影响评价报告	提供原件、电子版	
2	环评报告审批意见	复印件、扫描件	
3	现有非密封放射性物质清单（用途、使用地点、日操作量、年操作量）	复印件、扫描件	
4	放射性同位素购入、领用台账	复印件、扫描件	
5	放射性废物记录及处理台账	复印件、扫描件	
6	非密封放射性物质安保措施说明	复印件、扫描件	
7	放射性同位素转让审批表	复印件、扫描件	
8	放射性三废处理设施说明： ①放射性废物排放口的位置，通风柜的安装位置、风速及风量； ②放射性固体废物收集、处理措施； ③放射性废液、废水的收集及处理设施（如衰变池的位置、容积、结构图）	复印件、扫描件	
9	辐射安全管理机构、辐射工作人员名单	复印件、扫描件	
10	操作规程、事故应急预案等辐射防护与安全管理制度	复印件、扫描件	
11	工作场所平面布置、功能分区图及周围环境平面布置图	复印件、扫描件	

表 7-14 辐射工作人员上岗证培训与个人剂量监测明细表

姓名	性别	出生年月	学历	培训证号	培训日期	个人剂量监测	工作岗位
						4 个季度 0.05 mSv	管理员
						4 个季度 0.05 mSv	操作员

表 7-15 辐射防护设计资料

编号	设备名称	机房面积(m^2)	单边最短长度(m)	主防护墙铅当量(mmPb)	次防护墙铅当量(mmPb)	观察窗铅当量(mmPb)	防护门铅当量(mmPb)	通风
1								
2								
3								

2. 评价流程

(1) 立项：包括申请立项编制有关环境影响报告表（书）和编制建设项目可行性报告。涉及部门：医务部门、临床工程部门、使用科室。

(2) 编制有关环境影响报告表（书）

①选择有编制资质的评价单位、审核和签订合同；

②和评价单位共同完成审核下列项目：环境影响历史评价情况、设计图纸资料、辐射装置项目规模、污染源情况、辐射环境现场检测、机房屏蔽防护设计方案、放射工作人员的培训和健康管理、该放射诊疗项目放射工作人员配备情况、核废物处置资料。汇总后编制形成《核技术应用项目环境影响报告表》（书）文件。预计完成需要 60 个工作日；

③将《核技术应用项目环境影响报告表》（书）送交当地辐射防护协会审核，签署审核意见；

④邀请外单位评审专家在医院现场召开专家审评会，实地考察，审核《核技术应用项目环境影响报告表》，提出整改意见；

⑤落实整改意见。涉及部门及意见：医务部门、临床工程部门、使用科室、预防保健部门（剂量监测）、总务处（机房建筑设计）、放射防护公司（放射防护设计）、放射设备厂家（射线装置）、编制单位、以往环境影响评价是否合格。

(3) 当地环保局初审

①具体流程为“网上申报→预受理→窗口受理→审查（包括现场踏勘）→审批经办人拟制审批见→审核人审核（包括处务会议讨论、联席会议讨论）→签发人核准签发（包括局重点项目集体审批会议审查）→窗口取件”；

②如果不提出补充材料，可于 30 个工作日内办结。

（4）省环保厅报批：市局初审意见和其他相关材料向省环保厅提交报批申请，省环保厅会对《核技术应用项目环境影响报告表》（书）进行批复。受理时限5个工作日，审批时限20个工作日。

（5）市环保局对《辐射安全许可证》射线装置变更的初审：填写变更《辐射安全许可证》申请，市局初审并附初审意见，如果不提出补充材料，可于30个工作日内办结。

（6）向省环保厅递交市局意见，完成《辐射安全许可证》射线装置变更。受理时限5个工作日，审批时限20个工作日。

（7）根据《核技术应用项目环境影响报告表》意见修建机房、放射防护施工、安装调试机器、试运行。

（8）向省环境辐射监测中心申请环保验收监测。

在环保验收监测后编制《验收报告》。实地检测后40个工作日内出报告。

（9）将《验收报告》报市环保局和省环保厅备案。

（10）每年年度请所在省（市、自治区）环境辐射监测部门进行放射诊疗设备辐射安全检测，并形成报告。

五、医院放射诊疗设备辐射事故应急处理方案

1. 目的

根据《放射性污染防治法》《职业病防治法》《放射性同位素与射线装置安全与防护条例》《放射性同位素与射线装置安全许可管理办法》《放射诊疗管理规定》和《关于建立放射性同位素与射线装置辐射事故分级处理和报告制度的通知》等法律法规的要求，为应对医院在医教研活动过程中可能发生的辐射事故，确保能迅速、有序地组织开展事故救援工作，避免事故蔓延和扩大，最大限度地减少事故造成的影响，保护工作人员、患者、公众及环境的安全，维护医院正常工作秩序，特制订应急预案。

2. 范围

本预案适用于放射源丢失、被盗、失控的事故；或者放射性同位素和射线装置失控导致人员受到异常照射的事故。

3. 辐射事故应急处理的组织机构与职责

（1）组织机构：在医院辐射安全管理委员会领导下，成立辐射事故应急处理领导小组，负责组织和开展辐射事故的应急处理救援工作。小组人员组成如下：组长由辐射安全管理委员会主任担任，

成员由医务部门主管、总务部门主管、设备器材科主任、放射诊疗重点科室主任、辐射安全管理办公室负责人、放射工作人员健康管理科室的负责人、保卫人员和专家顾问组成。

（2）应急处理领导小组职责

①组织制订医院辐射事故应急处理预案；

②启动和解除医院辐射事故应急处理预案；

③负责组织、协调辐射事故应急现场处理工作；

④负责与上级主管部门、环保、公安、卫生等相关部门的联络、报告应急处理工作；

⑤组织辐射事故调查，总结应急救援经验教训；

⑥组织辐射事故应急人员的培训和演练。

4. 辐射事故应急处理程序

医院辐射事故应急处理领导小组全面负责辐射事故应急处理工作。

（1）辐射事故的报告：发生或者发现辐射事故的科室和个人，必须立即向应急值班室（或总值班）报告。事故应急处理办公室在接到报告后，立即启动辐射事故应急方案，根据事故等级采取相应的事故应急处理措施；并在2小时内填写《辐射事故初始报告表》，如表7-16，向区、市环境保护部门和公安部门报告，造成或可能造成人员超剂量照射的，还应向所在省（市、自治区）卫生行政部门报告。

（2）辐射事故的处理：事故处理必须在单位负责人的领导下，在有经验的工作人员和辐射防护人员的参与下进行。未取得防护监测人员的允许不得进入事故区。应急处理领导小组召集专业人员，根据具体情况迅速制订事故处理方案。负责组织控制区内人员的撤离工作，并及时控制事故影响，防止事故的扩大蔓延。在环保、公安和卫生部门未确定达到安全之前，不得解除封锁。

①事故的处理原则：发生轻微事故后立即封锁现场，专业人员迅速查明泄漏原因，凡能通过切断事故源等处理措施消除事故的，则以自救为主。发生较大以上事故后，迅速安排受照人员接受医学检查，在指定医疗机构救治。组织有关人员携带仪器设备赶赴现场进行检测，核实事故情况，估算受照剂量、污染范围和程度，判定事故类型和级别，提出控制措施和方案。

表 7-16 辐射事故初始报告表

<table>
<tr><td colspan="2">事故单位名称</td><td colspan="5">（公章）</td></tr>
<tr><td colspan="2">法定代表人</td><td></td><td>地址</td><td></td><td>邮编</td><td></td></tr>
<tr><td colspan="2">电话</td><td colspan="2"></td><td>传真</td><td>联系人</td><td></td></tr>
<tr><td colspan="2">许可证号</td><td colspan="2"></td><td>许可证审批机关</td><td colspan="2"></td></tr>
<tr><td colspan="2">事故发生时间</td><td colspan="2"></td><td>事故发生地点</td><td colspan="2"></td></tr>
<tr><td colspan="2" rowspan="3">事故类型</td><td colspan="2">人员受照　人员污染</td><td colspan="3">受照人数　受污染人数</td></tr>
<tr><td colspan="2">丢失被盗失控</td><td colspan="3">事故源数量</td></tr>
<tr><td colspan="2">放射性污染</td><td colspan="3">污染面积（m^2）</td></tr>
<tr><td>序号</td><td>事故源核素名称</td><td>出厂活度（Bq）</td><td>出厂日期</td><td>放射源编码</td><td>事故时活度（Bq）</td><td>非密封放射性物状态（固/液态）</td></tr>
<tr><td></td><td></td><td></td><td></td><td></td><td></td><td></td></tr>
<tr><td>序号</td><td>射线装置名称</td><td>型号</td><td>生产厂家</td><td>设备编号</td><td>所在场所</td><td>主要参数</td></tr>
<tr><td></td><td></td><td></td><td></td><td></td><td></td><td></td></tr>
<tr><td></td><td></td><td></td><td></td><td></td><td></td><td></td></tr>
<tr><td colspan="2">事故经过情况</td><td colspan="5"></td></tr>
<tr><td colspan="2">报告人签字</td><td></td><td>报告时间</td><td colspan="3">年　月　日　时　分</td></tr>
</table>

注：射线装置的“主要参数”是指X射线机的电流（mA）和电压（kV）、加速器线束能量等主要性能参数

②不同类型事故的一般处理措施

- 放射性污染事故的处理措施：发生工作场所、地面、设备放射性污染事故时，应由辐射防护专业人员确定污染的核素种类、污染范围、污染水平，并尽快采取相应的去污染措施；发生放射性气体、气溶胶或者粉尘污染空气的事故时，应根据监测数据的大小及时采取通风、换气、过滤等净化措施；人员皮肤、伤口污染时，应迅速去除污染，对体内摄入放射性核素者还应根据摄入情况采取相应的医学处理措施；

- 放射源被盗或丢失事故的处理措施：在发现放射源被盗时，应立即报告科室领导和应急小组，同时向医院主管领导汇报。并封锁现场，在环保、公安和卫生部门人员到达现场后，要积极协助调查。并在确定丢失原因和地点后，派人积极查找，全力追回；
- 放射源或射线装置失控的处理措施：当事人应立即通知同工作场所的工作人员和其他人员离开，封锁现场，控制事故源。若放射源脱出，要组织专业人员将放射源迅速转移至容器内。

（3）医疗救治：迅速安排受照人员就医，将严重伤员转至专业医疗机构救治。

（4）事故原因调查与总结：各种事故处理以后，必须组织有关人员进行讨论，分析事故发生原因，从中吸取经验教训，采取措施防止类似事故重复发生。发生放射性事故的责任单位和个人，依照有关法规进行处理。

5. 预防和保障措施

（1）为避免或减少事故发生，平时应做好应急演练与准备工作，落实岗位责任制和各项制度。

（2）科室指定一名辐射安全员负责检查监督本科室各项措施的落实情况。

（3）坚持对人员进行放射防护知识培训和应急处理方法培训，定期组织学习和训练，提高自救能力。

（4）放射工作场所按要求分为控制区、监督区和非限制区，并设置警示标志，无关人员一律不允许进入控制区。场所必须按要求安装监控装置、对讲装置和多重联锁装置。

（5）各相关科室派专人在放射工作场所值班，医院保卫处应派保安加强有放射源或射线装置科室的巡视。

（6）科室按要求配备剂量监测装置、个人剂量报警仪、放射防护用品。

（7）按国家规定和标准定期对设备进行应用性能检测，做好设备的应用质量保证工作。

（8）将机房门关闭前，执行治疗人员一定要检查并确认治疗机房内无其他人员，方可关门。

（9）按要求持证上岗，严格按诊疗规范操作。

（10）放射事故处理以后，必须分析事故原因，吸取经验教训，采取有效措施防止发生类似事故。

6. 辐射事故等级和性质划分

（1）辐射事故等级划分：根据辐射事故的性质、严重程度、可控性和影响范围等因素，从重到轻将辐射事故分为特别重大辐射事故、重大辐射事故、较大辐射事故和一般辐射事故四个等级。

特别重大辐射事故：是指Ⅰ类、Ⅱ类放射源丢失、被盗、失控，造成大范围严重辐射污染后果，或者放射性同位素和射线装置失控导致3人以上（含3人）急性死亡。

重大辐射事故：是指Ⅰ类、Ⅱ类放射源丢失、被盗、失控，或者放射性同位素和射线装置失控导致2人以下（含2人）急性死亡或者10人（含10人）以上急性重度放射病、局部器官残疾。

较大辐射事故：是指Ⅲ类放射源丢失、被盗、失控，或者放射性同位素和射线装置失控导致9人以下（含9人）急性重度放射病、局部器官残疾。

一般辐射事故：是指Ⅳ类、Ⅴ类放射源丢失、被盗、失控，或者放射性同位素和射线装置失控导致人员受到超过年剂量限制的照射。

（2）辐射事故性质划分：辐射性事故按其性质分为责任事故、技术事故、其他事故。

责任事故：指由于管理失职或操作失误等人为因素造成的辐射事故。

技术事故：指以设备质量或故障等非人为因素为主要原因的辐射事故。

其他事故：指除责任事故和技术事故之外的辐射事故。

（王兆源）

第8章　新兴医疗设备的运用管理

第一节　现代化手术室的建设与管理

一、现代化手术室概述

现代化手术室按功能可分为复合手术室和一体化手术室。复合手术室是指将先进的MRI、DSA（X线血管造影系统）、CT等设备直接安装于手术室，通过音频视频传输和记录系统、设备控制系统，将手术室设备与医院信息化系统相连接，并完成手术室信息化管理的新型手术室。我国各大医院都相继建立了不同规格的复合手术室，以DSA为成像主体设备的较多，一些以MRI、CT、直线加速器为主体的复合手术室也在设计和规划中。南京军区南京总医院已建成DSA复合手术室和MRI复合手术室。影像造影设备和磁共振定位技术的整合为构建复合型手术室提供了新思路。

一体化手术室是指将麻醉机、腔镜、关节镜、C形臂等设备安装在手术室，通过视频传输、记录系统、设备控制系统，将手术室设备与医院信息化系统相连接，并完成手术室信息化管理的新型手术室。主要使用科室有妇科、肝胆、普外、心胸、泌尿、骨科、神经外科、胃肠外科等。复合手术室和一体化手术室是将洁净化、数字化技术和人性化三者构成的有机统一体，是现代医学技术与工程技术结合的产物，是现代化医院手术室的一个重要标志。它体现了现代化医院的设施水平、医疗水平和管理水平。

二、手术室设计要求

（一）手术室房间设计

手术室既需要满足常规手术室对手术床、洁净度、辅助设备等方面的要求，又要满足血管造影系统、多种信息系统等设备的安装和使用条件。对于场地设计而言，由于手术室设备多、设备活动性强、设备使用时具有放射性危害，所以在手术室设计、改造、建设时应充分考虑到所需设备的运动轨迹，避免相撞发生事故，还应注意做好放射防护工作。手术间设计要求依据手术室建筑设计要求，设计使用面积应依据安装的机器设备不同所采用的手术间面积不同，同时应考虑到设备的重量（楼层、天花板的承重）。手术间洁净度为百级，有放射线防护设施（包括铅门、铅墙）；根据机器需求手术间内安装大电流插座，预留网线接口等。现代化手术室包括手术间、操作间、设备间、示教室、会议室、家属谈话间。各房间面积设计如下。

1. 手术间

复合手术间要安装无影灯、存储视频会议设备，还要考虑 DSA 的运动范围，因此手术间的最小面积应为 8 m×10 m。一体化手术室因不需要安装大型设备，故常规面积建议大于 36 m^2，特殊房间（骨科、神经外科）建议大于 45 m^2，需要考虑骨科 C 形臂和显微镜、导航设备的摆放空间。

2. 操作间

复合手术室中 DSA 及各种工作站需要操作间，操作间应为 31 m^2 左右；一体化手术室面积可以按施工面积确定。

3. 设备间

附属设备间面积应在 16～21 m^2。

4. 房间高度

根据百级层流各种风道的尺寸和布局要求，房间净高要大于 4.6 m。天花板的高度设置需要优先考虑 DSA 的运动高度，以及手术灯和吊塔的运动高度，一般在 2.7～2.9 m。

（二）手术室防护设计

复合手术室内以安装 DSA 为例来介绍手术室防护设计。根据 DSA 的最大射线剂量，一般设计防护为 3 个铅当量，在手术间的四个墙面、房顶及地面（若不是在一楼）都要用铅皮或者铅板进行防护，以保证没有射线泄漏。根据放射防护要求，手术室的墙体、地板、天花板及门均应符合 GB 8279—1987《医用诊断 X 线卫生防护标准》，防护厚度为 3～5 个铅当量，主要根据 DSA 产生的 X 线剂量确定铅当量（生产商在机房建设要求时会有具体说明）。操作间和手术间之间的观察窗面积应在 1.5 m×3 m 以内。在投入使用前应请具有专业资质的环境评价机构对手术室进行放射辐射评估，评估合格后方可使用。一体化手术室需要安装 C 形臂，其防护设计可参考复合手术室的设计要求。

(三)手术床要求

复合手术室的手术床既要满足外科手术需求，又要与成像系统紧密结合，统一控制。一般而言，复合手术室在进行血管造影手术时，手术床在能够满足一般外科手术要求的基础上还应具备以下几个功能：全碳纤维材料床板、无任何透视盲区、床面长度大、水平移动距离应不小于160 cm，能够进行床头上下倾斜和左右摇摆，以满足血管造影术的要求。要能够实现床板的随意移动，自动位置控制、防碰撞保护等多种功能，以满足介入手术的要求。为方便系统操作还应配置独立的移动控制系统。另外，多功能手术床的运动要与DSA的运动进行位置配准，实现一体化控制，否则在手术过程中易发生碰撞，造成机器损坏。

例如，碳纤维多功能电动手术床MAQUET Magnus1180配备2个床板，与DSA机器配备的导管床具有相同的全碳纤维床板，能满足外周血管造影和心脏介入造影使用。该床还配有多关节的手术床板，能满足各种外科手术的需要。两种床板通过专用车进行更换，根据不同的手术选择不同的床板。

一体化手术室若为普通科室，配置常规的电动手术床即可，骨科手术床则需要加配碳纤维床板。

(四)辅助设备要求

对于辅助设备，与常规手术室相比，现代化手术室需要额外配备信息系统(如HIS、RIS、PACS)、工作站、显示器吊塔、高压注射器、铅衣或铅屏风、影音录制等设备，以辅助手术的顺利进行，并实现存储、远程医疗、图像切换和设备控制等几个方面的功能。

1. 复合手术室数字化集成主机的摆放

将按需要把设备整合至数字化手术室当中，将来自不同信号源的图像分别输出到高清显示器上，给手术室工作人员提供全方位的病人资料和信息，例如，DSA血管造影、手术灯摄像、B超、监护仪、麻醉机、手术导航等。

2. DSA的数据存储、信息管理

将复合手术DSA采集到的图像和病人信息转换成标准的DICOM文件格式，并且可以发送到医院的PACS系统存储归档，实现与医院PACS系统无缝整合。手术室专用的存储设备用于集中存储和管理手术室视频和图像资料，可实现多个手术室资料的集中存储和管理。

3. 数据传输、视频通信及手术示教

多媒体通信系统可将手术中的图像及诊断图像、手术室的实况进行实时转播，可应用于教学观摩、远程医疗、手术室现场监控。将复合手术室的音视频信号独立发送到会议室和示教室中，并且可以实现双向音视频交流。可将手术中各类影像设备图像显示在医师最佳观察位置显示屏幕上，医护人员通过无线触摸屏来控制手术室之间、办公室、影像及辅助检查科室和院内任何一个地方的影像文件及画面的配置与传送。

（五）手术室主要设备的选购

作为复合手术室的核心，所选用的成像设备应具备图像清晰、运动方便、放射剂量小、支持多部位多科目检查等特点。复合手术室的血管造影系统需要及时提供最佳诊断的优质图像质量，精确显示微小的病变，并提供足够大的成像视野，以便与外科手术及其他形式图像信息结合，辅助正在进行的介入手术或外科手术。优质的图像质量对诊断性手术和手术效果有着至关重要的影响，这在血管外科、心胸外科、小儿先心外科等联合手术中体现尤为显著。

平板血管造影机目前市场上有三个型号。DSA 比较适合在百级层流手术室中使用，分别为西门子公司的 ZEEGO 八轴血管造影机、飞利浦公司的 FLEXMOVE FD20 平板血管造影机、GE 公司的 IGS730。笔者所在医院安装的是西门子 ZEEGO Ⅲ平板血管造影机，该机的特点是机械臂能够灵活运动、停止位多样，能满足各种造影手术的需要，还能节省手术室空间。

复合手术室需要 DSA 具备最大灵活性，以满足复杂的投照要求，以及在复杂外科手术条件下的特殊走位。例如，在显微外科复合手术中，机架需要在避开床边显微外科设备的情况下进行大范围走位。移动式 DSA 设备能够在满足复合手术要求的前提下，避免对现有手术室的承重、空间、射线防护和层流方面进行大规模改造，是快速构建复合手术室、高效开展复合手术、迅速满足临床需要的极佳选择。

近年来，在一体化手术室内开展双镜联合手术已经是临床上迫切的需求。这就需要在手术室内配置高端的内镜主机和全高清的腔镜主机，在内镜主机上还可以接外科腔镜，满足外科医师使用腔镜的不同习惯，例如 STORZ HD 外科腔镜及 Olympus 180 内科治疗镜。此外，在吊塔设计时还需要考虑腔镜信号传输的便利性，设计多个传输点，确保在手术床的多个方位可以传输图像，避免造成手术间内出现众多妨碍手术的线缆。

(六)手术室洁净要求

复合手术室对布局及洁净度要求极为严格。按数字化、智能化的要求把设备整合至数字化手术室当中，通过中控触摸屏来统一控制手术室无影灯、手术床和其他设备。与传统的DSA室相比，一个完整的复合手术室对于无菌操作的要求更高，洁净度应达到百级。

由于复合手术室经常进行开胸等体外循环手术，根据《医院洁净手术部建筑技术规范》(GB50333—2002)的规定，复合手术室的洁净度应达到层流净化手术室的百级标准，并应遵循不产尘、不积尘、耐腐蚀、防潮防霉、容易清洁和符合防火要求的总原则。手术床正上方尽量避免各种悬空部件，以免阻挡层流出风口，影响层流效果。

其他要求：室内换气每小时20～25次，新鲜空气应大于20%；相对于周围走廊，手术室内气压为正，温度为19～21 ℃，湿度为50%～55%。天花板应为可冲洗材料，地板为带有整体墙基的无缝地板，以免受到寄生菌和灰尘的污染。要达到上述要求，净化空调系统空气过滤至少应设置三级空气过滤：第一级设置在新风口处；第二级设置在系统的正压段；第三级设置在系统末端的静压箱附近，不得设置在空调箱内。在设计层流罩覆盖面积时，要充分考虑复合手术区域需要的面积，特别是要覆盖手术床的运动范围。配备DSA的复合手术室的百级层流罩的尺寸要比一般的百级层流的面积大，一般为3.1 m×3 m。百级层流的风机、风道、风量、单位体积内尘埃细菌的含量按照国家标准执行。操作间千级或万级层流按照层流净化手术室的设计规范，百级层流手术室的周边区域应该是千级环境，操作间的层流环境应该设计为千级环境。因此在设计复合手术室时，应充分考虑DSA的安装方式，尽量避免手术室中心净化送风区域设置钢架，保证手术室的净化级别。

(七)气体设计及制冷要求

复合手术室设备间配有水冷机、电源分配柜、配电柜等设备，设备运行时会产生较大的发热量，设计时若不考虑此房间的独立制冷，仅靠净化空调系统无法将室温控制在22～25 ℃，即使在冬天设备间的房间温度也会过热，影响设备的正常运作。因此在设计时应设置一定制冷量(根据不同厂家设备的发热量计算)的天花嵌入式空调机来降低房间的温度。复合手术室内如果开展心脏外科手术，为配合患者在不同手术阶段对环境温度的不同要求，可设置一台风冷冷凝机组和电加热箱，用来实现手术室的快速升降温。

由于手术过程中可能会使用氩气刀、体外循环机和其他风动工具，因此在设计医疗气体时除了手术室常规的氧气、压缩空气、真空吸引、笑气和麻醉废气外，还需要设置氩气、二氧化碳和氮气，并为其留有气体接口。

（八）手术室所需其他设备配置

1. 无影手术灯

无影灯应使用照明亮度大、使用寿命长的冷光源。手术灯的选择需要考虑灯臂长度应满足百级层流尺寸的设计要求。复合手术室百级层流罩的尺寸较普通百级层流手术间的层流罩要大，因此，其手术灯的灯臂要比一般的手术灯灯臂长。考虑到 DSA 的安装位置，要求无影灯的旋转范围大，同时考虑到心胸外科手术精细度高、时间长，特别是小儿心脏手术，对手术灯冷光要求极高。手术灯的安装位置和安装高度首先要满足术者各种站位的需求，其次应避免影响 DSA 的运动，以及与其他悬吊设备的碰撞。手术灯的安装基座还要配置一些悬吊显示器的吊臂，这些吊臂的长度和高度也要考虑术者的舒适观看范围及对其他设备的影响。最后，由于复合手术室承担医院医学教学和远程医疗的重任，因此，应在手术视野范围内配置高清摄像系统。

2. 手术吊塔

复合手术室应至少配备 3 个吊塔，分别是外科塔、麻醉塔和显示器塔。塔臂要求长，旋转角度大、活动范围灵活。与常规手术室相比，复合手术需要多种模式影像学信息的辅助，除血管造影系统、高压注射器之外，复合手术室往往还需要配备视频显示设备（显示器、观片灯等），以便进行 CT、MRI、超声等多种模式医学影像的显示。根据 DSA 的类型确定吊塔的数量和位置。百级层流的尺寸较大，需要这些吊塔是双臂塔，并且在确定好手术间尺寸之后再确定吊塔臂的长度，确保手术时吊塔能到达所需要到达的位置。

吊塔内部终端的配置应根据吊塔的具体功能设计吊塔的气体终端（特别要考虑麻醉塔的废气排放）和电源、网线、高清视频信号（DVI 或者 HDMI）及外科塔的体外循环功能和麻醉机气源及监护仪信号的传输等。根据腔镜手术的不同类型，腔镜的位置会随着手术的不同而发生变化，高清视频信号的传输可能会在手术床的多个方位用到，所以在 3 个吊塔上都需要有传输视频信号的接口，还要有较多的网络接口。笔者所在医院选用的是复合手术室吊塔 TRUMP。

3. 显示器

复合手术室需要满足术者和助手在术中不同位置实时调阅各种病人信息、观看造影图像、与外界交流、展示手术过程、解释病人病情等需求。因此，需要足够的显示器安装在手术室、操作间、示教室、会议室。

4. 气动臂手术录像设备

手术的教学和视频会议需要存储、转播术野的图像，有时需要腔镜信号，原有手术灯配置的术野摄像机一般信号清晰度较差。开放式外科手术视野需要录像，因此配置气动臂手术录像设备十分必要。这种设备利用高清腔镜主机和光源作为手术摄像机的主机，利用大尺寸的镜子匹配高清摄像头来采集手术图像，图像清晰度远高于普通摄像机。气动臂还能够满足术中不同位置或方位的摄像，方便固定、位置多样。

（九）一体化手术室针对不同使用科室的设计注意事项

1. 妇科及泌尿外科

（1）妇科宫腔镜或者妇科镜下检查的时候，需要考虑到医生在病人下体位工作时的设备布局。

（2）妇科开放手术时，需要考虑手术灯对病人下体位置的完全覆盖。

（3）共同使用妇科宫腔镜和妇科腹腔镜的“双镜”联合手术中，需要考量是否增加一个腔镜塔。

2. 神经外科

（1）需要注意显微镜、导航、C形臂和脑室镜等大型设备的设计布局。

（2）需要注意导航设备的摆位、导航设备和数字化系统的对接，导航主机为悬吊式还是移动式。

（3）需要注意显微镜的摆位，显微镜和数字化系统的对接。

（4）在C形臂工作的时候，需要注意手术室的空间及设备摆放。

（5）注意PACS系统的接入方式。

（6）层流净化为百级，尽量避免手术灯对层流的影响。

3. 骨科

（1）用以关节镜微创手术，层流为万级净化；用以关节置换手术，层流净化则为百级。同时，尽量避免手术灯对层流的影响。

（2）注意C形臂机位置的摆放及与数字化系统的对接。

（3）在手术室外部走廊需要安装一个墙面监视器，便于在进行透视时医师在外部查看C形臂图像。

（4）若有导航设备，需要考虑导航设备摆放位置及与数字化系统的对接。

4. 心胸外科

（1）用以胸腔镜手术，层流为万级净化；用以心脏外科手术，层流净化则为百级。同时，尽量避免手术灯对层流的影响。

（2）考虑体外循环设备的位置和气体、电源接入。

（3）体外循环气体可以考虑墙面气体带和体外循环塔方式。

（4）吊塔配置如下：麻醉塔、外科塔、腔镜塔。

三、复合手术室的团队建设

除需要具备良好的医学装备之外，复合手术室还需要特殊的医疗团队。在常规外科医师和麻醉医师的基础上，血管腔内复合手术还需要血管腔内技术人员的加入，他们相互协调、配合，以保证血管复合手术的顺利实施。

国内外血管外科医师在成长过程中大多受过传统外科和血管腔内技术的良好训练。凭借对疾病的深刻认识，以及对不同专业技术的娴熟掌握，血管外科医师是将血管腔内、腔外技术有机结合的最佳人选，这也是近年来血管外科发展突飞猛进的重要原因之一。快速建设“复合手术室”是学科发展的需要，是疾病治疗的需要，是临床创新的需要。

四、手术室的风险管理

（一）建立手术室管理制度

指定手术间的专职管理人员负责手术间内仪器设备的日常维护和保养。对手术室空气的洁净度应定期进行空气培养检测，发现不达标情况及时报告相关管理部门，查找产生问题的原因并及时整改，保证手术室内洁净度符合要求。对参与手术人员进行放射辐射安全检测，对个人累积剂量超标的人员实行停止进入制度，保证人员的辐射安全。为了做好防辐射工作，手术间必须配备常用的防护用具，如铅衣、铅屏等。

（二）人员实行准入制管理

手术室相关人员需要通过手术室信息管理系统刷卡进入，无关人员无法进入手术室。

（三）设备实行先培训后使用制度

对进入手术室的医师、技术员、护士根据工作性质进行培训，培训内容包括设备的操作、注意事项、常见问题的排除等。定期做重复培训效果更佳。人员职能不同培训侧重点也应有所区分。考核合格后方可进室工作。

（四）专人负责制

手术室内设备属贵重仪器，要求设备管理部门重点备案，专人管理，定期检查并记录。在使用过程中发现问题及时与其联系，首次使用时厂家技术支持人员必须在场，确保设备安全运行。

（五）制订完善的规章制度、工作流程及应急预案

复合手术室是新理念与综合手术技术的结合产物，不同于以往的常规手术。因此，制订相应的规章制度和工作流程是保证手术顺利实施的基础。参加手术的人员在工作中必须遵守规章制度、工作流程，明确每一个人的职责与任务，这是确保手术安全实施的基础条件。此外，还需要制订应急预案，以应对各类可能发生的突发性事件。

（六）安全工作

复合手术室使用前必须请专业环保部门对手术间进行放射安全检测。出具检测合格报告后方可使用。手术室应配备足量的放射线防护用具（铅衣、围脖、眼镜、帽子等），铅衣应根据射线剂量选择相应厚度。且应选用分身铅衣，这样术者穿、脱较为方便。如手术间内未设置工作人员防护间，可放置铅板做术中防护。

（七）落实制度责任到人

复合手术室需要设定手术间专职管理人员，护士长是第一责任人。除有规章制度外，检查工作中的执行和落实情况非常重要。设备应每年由专业人员检测，专职操作人员每年进行体检。

第二节 医院物流系统的建设与管理

一、医用物流输送系统概述

医用物流输送系统是指借助信息技术、光电技术、机械传动装置等一系列技术和设施，在设定的区域内运输物品的输送分拣系统。物流输送系统起源于20世纪50年代工业化大生产时期，主要应用于电子、汽车等这类大规模工业化生产领域。随着技术的不断革新，各种各样的物流输送系统陆续在机场、商场、银行、工厂、图书馆等领域得到广泛应用。随着信息技术的高速发展，物流输送系统的自动化程度越来越高，进入到全新的发展时期。

物流输送系统因可以大大提高效率、节约人力而受到广泛欢迎，其应用领域也已逐步拓展到医疗领域。常见的医院物流输送系统包括医用气动物流输送系统、轨道小车物流输送系统、中型箱式物流输送系统、AGV 自动导引车输送系统等。各系统作用原理、组成、功能、运输物品的重量和体积等均有很大的不同。广义上讲，医院物流输送系统还可以包括全自动或半自动药房、自动包药机、全自动库房、全自动检验标本分拣流水线、无人载货电梯等物流设备。

发达国家中 80%的医院均采用了物流输送系统进行院内物品传送。20 世纪 60 年代，国际上开始应用气动物流输送系统进行小型物品的定向传送。为了适应大中规模物品运送的需求，先后产生了轨道小车系统、AGV 自动导引车输送系统和中型箱式物流传送系统等。AGV 自动导引车输送系统因为空间和造价的原因，在国外高端医院有少量应用。目前国内因尚无相应电梯配套厂家和相应的法规，故无法应用。轨道小车系统因受车体空间限制、车体旋转、后期维护等方面的影响，很多国家在 21 世纪初已停止使用该类型设备进行医疗物品传送；而中型箱式物流输送系统因为输送重量及输送分拣方式的优越性，被普遍认为是目前比较科学的医院内物品输送系统。有的医院为达到更加完美的物品运送效果，采用了气动物流输送系统与箱式物流输送系统相结合的方式。

二、医院物流输送系统应用价值

医院物流输送系统的核心功能是实现医院内部各种日常医用物品的快速自动化运送。采用不同的物流输送系统，既可实现药品、小型医疗器械、单据、标本、血液、血样、X 线片、敷料、处方、办公用品等小型物品的运送，也可用于医用液体、被服、手术器械包、餐车、医疗废弃物等中等或体积较大物品的运送。医院物流输送系统的应用价值主要体现在以下几个方面。

（一）高效可靠

与人工运送相比，物流系统具有输送速度快、准确、可靠、可追溯等特点。可以做到“更卫生、更安全、更快捷”，是现代化医院提高医疗服务质量的有效保障。物流输送系统可提供连续不间断工作，为医院 24 h 医疗活动提供了基础条件。提升物流效率，加快医院物品供应速度，在一定程度上提高了医院各部门的工作效率。对危重患者而言，物流输送系统的有效利用不仅提高了检验标本、抢救药品、血液等物品的输送分拣效率，更为患者抢救赢得了时间。

同时整个输送过程都有后台记录监控，提高了物资的可追溯性。管理的精细化与物资运输的可追溯性可以减少医院药品、耗材等的损耗。

（二）优化流程

物流系统优化了物品递送流程，依靠信息化的优势，不仅使得医院物品输送过程变成简单的“傻瓜型”操作，同时还能避免物品运送与人流的冲突，尤其可以避免因药房、静配中心等部门在某些时段对部分电梯垄断使用而造成的矛盾。

（三）降低差错

传统的物流模式由专门的后勤人员承担物流运送工作，其最大弊端就是差错问题。因后勤人员知识层次普遍较低，无法理解众多专业问题，加之医务人员沟通不到位，从而导致发生一系列差错，包括送错目的地、没有及时送达、没有及时分类导致交叉感染等。此外，也有一些差错来源于医务人员本身工作不到位，如填写错误、填写信息不完整、标本保存不当等。而后勤人员受限于其知识体系，未能及时发现上述错误，进而延误正常诊疗工作。这些差错严重时甚至会引发医疗安全事故。但是，物流输送系统采用信息化管理，沟通完全信息化，减少了人员参与环节，其差错率≤0.05%。

（四）控制成本

物流输送系统的使用，首先可以大大节约医院耗费在物流方面的人力成本。其次，物流输送系统的应用节约了护理人员的部分时间，可以令其更好地为病人服务或承担更多相关工作。最后，应用物流输送系统后还可以在一定程度上缓解电梯的工作量，节约用电开支，可以降低二级库存量，降低库存成本。物流输送系统都采用智能节能设计，输送线上没有物资运输时设备会自动停运；放上物资后设备也是逐段驱动，而非整体设备启动；物资一旦离开某个动力段，该输送段就自动停止。

（五）提升管理

物流方式的改变为医院的运行带来了一系列变革，在提高医院整体运营管理水平和医院整体运营效益的同时，医院物流输送系统也是医院后勤保障信息化、智能化的重要体现。随着经济快速发展，人类生活质量日益增高，健康观念也在发生相应转变，加之人口结构老龄化和疾病谱的改变，这些都在影响和推动着现代医院的卫生保健事业不断成长与发展。医院作为医疗保健机构，只有充分认识物流的重要性，借助现代物流概念改变物流现状，合理进行安排，提高服务水平和效率，才能满足公众的健康需求，适应医院现代化建设的需要。

（六）经济及社会效益

医院引进先进、智能化的物流输送系统，可将各类物品平稳、安全地输送至目的地，避免了在物品配送方面投入过多的人力；而物流系统的使用除去维护费用及配件更换费用外，并无其他隐性的费用。因此，从长远角度来看，这很大程度上为医院节省了经济成本。

再者，医院在进行等级评审时，除去医资力量是医院社会影响力的决定性因素外，医院的先进程度、管理及工作效率往往也有举足轻重的影响。医院引进与之相适应的物流输送系统不仅可以优化医院的物流管理、提高医护人员的工作效率，还在一定程度上代表了医院的先进程度，从而间接提高医院竞争力。

三、选择医院物流输送系统需要考虑的因素

医院物流系统在现代化医院管理中地位特殊且重要。对使用者而言，在选择物流输送系统时，需要结合医院自身情况，考虑多种因素后方可选择最为适合自身的物流系统类型。需要考虑的因素应主要包括以下几点。

（一）确定需要输送的物品范围

医院内目前需要输送的物资主要有药品、大输液、标本、手术器械、敷料包、一次性医用品、衣服、被褥、饭菜等。

由于各个医院具体情况不同，各类物资的物流输送需求也都不一样。例如，有些库房或功能科室处于不同大楼内，设备无法连接，只能由专门的后勤人员来运送等。院方可根据建筑特点、功能、用房位置等实际情况来考虑需要输送的物资类型。

（二）确定各类物资的输送量

院方可根据自身业务繁忙程度来估算各类物资的输送量，如根据床位数量预估药品、输液和标本的输送量，根据手术台数预估手术室器械输送量，根据门诊量预估门诊药品的输送量等。在这些基础之上，进而预估全院物资的输送需求。

（三）确定物流输送形式

根据所输送的物资类型及其输送量，结合不同形式物流输送系统特点，进而选择最适合自身的物流输送系统。

四、不同形式的物流输送系统比较

每一种形式的物流输送系统都有自身的优越性和局限性，因此，没有最好的物流输送系统，只有最适合的物流输送系统。院方在选择物流输送系统的时候，务必要结合自身实际情况进行综合考虑。

目前国内可供医院选择的物流输送系统有：中型箱式物流输送系统、气动物流输送系统、轨道小车输送系统、自动导引小车输送系统等，以下就其各自主要特点做简要的分析对比。

（一）具体项目对比分析

不同形式的物流输送系统依据具体项目进行如下对比，结果如表 8-1 所示。

表 8-1　不同形式的物流输送系统依据具体项目的对比表

比较项	传统方式（人＋推车＋电梯）	气动物流	轨道小车物流	中型箱式物流
传输速度	速度不可控，需要排队等待电梯，高峰期运送周期长，多次运送效率较低	6～8 m/s	0.6～1 m/s	水平 0.4 m/s、垂直 1.75 m/s
传输重量	1～50 kg/推车	5 kg/瓶	15 kg/车	30～50 kg/箱
可传输物品	各种物品（包括：早上病区输液袋、病区检验标本、无菌器材、血浆及各类药品）	小型物品（包括：账单、病历、X 线片、盒装药品、检验标本、病理标本、血液等）	较大物品（包括：配液、药品、手术用品等）	可传送除污物外的所有物品
整体管理	需要进行大量人力管理，造成院方医护人员紧缺，导致医护人员工作量过大	电脑全自动化管理，自动传输	电脑全自动化管理，自动传输	电脑全自动化管理，自动传输
输送方式	人力输送	瓶体输送	车体输送	周转箱输送

续表

比较项	传统方式（人+推车+电梯）	气动物流	轨道小车物流	中型箱式物流
优势	可传输所有物品	速度快，物品可迅速抵达	可以解决大量物品的传输，节省电梯和人力资源	可以解决大量物品的传输，节省电梯和人力资源
劣势	易导致交叉感染、引起电梯拥堵、耽误治疗时间、产生纠纷	传输量小、输送物品种类受限	传输中车体易翻转，对物品冲击力大。不易用于易碎、滴漏物品的输送	需要预先铺设管道及出入口

（二）物品传送适宜性对比分析

不同形式的物流输送系统依据不同物品的传送适宜性进行如下对比，结果如表 8-2 所示。

表 8-2　不同形式的物流输送系统各种类物品传送适宜性

物品种类	气动物流	轨道小车物流（15 kg 以下）	中型箱式物流（30～50 kg）
静脉中心	不适合	适合	适合
大批量药品长期医嘱	部分适合	适合	适合
大批量药品临时医嘱	适合	适合	适合
血液制品、血样	适合	适合	适合
小型消毒包	不适合	适合需要多次完成	适合
一次性无菌物品	不适合	适合需要多次完成	适合
检验标本、病例样本	适合	适合必须内置传输架	适合
单据、票据、X 线片	适合	适合	适合
洁净衣物	不适合	不适合	适合
手术消毒包	不适合	不适合装载不下	适合
手术灭菌盒	不适合	不适合装载不下	适合
餐食	不适合	不适合易翻转	适合

（三）国内外医院物流输送系统选择分析

图8-1为现阶段国内外医院物流输送系统选择饼状分析图。图中可以看出不论是国内还是国外，气动物流系统作为时效性最强的传输系统，应用最广泛，占据最大市场份额。轨道系统和中型箱式系统也有部分医院采用，而AGV系统由于空间要求较高，其适用范围受到了较大限制。

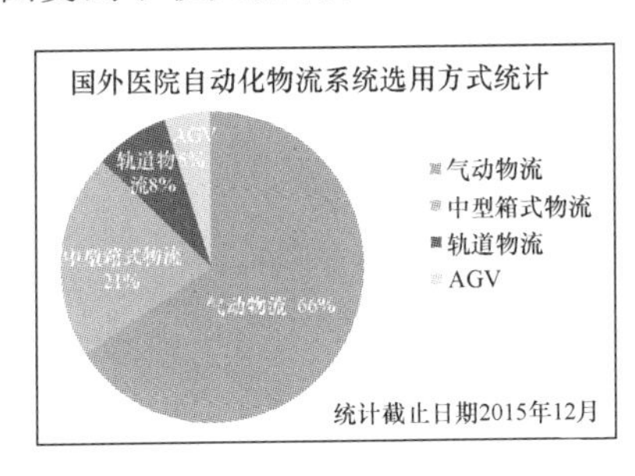

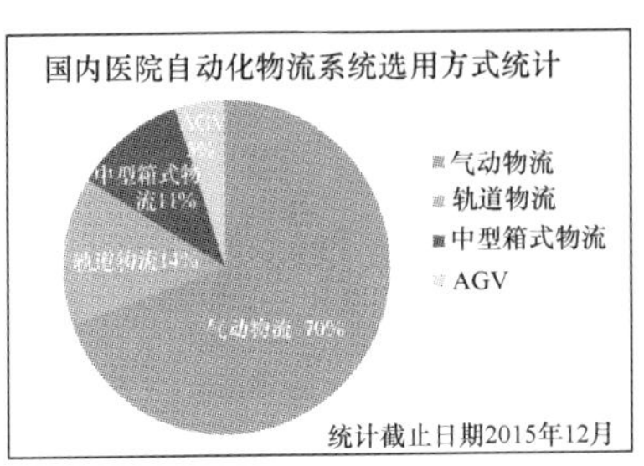

图8-1　国内外医院物流输送系统选择饼状分析图

现阶段常用的物流输送系统主要包括：轨道小车输送系统、自动导引小车输送系统、气动物流输送系统、中型箱式物流输送系统。

轨道小车输送系统主要由传输轨道、小车、传输站点及中央控制电脑组成。系统用铝合金的轨道将各个传输站点连接起来，通过电动小车装载各种类型的物品在建筑物中进行传输。使用者只需要将物品放入小车中，在按键区输入目的地地址代码后，小车即可将物品安静、安全地送达。

自动导引小车（automatic guided vehicle，AGV）是在出发位置自动进行物品的装载、自动行走至目标位置、自动完成物品卸载的全自动运输装置。AGV输送系统分为有轨和无轨两种。有轨小车可在地面也可在天花板铺设轨道；无轨小车受微机控制，可按程序自动沿规定的引导路径行驶，并具有停车选择装置、安全保护装置及各种移载装置。

气动物流输送系统因时效性强，中型箱式物流系统因可输送物品种类齐全、运输量大而应用广泛。以下将分别介绍这两类物流输送系统。

五、气动物流输送系统

（一）系统介绍

气动物流输送系统以压缩空气为动力，由不锈钢等材料制成管道，通过气动动力，利用多路转换器实现在楼内及楼间物品的传送，并借助机电技术和计算机技术，通过网络管理和全程监控，实现物品的发送、接收。

医护人员只需要把要传送的物品放到传输瓶中，在收发站输入送达点的地址编码，在气流的推动下，就可以完成各科病区护士站、手术部、配药中心、检验科、消毒供应站等上百个工作点之间的传输。图 8-2 为气动物流输送系统的运行框架。

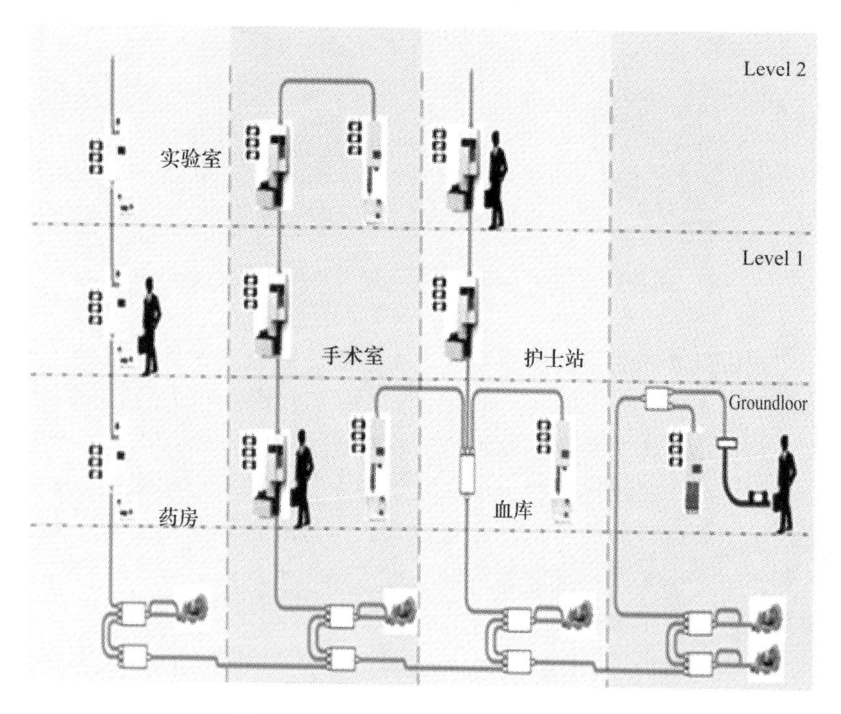

图 8-2　气动物流输送系统运行框架

（二）主要构件

气动物流输送系统的主要构件包括收发站、中央控制单元、传输瓶、传送区域、电器配线和动力供应、换向器、风机及其附件、监控单元和打印机、系统软件，如图 8-3 所示。

（三）系统优势

1. 传输速度快

当病人术中发生大出血时，需要立即输血。通常由护士将配好的血液送至手术室，这期间需要花费至少 10 min，有时甚至需要半个小时；而气动物流输送系统，只需 2 min 即可完成配血、送血的过程。

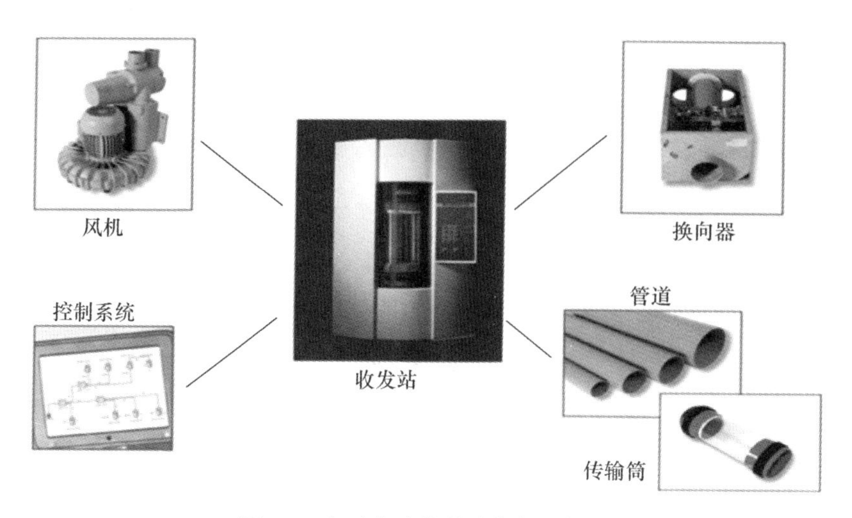

图 8-3　气动物流输送系统主要构件

再比如，血气分析检查要求样本必须在 30 min 以内送至检验科进行分析，否则检查结果的准确性将大大降低。通常必须有专人负责血样配送。但是，当患者人数激增时，将会导致人手不够、无法及时送达等情况的发生。使用气动物流输送系统后，从抽血到送检总共只需要 3～5 min，这不仅节约了人力成本，更提高了患者检验结果的准确性。

2. 安全可靠、确保血液等敏感物品不受损

经多家权威医院验证，经气动物流输送系统传输的血液标本与未经气动物流输送系统传输的血液标本，对比其中 47 项指标检测结果，无明显差异。由此说明，气动物流输送系统对血液标本的血液常规、凝血功能和生化等项目检测没有影响，可以利用气动物流输送系统实现对包括血样在内的敏感物品安全可靠的传输。

（四）应用实例

上海瑞金医院在本院区新楼建设时，采用了高端不锈钢气动物流输送系统。全院共设计 24 个系统，77 个传输站点，各个站点之间的传输时间不大于 3 min，大大节省了医护人员的等待时间，降低了医护人员的劳动强度。

其中，检验科站点设计为多重收发工作站，能实现多瓶接收、多瓶发送功能，以满足检验科快速、高效、迅捷的传输需求；配液中心设计为 2 个站点，同样为多重收发工作站；因医院楼宇较多，距离较长，为保证楼宇之间的快速传输，采用 2 条专用楼宇快速传输通道，实现同一系统多瓶传输，以满足各个楼宇之间物品的快速传输要求。图 8-4 展示了普通收发站点。图 8-5 中 A 图为机房；B 图为高效运转中心；C 图和 D 图均为多发多收站点。

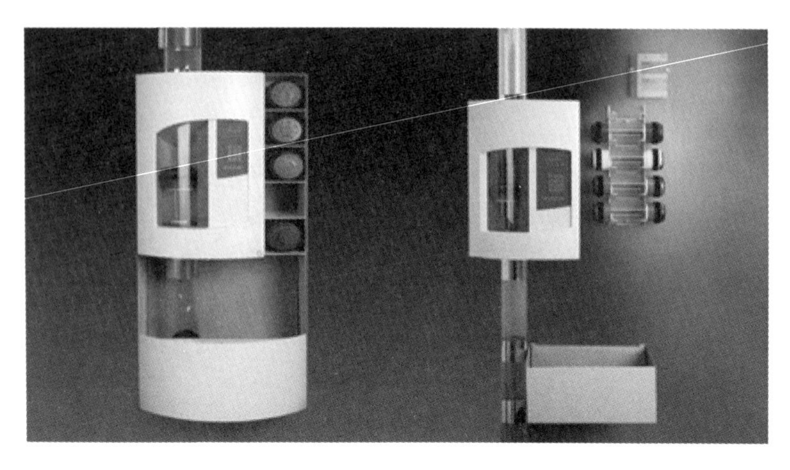

图 8-4　普通收发站点

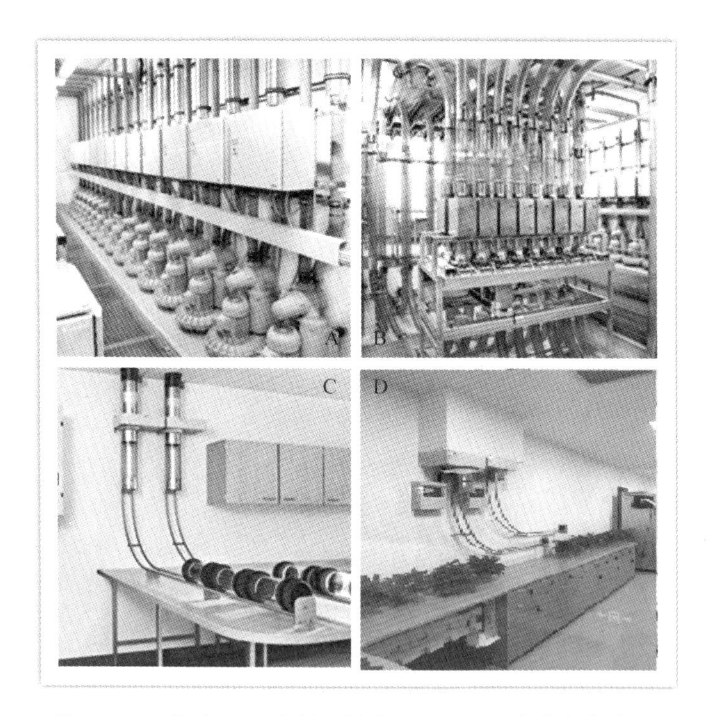

图 8-5　A. 机房；B. 高效运转中心；C、D. 多发多收站点

六、中型箱式物流输送系统

（一）系统介绍

中型箱式物流输送系统以大容量周转箱为输送载体，通过传输轨道和相关提升运载设备的相互协调配合，以水平方式平稳传输物品。它利用计算机实时监控，采用计算机系统自动控制、集中管理传输系统的全部信息，以保证系统运行稳定。它具有传输量大、运送平稳、维护成本更低等优点，可以有效解决医院大量而且琐碎的物流输送问题。中型箱式物流输送系统在建筑物内部四通八达，其水平输送设备布置灵活，根据医院空间布局，设备可以放置在地面，也可以吊顶安装，几乎可将各种医疗用品输送到任意指定科室。如图 8-6 所示。

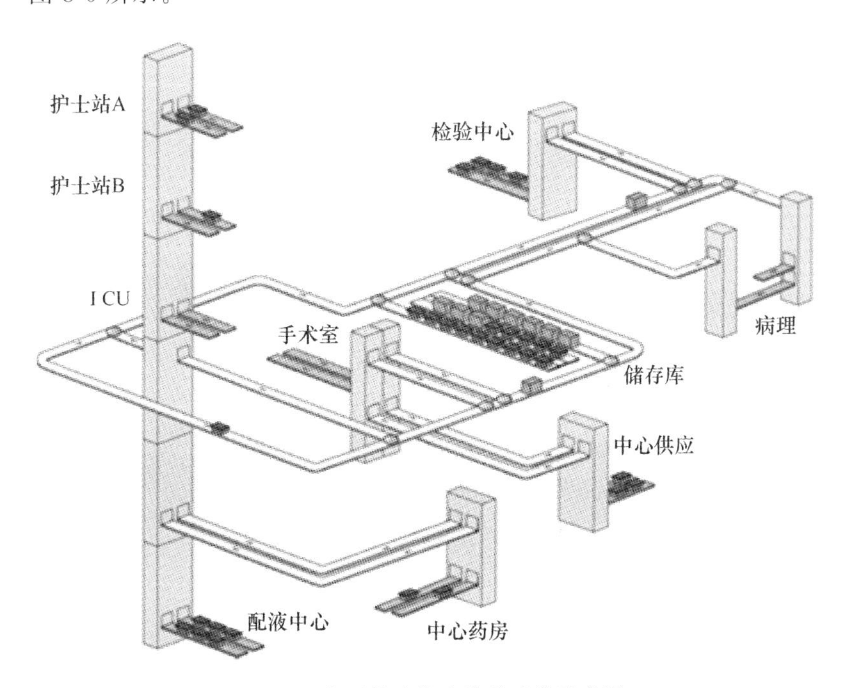

图 8-6　中型箱式物流输送系统示意图

该系统的可输送物品范围广，可满足医院的大部分物品输送需求。可输送物品主要包括输液药品（大输液）、送检标本、药品、医用敷料、一次性无菌用品、消毒包、器械包、无菌器材、清洁敷料、切片、血液、医院后勤物资、病人饭菜、洁净衣物被服等。

（二）系统工作流程

1. 主要构件

医院中型箱式物流输送系统主要构件包括信息系统、条码管理系统、控制监控系统、出入口输送设备、垂直输送分拣机、水平输送分拣设备及周转箱等辅助设备。

2. 工作原理

操作者将医用物品装入周转箱，将输送信息下达给物流信息系统，然后由 WCS 系统根据指令对需要参与运行的周转箱条码或 RFID 赋予目的地址，物流自动化系统通过识读周转箱上的信息，自动将周转箱输送到目的地。接收站点有物资到达时，操作者收到指示灯（或声音）的周转箱到达信号提醒后取下满箱，将空箱放入空箱返回输送线，系统根据周转箱上的信息自动将空周转箱送回到发起站点。在输送实物的同时，信息系统还将输送物品的信息传输到目的地的终端设备上，以备追溯和查询。

3. 工作流程举例

药房到病区护士站的药品输送流程如图 8-7 所示。

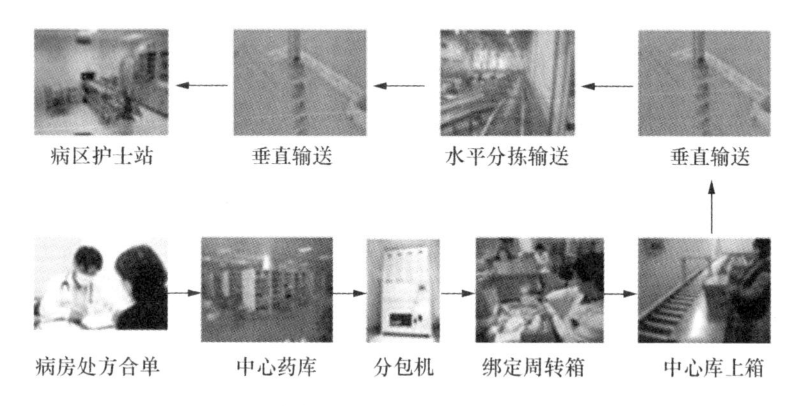

图 8-7 药房到病区护士站的药品输送流程

标本输送流程如图 8-8 所示。

（三）系统机械设备介绍

1. 动力式辊子输送机

辊子输送机用于周转箱的输送。它采用减速电机带动总轴，总轴通过皮带传动使滚筒转动，实现周转箱在平面上的输送，如图 8-9 所示。

2. 胶带输送机

胶带输送机是输送系统中以平面或一定倾角进行物品输送的设

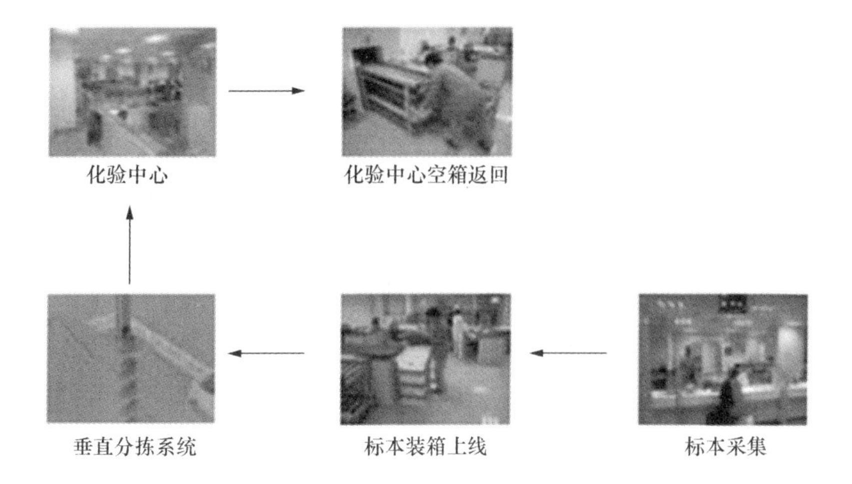

图 8-8　标本输送流程

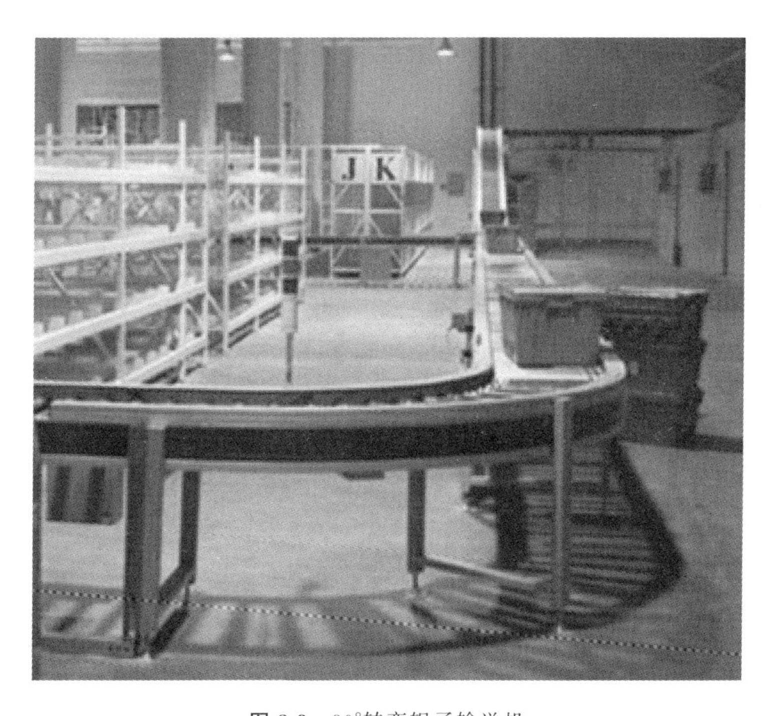

图 8-9　90°转弯辊子输送机

备。其工作原理是胶带绕经主动滚筒和换向滚筒形成一个无极的环形带，上下两股胶带都支承在托棍上。工作时胶带在张紧力的作用下，主动滚筒的摩擦力带动胶带运行，实现物品输送，如图 8-10 所示。

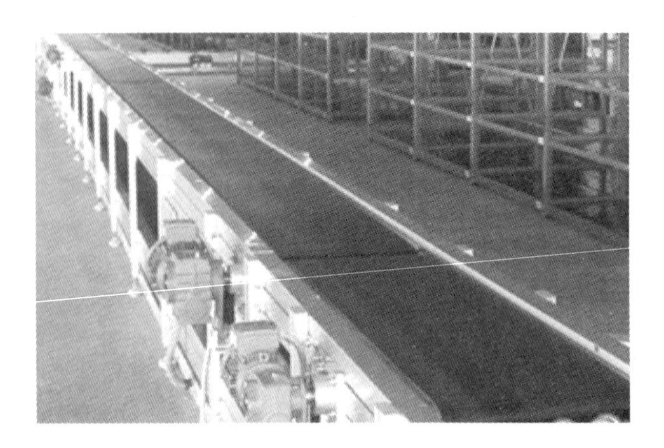

图 8-10　胶带输送机

3. 垂直输送分拣机

垂直输送分拣机主要用于周转箱在垂直方向的输送，实现不同垂直高度的物资输送分拣。垂直输送分拣机内部运载平台上配置水平输送线体与外部线体衔接，根据外部水平线体形式，内部输送线体可以分上下两层布置，也可以两条输送线体并排布置；根据物资配送量及效率要求，垂直输送分拣机内部线体可分为单盒位和双盒位两种形式；垂直输送分拣机每个进出口配置自动隔离门。图 8-11 所示为垂直输送分拣机。

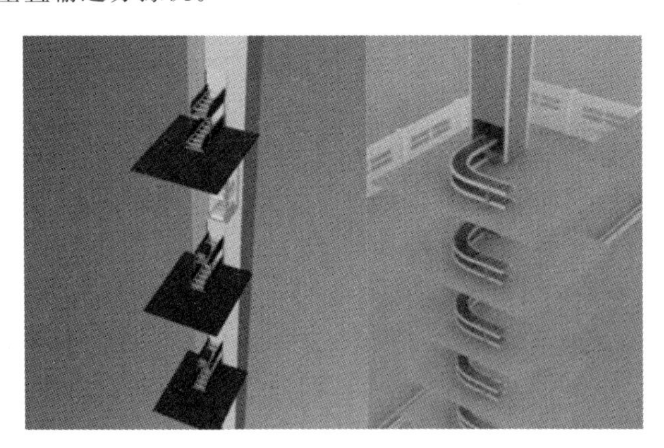

图 8-11　垂直输送分拣机

4. 收发站点

收发站点是箱式物流输送系统的终端，用于物品的发送和接收，需要收/发物品的科室都要设置一个收发站点。它主要由两段水平输送设备及 RF 条码扫描枪组成。RF 扫描枪通过自带的激光头、红外头、自感应装置等对条码或是专门的芯片进行识别，利用 RF 扫描枪扫描周转箱上的条码，以完成信息采集，并将周转箱与系统任务绑定。图 8-12 展示了 RF 扫描枪及条码扫描操作。

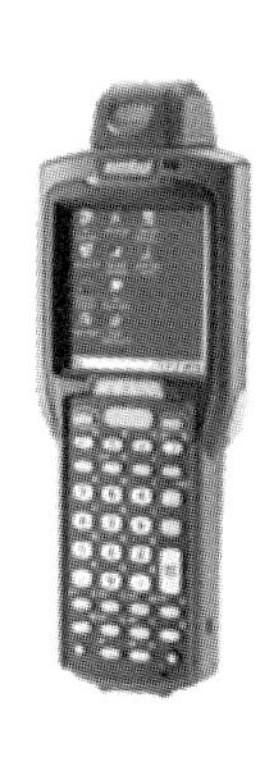
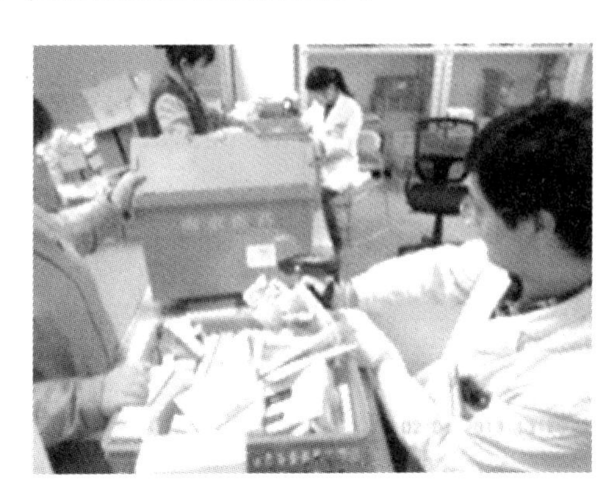

图 8-12 RF 扫描枪及条码扫描

5. 输送载体

周转箱具有良好的密封性，可使周转箱内的物资与外界环境进行隔离；周转箱外形设计合理，便于搬运和堆叠存储；不同科室采用不同颜色的周转箱输送物品，既可以根据颜色进行分类管理，又能防止交叉感染。周转箱上黏贴条码，系统通过阅读周转箱上的信息，自动完成物品的输送、分拣及空箱调度等功能；系统在运行过程中还可对输送任务进行实时监控。图 8-13 所示为周转箱模型。

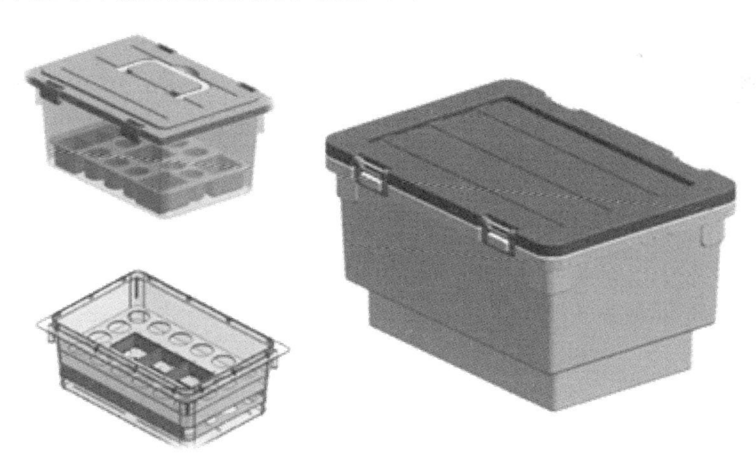

图 8-13 周转箱模型

周转箱的使用材料具有质轻、厚度均匀、表面光滑平整、耐热性好、机械强度高、抗冲击、优良的化学稳定性和电绝缘性、无毒等特征。它广泛应用于医药、化工容器、机械、电子、电器、食品包装和水处理等领域。在周转箱内增加定制内衬可用于输送易碎及不允许倾倒的物资，如标本、输液、饭菜等。

药品、后勤物资周转箱尺寸一般为660 mm×450 mm×350 mm；标本周转箱尺寸一般为465 mm×320 mm×240 mm。最大传输重量为50 kg。大型周转箱须满足国标WS310.2—2009（中华人民共和国卫生行业标准）第2部分——清洗消毒及灭菌技术操作规范中5.7.7条目规定的供应室器械包、敷料包的输送规范。该规范可满足85%超长器械包（≤55 cm）的输送要求。

周转箱在输送过程中需要始终平稳运行，以保证箱内物品不会发生侧翻和倒置，如图8-14所示。

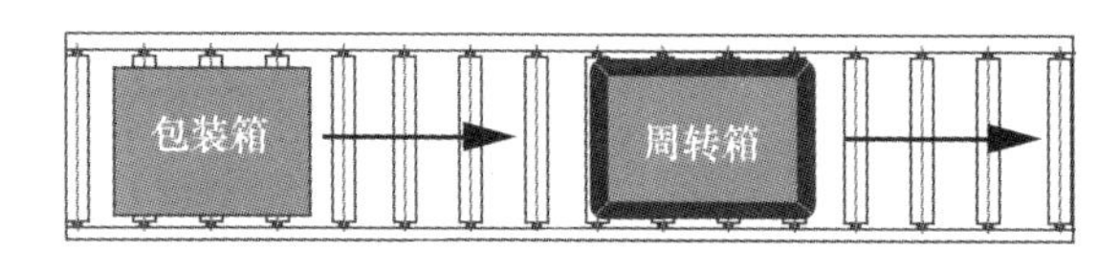

图8-14 周转箱在线输送运动方向示意图

（四）WCS系统

仓库控制系统（warehouse control system，WCS）是整个物流系统的指挥系统，它不是一个完全独立的系统。除去与控制系统和上层系统有紧密的联系之外，该系统还需要充分考虑与现有系统的对接，比如自动配药系统、RF手持终端、DPS等系统的对接。

WCS具有桥梁的作用，上方与HIS系统或仓库管理系统（warehouse management system，WMS）对接，下方与整个物流设备的控制系统对接。WCS依据HIS/WMS的作业信息，转化为作业控制指令下发至控制系统，控制系统控制输送设备动作，实现周转箱的输送作业。如图8-15所示。

作业用户通过WCS可实现对传输设备的控制，可以进行起停设备、复位设备故障、检测设备等操作。WCS同时把传输设备的运行状态用监控动画实时模拟出来，使得用户可以对整个分拣中心进行全方面掌握，监控界面如图8-16所示。

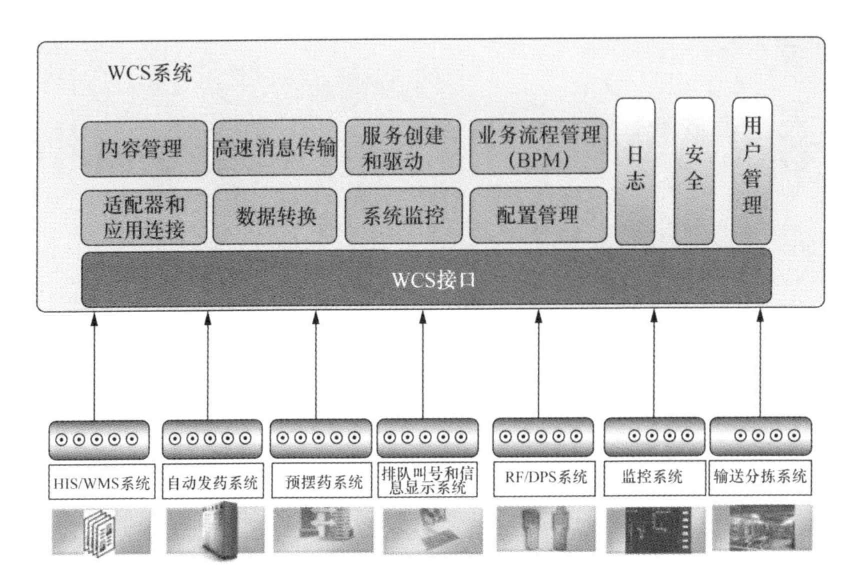

图 8-15　WCS 系统

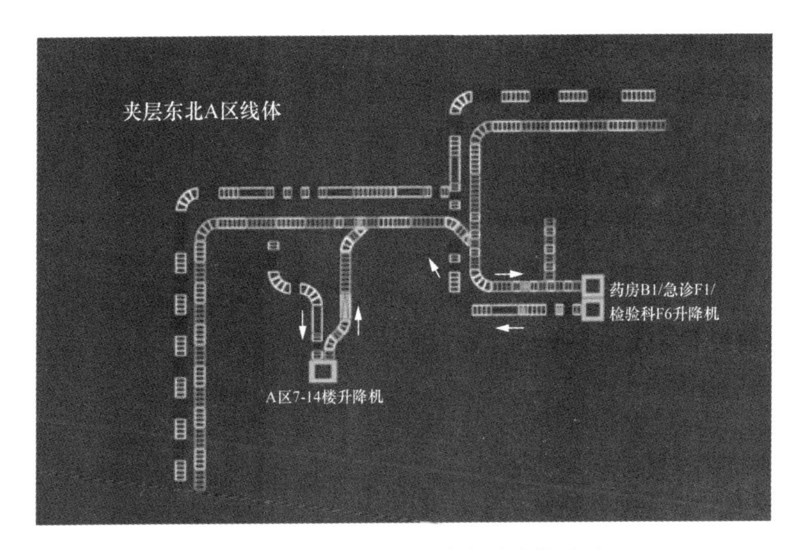

图 8-16　周转箱输送途中实时监控画面

（温　锐　崔飞易）

第9章　医用气体系统的质量与安全管理

第一节　医用气体的种类及用途

一、医用气体的种类

在《医用气体工程技术规范》(GB 50751—2012)中，医用气体的定义是：医用气体指由医用管道系统集中供应，用于病人治疗、诊断、预防或驱动外科手术工具的单一或混合成分气体，在应用中也包括医用真空。其中医用空气是指在医疗卫生机构中用于医疗用途的空气，包括医疗空气、器械空气、医用合成空气、牙科空气等。常用的气体有氧气、氧化二氮、二氧化碳、氦气、氮气、空气、真空和麻醉或呼吸废气。

二、医用气体的性质和用途

(一)氧气(O_2)

氧气在通常状况下，是一种无色、无味的气体，密度比空气略大，不易溶于水。常压时，氧气在约－183 ℃液化，呈淡蓝色液体(1立方液氧气化后体积约800立方米)；在约－218 ℃凝固，变成雪花状淡蓝色固体。氧气化学性质较活泼，具有氧化性，能支持燃烧，有助燃性。是一种强烈的氧化剂和助燃剂。油脂遇到高浓度氧气时会发生强烈的氧化反应，同时放出大量热量，产生高温，甚至发生燃烧、爆炸，所以在《建筑设计防火规范》中，氧气被列为乙类火灾危险物质。

氧气是维持生命的最基本物质之一，医疗上常用氧气救治病人。普通病人通过氧气湿化调节器吸氧，危重病人通过呼吸机吸氧。氧气还用于医用高压舱治疗急性减压病、有害气体中毒、休克、脑水肿等。

(二)一氧化二氮(N_2O)

一氧化二氮俗称笑气。它是一种无色、无燃烧性、无刺激性、略带甜味的气体，微溶于水。常温下化学性质稳定，不活泼，无腐蚀性。一氧化二氮与氧气或可燃性麻醉药物混合有助燃性。

医疗上将笑气和氧气按一定比例混合后形成的混合气用作麻醉剂。

（三）二氧化碳（CO_2）

二氧化碳俗称碳酸气。在常温下，它是一种无色无味的气体，密度比空气大，可溶于水。二氧化碳不能燃烧，不能助燃，也不能供于呼吸。空气中二氧化碳含量的安全界限为0.5%，超过3%时会对人体产生影响，超过7%时人体将出现昏迷，超过20%时会造成人体死亡。

医疗上二氧化碳用于腹腔和结肠充气，以便进行腹腔镜检查和纤维结肠镜检查。此外，还用于试验室培养细菌（厌氧菌）。高压二氧化碳还可用于冷冻疗法，用来治疗白内障、血管病等。

（四）氦气（He）

氦气是一种无色、无味、无毒的惰性气体。它无燃烧性、无助燃性，在通常条件下不与其他物质发生化学反应，因此可用于防止金属氧化。医疗上氦气常用于高频氦气刀等手术器械中。

（五）氮气（N_2）

氮气是空气的主要成分，是一种无色、无味、无毒、不燃烧的气体，难溶于水，密度略低于空气。常温下不活泼，难与其他物质发生化学反应。因此氮气常用于金属的防腐蚀处理，如灯泡填充，物品的充气保存、保鲜，焊接保护和气体置换等。另外，它还用于制造硝酸、炸药、氮肥、合成氨等。

在标准大气压下，氮气冷却至－195.8 ℃时，变成没有颜色的液体。液氮常用于口腔科、妇科、外科、眼科的冷冻疗法，如治疗痤疮、痔疮、直肠癌、皮肤癌、各种息肉、白内障、青光眼及人工授精等。氮气还可用于驱动医疗设备和工具。

（六）医用空气

医用空气是指在医疗卫生机构中作为医疗用途使用的空气，包括医疗空气、器械空气、医用合成空气、牙科空气等。

医疗空气是指经压缩、净化、限定了污染物浓度的空气，由医用管道系统供应作用于病人。

器械空气是指经压缩、净化、限定了污染物浓度的空气，由医用管道系统供应，并为外科工具提供动力。

医用合成空气是指由医用氧气、医用氮气按氧气含气量为21%

的比例混合而成的气体。医用合成空气由医用管道系统集中供应。

牙科空气是指经压缩、净化并限定了污染物浓度的空气，由医用管道系统供应，并为牙科工具提供动力。

医用压缩空气常用于为牙科治疗机、呼吸机、骨科器械等设备传递动力，也可为医用空气加压氧舱治疗病人提供压缩空气环境。

（七）医用真空

医用真空系统用于收集和处理病人体液、污物和治疗过程中产生的液体，如痰、脓血、腹水、清洗污水等。

（八）麻醉废气

麻醉废气一般是指病人在麻醉过程中呼出的混合废气，主要成分为氧化二氮、二氧化碳、空气、安氟醚、七氟醚、异氟醚、七氟烷等气体。麻醉废气对医护人员有危害，所以病人呼出的麻醉废气应当由麻醉废气排放系统收集处理或稀释后排出楼外。

第二节　医用气体系统的组成

医用气体系统是指向病人和医疗设备提供医用气体或抽排废气、废液的一整套装置。医疗上常用的供气系统有医用氧气系统、医用压缩空气系统和医用负压吸引（真空）系统等。常用的抽排气系统有麻醉废气排放系统等。医用气体系统需求量根据医院的需要决定，但医用氧气系统、医用压缩空气系统和医用负压吸引系统是必备的。每个供气系统一般由医用气体供应源、输气管路、阀门控制、监控报警装置、气体终端及用气设备五部分组成。

一、医用氧气系统的组成

为了保证医院氧气不间断供应，医用氧气供应源应由主气源、备用气源和应急备用气源组成，并设置监控报警装置。备用气源应能自动投入使用，应急备用气源应设置自动或手动切换装置。

应急备用气源的医用氧气不能由医用分子筛制氧系统或医用液氧系统供应。医用氧气供应源、医用分子筛制氧机组供应源必须设置应急备用电源。医用氧气加压舱与其他医疗用氧共用液氧气源时，应设置专用的汽化器。

目前国内医用氧气气源采用以下气源组合方式：

1. 医用液氧贮罐系统＋医用氧气钢瓶汇流排系统。
2. 医用氧焊接绝热气瓶汇流排系统＋医用氧气钢瓶汇流排系统。

3. 医用氧气钢瓶汇流排系统＋医用氧气钢瓶汇流排系统。

4. 医用分子筛制氧机供应源系统＋医用氧气钢瓶汇流排系统，机组应不少于两台，并设有备用机组。

医用氧气系统的组成以医用液氧贮罐系统为例：氧气供应源由液氧贮罐、汽化器、减压器、氧气分配器等组成；输气管路由输气干线、二级稳压箱、表阀箱、楼层总管、支管、检修阀、分支管、流量调节阀、氧气终端等组成；监控报警装置由电接点压力表、报警装置、情报面盘等组成；用气设备为湿化瓶或呼吸机等。

二、医用压缩空气系统的组成

为了保证医院压缩空气的不间断供应，医疗空气供应源及独立设置的器械空气源应设置应急备用电源。

医疗空气供应源宜采用同一机型的空气压缩机，选用无油润滑的类型，并应设置防倒流装置。医疗空气压缩机不是全无油压缩机时，应设置活性炭过滤器。

医疗空气过滤系统应设置不少于两级的空气过滤器，每级过滤器均应设置备用系统。系统的过滤精度不应低于1 μm，且过滤效率应大于99.9%；医疗空气过滤器处应设置滤芯性能监视措施。

器械空气的过滤系统应设有不少于两级的空气过滤器，每级过滤器均应设置备用系统。系统的过滤精度不应低于0.01 μm，且过滤效率应大于98%；器械空气过滤器处应设置滤芯性能监视措施。器械空气压缩机组不是全无油压缩机系统时，应设置末级活性炭过滤器。

牙科空气与器械空气共用系统时，牙科供气总管处应安装止回阀。

目前国内医用压缩空气供气方式有：

1. 医用空气钢瓶汇流排系统＋医用空气钢瓶汇流排系统。

2. 医用空气压缩机供应源系统＋医用空气钢瓶汇流排系统，机组应不少于两台，并应有备用机组。

医用压缩空气系统的组成以由医用空气压缩机供应气源的系统为例：空气供应源由进气消音装置、空气压缩机、后冷却器（系统）、储气罐、空气干燥机、空气过滤系统、减压装置、止回阀等组成；输气管路由输气干线、二级稳压箱、表阀箱、楼层总管、支管、检修阀、分支管、空气终端等组成；监控报警装置由电接点压力表、报警装置、情报面盘等组成；用气设备为呼吸机、高压氧舱等。

三、医用真空吸引系统的组成

为了保证真空吸引的不间断供应，医用真空汇应设置应急备用电源。目前国内真空吸引的主要设计供应方式有：中心集中式供气系统，建立中心负压吸引泵站房，站房内一般设置多台负压吸引泵，并分成两组（每组由两台并联使用）交替工作，提供不间断负压吸引供气。设置备用真空泵。

实验室用真空汇与医用真空汇共用时，真空罐与实验室总汇集管之间应设置独立的阀门及真空除污罐。

牙科专用真空汇应独立设置，并应设置汞合金分离装置。

真空吸引系统由吸引站、输气管路、监控报警装置和吸引设备四部分组成。吸引站由真空泵、真空罐、细菌过滤器、污物接收器、控制柜等组成；输气管路由吸引干线、表阀箱、楼层总管、支管、检修阀、分支管、流量调节阀、吸引终端等组成；吸引设备为负压吸引瓶；监控报警装置由电接点真空表、报警装置、情报面盘等组成；真空机组应设置防倒流装置。

第三节　医用气体系统设计的质量与安全保障依据

一、国家标准

为了保证医用气体系统的质量与安全，我国先后颁布了一系列的国家标准，其中有：

1.《医用中心吸引系统通用技术条件》YY/T0186—94。

2.《医用中心供氧系统通用技术条件》YY/T0187—94。

3.《氧气站设计规范》GB50030—1991、《氧气站设计规范》GB50030—2013。《氧气站设计规范》GB50030—2013 自 2014 年 7 月 1 日起实施，原国家标准《氧气站设计规范》GB50030—1991 同时废止。

4.《压缩空气站设计规范》GB50029—2003、《压缩空气站设计规范》GB 50029—2014。《压缩空气站设计规范》GB50029—2014 自 2014 年 8 月 1 日起实施，原《压缩空气站设计规范》GB50029—2003 同时废止。

5.《医用气体工程技术规范》GB 50751—2012 等。

医用气体系统的质量与安全工作中，除应执行上述规范外，尚应符合国家现行有关标准的规定。

二、国家标准简介

（一）《医用中心吸引系统通用技术条件》和《医用中心供氧系统通用技术条件》简介

中心供氧、中心吸引等系统设施已成为当今医疗行业中不可或缺的医疗设施。随着1987年中心供氧、中心吸引系统设施的整套技术进入我国以来，在国内专业人士的不断完善下，于1994年12月19日出台并于1995年5月1日实施了医药行业标准《医用中心吸引系统通用技术条件》YY/T0186—94、《医用中心供氧系统通用技术条件》YY/T0187—94。

YY/T0186—94该标准规定了医用中心吸引系统技术要求、试验方法、检验规则及标志、包装、运输、贮存的要求。该标准适用于医用中心吸引系统，也适用于医院的新建、扩建和改建的中心吸引系统。不适用于直接做人工流产吸引的中心吸引系统。

YY/T0187—9该标准规定了医用中心供氧系统技术要求、试验方法、检验规则、标志、包装、运输和贮存的要求。该标准适用于医用中心供氧系统。该系统配套于医院新建、扩建、改建工程。

（二）《氧气站设计规范》GB50030—2013简介

《氧气站设计规范》GB50030—2013由中国机械工业联合会主编。该规范是一项新颁布的国家标准，由中华人民共和国住房和城乡建设部第262号公告发布，自2014年7月1日起实施。其中有29条（款）为强制性条文，必须严格执行。

该规范共分11章和4个附录，主要内容有：总则，术语，氧气站的布置，工艺系统，工艺设备，工艺布置，建筑和结构，电器和仪表、给水、排水和消防，采暖和通风，氧气管道等。

该规范适应用于下列新建、改建、扩建的氧气站及其管道工程设计：

采用低温空气分离法生产氧、氮、氩等气态、液态产品的氧气站设计；采用常温空气分离法生产氧、氮、氩等气态产品的氧气站设计；氧、氮、氩等空气分离液态产品气化站房的设计；氧、氮、氩等空气分离气态产品的汇流排间设计。

（三）《压缩空气站设计规范》GB 50029—2014简介

《压缩空气站设计规范》GB 50029—2014由中华人民共和国住房和城乡建设部第296号公告发布，自2014年8月1日起实施。其中有 14 条（款）为强制性条文，必须严格执行。

该规范共 9 章和 8 个附录，主要内容包括：总则，压缩空气站的布置，工艺系统，压缩空气站的组成和设备布置，土建，电气、控制和仪表，给水和排水，采暖和通风，压缩空气管道等。

该规范适用于装有电力驱动、工作压力小于或等于 42 MPa 的活塞空气压缩机、隔膜空气压缩机、螺杆空气压缩机、离心空气压缩机的新建、改建、扩建的压缩空气站及其压缩空气管道的设计。

（四）《医用气体工程技术规范》GB 50751—2012 简介

《医用气体工程技术规范》GB 50751—2012 由中华人民共和国卫生部（现称“卫计委”）主编。该规范是一项新颁布的国家标准，由中华人民共和国住房和城乡建设部第 1357 号公告公布，自 2012 年 8 月 1 日起实施。其中 19 条（款）为强制性条文，必须严格执行。

该规范以病人的生命安全为本，首次提出医用气体系统是医院的生命支持系统。

该规范共分 11 章和 4 个附录，主要内容有：总则，术语，基本规定，医用气体源与汇，医用气体管道与附件，医用气体供应末端设施，医用气体系统监测报警，医用氧舱气体供应，医用气体系统设计，医用气体工程施工，医用气体系统检验与验收。

该规范规定的医用气体是指通过管道系统集中供应与管理的医用气体，它包括医用空气、医用氧气、医用氮气、医用二氧化碳、医用一氧化二氮、医用混合气体、医用真空和麻醉或呼吸废气，但不包含如氩气、一氧化氮等有医疗用途的气体。

该规范适用于医疗卫生机构中新建、改建或扩建的集中供应医用气体工程的设计、施工及验收。

该规范面向医院相关工程建设管理部门、设计部门、相关技术人员、施工单位等。

该规范是较全面、系统的医用气体系统质量安全管理体系。

三、医用气体站房布置设计的国家标准规定

《医用气体工程技术规范》规定（其中第 3 条为强制性规定）如下。

1. 医用气体气源站房的布置应在医疗卫生机构总体设计中统一规划，其噪声和排放的废气、废水不应对医疗卫生机构及周边环境造成污染。

2. 医用空气供应源站房、医用真空汇泵房、牙科专用真空汇泵房、麻醉废气排放泵房设计，应符合下列规定。

（1）机组四周应留有大于等于1 m的维修通道。

（2）每台压缩机、干燥机、真空泵、真空风机应根据设备或安装位置的要求采取隔震措施，机房及外部噪声应符合《声环境质量标准》GB 3096及医疗工艺对噪声与震动的规定。

（3）站房内应采取通风或空调措施，站房内环境温度不应超过相关设备规定的温度。

3. 除医用空气供应源、医用真空汇外，医用气体供应源均不应设置在地下室空间或半地下空间。

4. 医用气体汇流排不应与医用空气压缩机、真空汇或医用分子筛制氧机设置在同一房间内。

5. 医用空气供应源、医用真空汇、医用分子筛制氧源应设置独立的配电柜与电网连接。

6. 医用气源站内管道应按国际标准《民用建筑电气设计规范》JGJ16的有关规定进行接地，接地电阻应小于10 Ω。

7. 医用分子筛制氧站、医用气体储存库除本规范的规定外，尚应符合现行国家标准《建筑设计防火规范》GB 50016的有关规定，应布置为独立的单层建筑物，其耐火等级不应低于二级。

8. 医用气源站、医用气体储存库的防雷，应符合国家标准《建筑物防雷设计规范》GB 50057的有关规定。

9. 医用气源站、医用气体储存库的房间内宜设置相应气体浓度报警装置。

四、医用气体管道与附件设计的国家标准规定

《医用气体工程技术规范》对医用气体管道与附件设计的规定如下。

1. 管材与附件规定［其中第（1）、（5）、（8）条为强制性规定］

（1）除设计真空压力低于27 kPa的真空管道外，医用气体的管材均应采用无缝铜管或无缝不锈钢管。

（2）医用气体用无缝铜管材料与规格应符合现行国家标准《医用气体和真空用无缝铜管》YS/T 650的有关规定。

（3）医用气体用无缝不锈钢管应符合现行国家标准《流体输送用不锈钢无缝钢管》GB/T 14976的有关规定，并应符合下列规定。

①材质性能不应低于0Cr18Ni9奥氏体，管材规格应符合现行国

家标准《无缝钢管尺寸、外形、重量及允许偏差》GB/T 17395 的有关规定；

②无缝不锈钢管壁厚应经强度与寿命计算确定，且最小公称壁厚应符合表 9-1 中的规定。

表 9-1 医用气体无缝不锈钢管最小公称壁厚（mm）

公称直径 DN	8～10	15～25	32～50	65～125	150～200
管材最小壁厚	1.5	2.0	2.5	3.0	3.5

（4）医用气体系统用铜管件应符合现行国家标准《铜管接头第一部分：钎焊式管件》GB/T 11618.1 的有关规定；不锈钢管件应符合现行国家标准《钢制对焊无缝管件》GB/T 12459 的有关规定。

（5）所有医用压缩气体管材及附件均应严格脱脂。

（6）医用气体管材应具有明确的标记，标记应至少包含制造商名称或注册商标、产品类型、规格，以及可溯源的批次号或生产日期。

（7）医用气体管道阀门应使用铜或不锈钢材质的等通径阀门，需要焊接连接的阀门两端应带有预制的连接短管。

（8）与医用气体接触的阀门、密封元件、过滤器等管道或附件，其材料与相应的气体不得产生有火灾危险、毒性或腐蚀性危害的物质。

（9）医用气体管道法兰应与管道为同类材料。管道法兰垫片宜采用金属材质。

2. 管道设置规定

（1）医用氧气、氮气、二氧化碳、氧化亚氮及其混合气体管道的敷设处应通风良好，且管道不宜穿过医护人员的生活、办公区。必须穿越的部位，管道上不应设置法兰或阀门。

（2）生命支持区域的医用气体宜从医用气源处单独接出。

（3）建筑物内的医用气体管道宜敷设在专用管井内，且不应与有可燃性、腐蚀性的气体或液体、蒸汽、电气、空调风管等共用管井。

（4）医用气体管道穿墙、楼板及建筑物基础时，应设套管，穿楼板的套管应高出地面至少 50 mm，且套管内医用气体管道不得有焊缝，套管与医用气体管道之间应采用不燃材料填实。

（5）医疗房间内的医用气体管道应做等电位接地；医用气体的汇流排、切换装置、各减压出口、安全放散口与输送管道，均应做防静电接地；医用气体管道接地间距不应超过 80 m，且不少于一处，室外埋地医用气体管道两端应有接地点；医用气体管道除采用等电位接地外，宜为独立接地，其接地电阻不应大于 10 Ω。

(6) 医用气体输送管道安装支架应采用不燃烧材料制作并经防腐处理，管道与支吊架的接触处应做绝缘处理。

(7) 埋地敷设的医用气体管道与建筑物、构筑物等及其地下管线之间最小间距，均应符合现行国家标准《氧气站设计规范》GB50030 有关地下敷设氧气管道的间距规定。

(8) 埋地或地沟内的医用气体管道不得采用法兰或螺纹连接，并应做加强绝缘防腐处理。

(9) 生命支持区域的每间手术室、麻醉诱导室和复苏室，以及每个重症监护区域外的各种医用气体管道上，应设置区域阀门；医用气体主干管道上不得采用电动或气动阀门；大于 DN25 的医用氧气管道阀门不得采用快开阀门。

(10) 医用氧气管道不应使用折皱弯头。

(11) 医用气体管道的设计使用年限不应小于 30 年。

3. 颜色和标识设置规定

(1) 医用气体管道、终端组件、软管组件、压力指示仪表等附件，均应有耐久、清晰、易识别的标识。

(2) 医用气体管道及附件标识的方法应为金属标记、模版印刷、盖印和黏着性标志。

(3) 医用气体的颜色与标识代号应符合表 9-2 中的规定。

表 9-2 医用气体的颜色与标识代号

医用气体名称	代号		颜色规定	颜色编号
	中文	英文		
医疗空气	医疗空气	Med Air	黑色-白色	_
器械空气	器械空气	Air 7	黑色-白色	_
牙科空气	牙科空气	Dent Air	黑色-白色	_
医用合成空气	合成空气	Syn Air	黑色-白色	_
医用真空	医用真空	Vac	黄色	Y07
牙科专用空气	牙科真空	Dent Vac	黄色	Y07
医用氧气	医用氧气	O_2	白色	_
医用氮气	氮气	N_2	黑色	PB11
医用二氧化碳	二氧化碳	CO_2	灰色	B03

续表

医用气体名称	代号		颜色规定	颜色编号
	中文	英文		
医用氧化亚氮	氧化亚氮	N_2O	蓝色	PB06
医用氧气/氧化亚氮混合气体	氧/氧化亚氮	O_2/N_2O	白色-蓝色	－PB06
医用氧气/二氧化碳混合气体	氧/二氧化碳	O_2/CO_2	白色-灰色	－B03
医用氦气/氧气混合气体	氦气/氧气	He/O_2	棕色-白色	YR05
麻醉废气排放	麻醉废气	AGSS	朱紫色	R02
呼吸废气排放	呼吸废气	AGSS	朱紫色	R02

注：表中规定为两种颜色时，系在标识范围内以中部分为分隔左右分布

(4) 任何采用颜色标识的圈套、色带圈或夹箍，颜色均应覆盖到其全周长。

(5) 医用气体管道标识应包含气体的中文名称或代号、气体的颜色标记、指示气体流动方向的箭头。

(6) 医用气体管道标识长度不应小于 40 mm，标识的设置应符合下列规定。

①标识应沿管道的纵向轴以间距不超过 10 m 的间隔连续设置。

②任一房间内管道应至少设置一个标识，管道穿越的隔墙或隔断的两侧均应有标识，立管穿越的每一层应至少设置一个标识。

(7) 医用气体的输入口、输出口处的标识，应包含气体代号、压力及气流方向的箭头。

(8) 阀门的标识应符合下列规定。

①应有气体的中文名称或代号、阀门所服务的区域或房间的名称；

②应有明确的当前开、闭状态指示及开关旋向指示；

③应标明注意事项及警示语。

(9) 医用气体终端组件及气体插头的外表面，应按上述医用气体的颜色与标识代号表中的规定设置持久的、清晰的颜色及中文名称或代号，终端组件上无中文名称或代号时，应在其安装位置附近另行设置中文名称或代号。

(10) 医用气体标识的中文字高不应小于 3.5 mm，英文字高不应小于 2.5 mm。其中管道上的标识文字高度不应小于 6 mm。

（11）埋地医用气体管道上方0.3 m处宜设置开挖警示色带。

五、医用氧气系统设计的国家标准规定

1.《医用中心供氧系统通用技术条件》规定

（1）氧气瓶组供氧的中心供氧站的气瓶间应通风良好，室内氧气浓度应小于23%。气瓶间及控制间室温应为10～38 ℃。

（2）氧气气源间内的照明及其他电气设备均应采取防爆措施，不产生暴露的电火花。

（3）氧气瓶组供氧汇流排，必须设两组（或多组）气瓶交替供氧，采用自动或手动切换。为保证系统安全，在氧气汇流排的减压器前，应安装小于25 μm滤孔的过滤器。汇流排气瓶组气瓶总数不得超过20瓶。

（4）容积大于500 L的液氧罐应放在室外。室外液氧罐5 m范围内不得有通往低处（如地下室、地穴、地井、地沟等）的开口。

（5）室外液氧罐与办公室、病房、公共场所及繁华道路的距离应大于7.5 m。

（6）室外液氧罐6 m范围内不允许堆放可燃物和易燃物，不允许有明火。否则要用高度不低于2.4 m的隔墙隔开。

（7）如液氧罐放在室内，应设专用房间，室内必须通风良好，氧气浓度应小于23%，加注、放液、排气等管口应通至室外。

（8）氧气管道不允许和燃气、燃油管共架敷设，必须共架时要保持大于0.5 m的管距，共架部分不得有阀门及连接接头。

（9）氧气管道不允许和导电线路、电缆共架敷设，也不允许与导电线路、电缆交叉接触，防止漏电火花击穿管道造成事故。

（10）氧气管道穿过墙壁或地板时，应敷设在套管内，在套管内的管段不得有焊缝及连接接头。

（11）氧气管道不允许暗埋在建筑物结构内或敷设在没有检查门（或检查口）的管井内，不允许与供电线路敷设在同一管井内。

（12）氧气管道必须可靠接地，接地电阻小于100 Ω。氧气管道的接地装置，每年雨季之前检查一次，接地电阻小于100 Ω。

（13）管道系统耐压试验的试验压力是管道系统最高工作压力的1.25倍。要求接头、焊缝、管道无渗漏，无肉眼可见的变形。

（14）管道系统气密试验的试验压力为管道系统最高工作压力。一小时泄漏率应小于0.5%。

（15）氧气管网中使用的各种阀门、密封材料、仪表和器械等，

必须经专业部门认定，方可用于氧气系统。

2.《医用气体工程技术规范》对医用氧气供应源的规定［其中第（4）条为强制性规定］

（1）医疗卫生机构应根据医疗需求及医用氧气供应情况，选择、设置医用的氧气供应源，并供应满足国家规定的用于医疗用途的氧气。

（2）医用氧气供应源由医用氧气供应源、止回阀、过滤器、减压装置，以及高、低压力监视报警装置组成。

（3）医用氧气供应源由主气源、备用气源和应急备用气源组成。备用气源应能自动投入使用，应急备用气源应设置自动或手动切换装置。

（4）医用氧气供应源、医用分子筛制氧机组供应源，必须设置应急备用电源。

（5）医用氧气主气源宜设置或储备能满足 1 周及以上的用氧量，应至少不低于 3 d 用氧量；备用气源应设置或储备 24 h 以上用氧量；应急备用气源应保证生命支持区域 4 h 以上的用氧量。

（6）应急备用气源的医用氧气不得由分子筛制氧系统或医用液氧系统供应。

（7）医用氧气汇流排应采用工厂制成品，并应符合下列要求。

①医用气体汇流排高、中压段应使用铜或铜合金材料；

②医用气体汇流排的高、中压段阀门不应采用快开阀门；

③医用气体汇流排应使用安全低压电源。

（8）医用氧气的排气放散管均应接至室外安全处。

（9）医用液氧贮罐供应源应由医用液氧储罐、汽化器、减压装置等组成。医用液氧贮罐供应源的贮罐不宜少于两个，并应能切换使用。

（10）汽化器应设置为两组且应能相互切换，每组均应能满足最大供氧流量。

（11）医用液氧贮罐、汽化器及减压装置应设置在空气流通场所。

（12）医用氧焊接绝热气瓶汇流排供应源的单个气瓶输氧量超过 5 m^3/h 时，每组气瓶均应设置汽化器。

（13）医用氧焊接绝热气瓶汇流排供应源的气瓶宜设置为数量相同的两组，应能自动切换使用。每组医用氧焊接绝热气瓶应满足最大用氧流量，且不得少于两只。

（14）医用氧气钢瓶汇流排供应源作为主气源时，医用氧气钢瓶宜设置为数量相同的两组，并应能自动切换使用。

（15）医用分子筛制氧机供应源及其产品气体的品质应满足国家有关管理部门的规定。

（16）医用分子筛制氧机供应源应由医用分子筛制氧机机组、过滤器和调压器等组成，必要时应包括增压机组。医用分子筛制氧机机组由空气压缩机、空气储罐、干燥设备、分子筛吸附器、缓冲罐等组成，增压机组应由氧气压缩机、氧气储罐组成。

（17）医用分子筛制氧机供应源应设置氧浓度及水分、一氧化碳杂质含量实时在线检测设施，检测分析仪的最大测量误差为±0.1%。

（18）医用分子筛制氧机机组应设置设备运行监控和氧浓度及水分、一氧化碳杂质含量监控和报警系统。

（19）医用分子筛制氧机供应源的各供应支路应采取防回流措施，供应源出口应设置气体取样口。

（20）医用分子筛制氧机供应源应设置备用机组或采用符合本规范的医用液氧贮罐供应源、医用氧焊接绝热气瓶汇流排供应源和医用氧气钢瓶汇流排供应源作为备用气源。

（21）医用分子筛制氧机供应源应设置应急备用气源，应急备用气源为医用氧气钢瓶汇流排供应源。

3.《医用气体工程技术规范》对医用液氧贮罐站的设计规定［其中第（5）条为强制性规定］

（1）储罐站应设置防火围堰，围堰的有效容积不应小于围堰最大液氧储罐的容积，且高度不低于0.9 m；医用液氧贮罐和输送设备的液体接口下方5 m范围内地面应为不燃材料，在机动输送设备下方的不燃材料地面不应小于车辆的全长；氧气储罐及医用液氧贮罐本体应设置标识和警示标志，其周围应设置安全标识。

（2）医用液氧贮罐与医疗卫生机构外建筑物之间的防火距离应符合国家标准《建筑设计防火规范》GB 50016的有关规定。

（3）医疗卫生机构液氧贮罐处的实体围墙高度不应低于2.5 m；当围墙外为道路或开阔地时，贮罐与实体围墙的间距不应小于1 m；围墙外为建筑物、构筑物时，贮罐与实体围墙的间距不应小于5 m。

（4）医用液氧贮罐与医疗卫生机构内部建筑物、构筑物之间的防火间距不应小于表9-3中的规定。

表 9-3 医用液氧贮罐与医疗卫生机构内部建筑物、构筑物之间的防火间距（m）

建筑物、构筑物	防火间距
医院内道路	3.0
一、二级建筑物墙壁或突出部分	10.0
三、四级建筑物墙壁或突出部分	15.0
医院变电站	12.0
独立车库、地下室车库出入口、排水沟	15.0
公共集会场所、生命支持区域	15.0
燃煤锅炉房	30.0
一般架空电力线	≥1.5 倍电杆高度

注：当面向液氧贮罐的建筑外墙为防火墙时，液氧贮罐与一、二级建筑物墙壁或突出部分的防火间距不应小于 5.0 m，与三、四级建筑物墙壁或突出部分的防火间距不应小于 7.5 m

（5）医用液氧贮罐站应设置防雷接地，其冲击接地电阻不应大于 30 Ω。

4.《氧气站设计规范》GB50030—2013 的规定［其中第（2）（3）（4）（11）（13）（14）（15）（17）（19）（20）（21）（22）（23）（24）条为强制性规定］

（1）氧气站内各类房间的火灾危险性类别及最低耐火等级，应符合本规范的规定：制氧站房、制氧间、气化站房、制氧系统设施（包括液氧贮罐、液氧泵、汽化器和阀门室）、氧气灌瓶站房、氧气压缩机间、氧气汇流排间、氧气贮罐的火灾危险性类别为乙类，最低耐火等级为二级。

（2）氧气站火灾危险性为乙类的建筑物及氧气贮罐与其他各类建筑物、构筑物之间的防火间距：氧气站距离民用建筑、重要公共建筑分别不应小于 25 m 和 50 m，氧气站距离明火或散发火花点不应小于 25 m；氧气、液氧贮罐距离民用建筑、重要公共建筑分别不应小于 20 m 和 50 m，距离明火或散发火花点不应小于 30 m。

（3）氧气贮罐之间的防火间距不应小于相邻较大罐的半径。氧气贮罐与可燃气体贮罐之间的防火间距不应小于相邻较大罐的直径。

（4）制氧站房、灌氧站房、氧气压缩机间宜布置成独立建筑物，但可与不低于其耐火等级的除火灾危险性属甲、乙类的生产车间，以及无明火或散发火花作业的其他生产车间毗连建造，其毗连的墙应为无门、窗、洞的防火墙，并应设置不少于一个直通室外的安全出口。

(5) 液氧贮罐和输送设备的液体接口下方5 m范围内不应有可燃物，不应铺设沥青路面，在机动输送液氧设备下方的不燃材料地面长度不应小于车辆的全长。

(6) 氧气站的乙类生产场所不得设置在地下室或半地下室。

(7) 液氧贮罐、低温液体贮槽宜室外布置。当液氧贮罐、低温液体贮槽需要室内布置时，宜设置在单独的房间内，且液氧贮罐的总几何容积不得超过10 m^3，并应符合下列规定。

①当设置在独立的一、二级耐火等级的专用建筑物内，且使用建筑一侧为无门、窗、洞的防火墙时，其防火间距不应小于6 m；

②当设置在一、二级耐火等级的贮罐间内，且一面贴邻使用建筑物外墙时，应采用无门、窗、洞的耐火极限不低于2.0 h的不燃烧体墙分隔，并应设直通室外的出口；

③液氧贮罐和汽化器的周围宜设置围墙或栅栏，并应设置明显的禁火标志；

④低温液体的贮运及使用安全应符合现行行业标准《低温液体贮运设备使用安全规则》JB6898的有关规定。

(8) 医院医用氧气供应应符合下列规定。

①医用氧气品质应符合现行国家标准《医用及航空呼吸用氧》GB8982的有关规定。

②应根据医用氧气数量和所在地的氧气供应状况，经综合比较选择氧气汇流排、液态氧或自设常温变压吸附制氧装置生产氧气；当采用常温变压吸附制氧装置制取氧气时，应符合现行行业标准《医用分子筛制氧设备通用技术规范》YY/T0298的有关规定。

③医用氧供应系统的总管应设可遥控的紧急切断阀。

(9) 氧气站内的设备布置应紧凑合理、便于安装维修和操作，并应符合下列规定。

①设备之间的净距不宜小于1.5 m；设备与墙之间的净距不宜小于1 m，且净距应满足设备的零部件抽出检修的要求；其净距不宜小于抽出零部件的最大尺寸加0.5 m。

②设备与其附属设备之间的净距以及水泵等小型设备的布置间距可根据工艺需要适当减小。

③设备双排布置时，两排之间的净距不宜小于2 m。

(10) 氧气站的生产性用房宜为单层建筑物。

(11) 氧气贮气囊间、氧气压缩机间、氧气灌瓶间、氧气实瓶间、氧气贮罐间、液氧贮罐间、氧气汇流排间、氧气调压阀间等相互之间应采用耐火极限不低于 2.0 h 的不燃烧体隔墙和乙级防火门窗进行分隔。

(12) 氧气站的主要生产间围护结构上的门窗应向外开启，并不得采用木质等可燃材料制作。灌瓶间、实瓶间、汇流排间和贮气囊间的窗玻璃宜采用磨砂玻璃或涂白漆等措施，防止阳光直接照射。

(13) 有爆炸危险、火灾危险的房间或区域内的电气设施应符合现行国家标准《爆炸和火灾危险环境电力装置设计规范》GB50058 的有关规定。

(14) 与氧气接触的仪表必须无油脂。

(15) 积聚液氧、液体空气的各类设备如氧气压缩机、氧气灌充台和氧气管道应设导除静电的接地装置，接地电阻不应大于 10 Ω。

(16) 氧气站和露天布置的氧气贮罐、液氧贮罐等的防雷设计应符合现行国家标准《建筑物防雷设计规范》GB50057 的有关规定。

(17) 制氧站房、灌氧站房、氧气压缩机间、氧气储罐间、液氧储罐间、氢气瓶间、液氧系统和氧气汇流排间等严禁采用明火或电加热散热器采暖。

(18) 氧气管道宜采用架空敷设。当架空敷设有困难时，可采用不通行地沟敷设或直接埋地敷设。

(19) 氧气管道采用架空敷设时，应符合下列规定。

①氧气管道应敷设在不燃烧体的支架上；

②除氧气管道专用的导电线路外，其他导电线路不得与氧气管道敷设在同一支架上。

(20) 氧气管道直接埋地敷设或采用不通行地沟敷设时，应符合下列规定。

①氧气管道严禁埋设在不使用氧气的建筑物、构筑物或露天堆场下面或穿过烟道；

②氧气管道采用不通行地沟敷设时，沟上应设防止可燃物料、火花和雨水侵入的不燃烧体盖板；

③严禁氧气管道与油品管道、腐蚀性介质管道和各种导电线路敷设在同一地沟内，并不得与该类管线地沟相通；

④直接埋地或不通行地沟敷设的氧气管道上不应装设阀门或法兰连接点，当必须设阀门时，应设独立阀门井；

⑤氧气管道不应与燃气管道同沟敷设，当氧气管道与同一使用目的燃气管道同沟敷设时，沟内应填满沙子，并严禁与其他地沟直

接相通。

(21) 氧气管道不得穿过生活间、办公室。

(22) 氧气管道敷设在通行地沟或半通行地沟时，必须设有可靠的通风安全措施。

(23) 氧气管道严禁采用折皱弯头。

(24) 氧气管道应设置导除静电的接地装置，并应符合下列规定。

①地沟敷设管道时，在分岔处或无分支管道每隔 80～100 m 处，以及与架空电力电缆交叉处应设接地装置；

②进、出用户建筑物处应设接地装置；

③直接埋地敷设管道应在埋地之前及出地后各接地一次；

④用户建筑物内部管道应与建筑物的静电接地干线相连接；

⑤每对法兰或螺纹接头间应设跨接导线，电阻值应小于 0.03 Ω。

(25) 氧气管道施工验收应符合下列规定。

①氧气管道、阀门及管件应无裂缝、鳞皮、夹渣等。接触氧气的表面必须彻底去除毛刺、焊瘤、焊渣、黏砂、铁锈和其他可燃物等，保持内壁光滑清洁。管道内、外表面除锈应进行到出现本色为止。

②管道、阀门、管件、仪表、垫片及与氧气直接接触的其他附件的脱脂处理应符合现行行业标准《脱脂工程施工及验收规范》HG20202 或施工设计文件的规定。脱脂合格后的氧气管道应封闭管口，并宜充入干燥氮气。

③碳钢材质的氧气管道的焊接应采用氩弧焊打底。不锈钢管道的焊接应采用氩弧焊。

④氧气管道焊缝质量应采用射线照相检验。对液氧管道及氧气管道设计压力大于 4.0 MPa 时，应进行 100%的射线照相检验，其质量等级不得低于Ⅱ级；氧气管道设计压力为 1.0～4.0 MPa 时，可抽样检验。抽检比例固定焊口宜为 40%，转动焊口宜为 15%，其质量等级不得低于Ⅱ级；氧气管道设计压力小于 1.0 MPa 时，抽检比例不得低于 5%，其质量等级不得低于Ⅲ级。

⑤氧气管道的试验介质及试验压力应符合本规范的规定。

六、医用空气系统设计的国家标准规定

1.《医用气体工程技术规范》对医用空气供应源的规定［其中第(1)(2)(3)(4)(9)(10)为强制性规定］

(1) 医疗空气禁用于非医用用途。

（2）医疗空气供应源在单一故障时，应能连续供气。

（3）医疗空气压缩机不是全无油压缩机时，应设置活性炭过滤器。

（4）医疗空气供应源应设置应急备用电源。

（5）医疗空气与器械空气共用压缩机组时，应满足器械空气的含水量要求。

（6）医疗空气供应源宜采用同一机型的空气压缩机，并宜选用无油润滑的类型，也应设置防倒流装置。

（7）医疗空气过滤系统应设置不少于两级的空气过滤器，每级过滤器均应设置备用过滤器。系统的过滤精度不应低于1 μm，且过滤效率应大于99.9%；医疗空气过滤器处应设置滤芯性能监视措施。

（8）医疗空气气源出口应设置气体取样口。

（9）非独立设置的器械空气系统，器械空气不得用于各类工具的维修或吹扫，以及非医疗气动工具或密封门等的驱动用途。

（10）器械空气供应源在单一故障时，应能连续供气。

（11）器械空气同时用于牙科时，不得与医疗空气共用空气压缩机组。

（12）器械空气的过滤系统应设有不少于两级的空气过滤器，每级过滤器均应设置备用过滤器。系统的过滤精度不应低于0.01 μm，且过滤效率应大于98%；器械空气过滤器处应设置滤芯性能监视措施。

（13）器械空气压缩机组不是全无油压缩机系统时，应设置末级活性炭过滤器。

（14）牙科空气供应源宜设置为独立的系统，且不得与医疗空气供应源共用压缩机。

（15）牙科空气与器械空气共用系统时，牙科供气总管处应安装止回阀。

2.《压缩空气站设计规范》GB50029—2014的规定［其中第（4）（7）（8）（10）（11）（12）（13）（14）条为强制性规定］

（1）压缩空气站的布置要靠近用气负荷中心；避免靠近散发爆炸性、腐蚀性和有毒气体以及粉尘等有害物的场所，并位于上述场所全年风向最小频率的下风侧；压缩空气站与有噪声、振动防护要求场所的间距应符合国家现行有关标准的规定。

（2）装有活塞式空气压缩机、隔膜式空气压缩机或离心式空气压缩机的压缩空气站，当单台设备额定功率大于或等于75 kW或设备台数大于3台时，宜建为独立建筑物。压缩空气站与其他建筑物毗连或设在建筑物内时，宜用墙隔开，空气压缩机宜靠外墙布置。设在多层建筑内的压缩空气机宜布置在底层。

(3) 工作压力≥3.2 MPa的压缩空气站不得布置在地下室、半地下室及楼层内，机器间和储气罐间应为单层，室内不得设置与压缩空气站无关的设备与设施。

(4) 活塞式空气压缩机、隔膜式空气压缩机的后部应设置储气罐，其排气口与储气罐之间应设置后冷却器；各活塞式空气压缩机或隔膜式空气压缩机不应共用后冷却器和储气罐。除用户对压缩空气温度有特殊要求外，离心式空气压缩机排气口应设置后冷却器。

(5) 空气压缩机吸气系统的吸气口宜装设在室外，并应有防雨措施。在夏热冬暖地区，螺杆式空气压缩机、隔膜式空气压缩机和额定功率≤55 kW的活塞式空气压缩机、隔膜式空气压缩机的吸气口可装设在室内。

(6) 除排风热量回收利用的情况外，风冷式空气压缩机组的空气冷却排风宜排至室外。

(7) 活塞式空气压缩机、隔膜式空气压缩机与储气罐之间，应装设止回阀；空气压缩机与止回阀之间应设置放空管，放空管上应设置消音器。活塞式空气压缩机、隔膜式空气压缩机与储气罐之间，不应装设切断阀，当需要装设切断阀时，在空气压缩机与切断阀之间必须装设安全阀。

(8) 储气罐上必须装设安全阀。储气罐与供气总管之间，应装设切断阀。

(9) 装有压缩空气干燥装置和过滤装置的系统，应装设气体分析取样阀。

(10) 工作压力≥10 MPa的压缩空气站的配气台、储气罐、充瓶装置应分别布置在单独的房间内，且房间内不应布置其他无关的设备。

(11) 空气压缩机组的联轴器和皮带传动部分必须装设安全防护设施。

(12) 压缩空气站机器间通向室外的门应保证安全疏散、便于设备的出入和操作管理。离心空气压缩机站的安全出口不应少于2个，且必须有一个直通室外；当双层布置时，运行层应有通向室外地面的安全梯。

(13) 工作压力≥10 MPa的压缩空气站，其机器间、配气台间、储气罐间、充瓶间与其他房间的隔墙，应采用钢筋混凝土防护墙；防护墙的厚度不应小于 200 mm。

(14) 压缩空气站内使用的手提灯，电压不应超过 36 V；在储气罐内或在空气压缩机的平台上使用的手提灯，电压不得超过 12V。

七、医用真空系统设计的国家标准规定

1.《医用中心吸引系统通用技术条件》的规定

(1) 吸引系统负压在大气环境下不高于 0.02 MPa (150 mmHg)，不低于 0.07 MPa (525 mmHg)，并能在该范围内任意调节。

(2) 真空泵机组应有备用，当工作泵发生故障时，备用真空泵机组泵应能自动启动，以保证吸引系统正常工作。

(3) 真空容器的设计和制造应符合《特种设备安全监察条例》和 GB150《钢制压力容器》的要求。

(4) 中心吸引站吸入部分应有报警装置，当负压高于 0.019 MPa (140 mmHg) 或低于 0.073 MPa (550 mmHg) 时，应发出声、光报警信号。

(5) 系统应装有灭菌过滤器，由排气口所排出的空气中，每立方米细菌数量不得超过 500 个。

(6) 中心吸引站内噪音不超过 80 dB (A)，室外不超过 60 dB (A)。

(7) 吸引系统应有良好的密封性，当负压到达 0.07 MPa 时，因泄漏引起的增压率每小时不得超过 1.8%。

(8) 吸引系统应有可靠接地装置，接地电阻应小于 10 Ω。

(9) 电控柜的绝缘电阻值不小于 2 MΩ。

2.《医用气体工程技术规范》对医用真空汇的规定 [其中第 (1) (3) (7) (9) 条为强制性规定]

(1) 医用真空不得用于三级、四级生物安全实验室及放射性沾染场所。

(2) 独立传染病科医疗建筑物的医用真空系统宜独立设置；实验室用真空汇与医用真空汇公用时，真空罐与实验室总汇集管之间应设置独立的阀门及真空除污罐。

(3) 医用真空汇在单一故障状态时，应能连续工作。

(4) 医用真空机组宜由真空泵、真空罐、止回阀等组成，并应符合下列规定。

①真空泵宜为同一类型；

②医用真空汇应设置备用真空泵，当最大流量的单台真空泵故障时，其余真空泵应能满足设计流量；

③真空机组应设置防倒流装置。

（5）医用真空汇宜设置细菌过滤器或采取其他灭菌消毒措施。

（6）医用真空泵的排气应符合医院环境卫生标准要求。

（7）医用真空汇应设置应急备用电源。

（8）牙科专用真空汇应独立设置，并应设置汞合金分离装置。

（9）麻醉废气排放系统及使用的润滑剂、密封剂，应采用与氧气、氧化亚氮、卤化麻醉剂不发生化学反应的材料。

（10）麻醉废气排放机组应设置备用真空泵或风机。

（11）每台麻醉或呼吸废气排放真空泵应设置阀门或止回阀。

（12）大于 0.75 kW 的麻醉或呼吸废气真空泵或风机宜设置在独立的机房内。

八、医用氧舱气体供应设计的国家标准规定

《医用气体工程技术规范》对医用氧舱气体供应规定如下。

1. 医用氧舱舱内气体供应参数应符合现行国家标准《医用氧气加压舱》GB/T 19284 和《医用空气加压氧舱》GB/T 12130 的有关规定。

2. 医用空气加压舱的医用空气品质应符合本规范有关医疗空气的规定。

3. 医用空气加压氧舱的医用空气气源与管道系统均应独立于医疗卫生机构集中供应的医用气体系统。

4. 医用空气加压氧舱的医用空气气源应符合本规范的医疗空气供应源的有关规定。

5. 除液氧供应方式外，医用氧气加压舱的医用氧气源应为独立气源，医用空气加压氧舱氧气源宜为独立气源。

6. 医用氧舱氧气源减压装置、供应管道，均应独立于医疗卫生机构集中供应的医用气体系统；医用氧气加压舱与其他医疗用氧共用液氧气源时，应设置专用的汽化器。

7. 医用氧舱排氧管道应接至室外，排氧口应于地面 3 m 以上，并远离明火或火花散发处。

第四节 医用气体系统的质量与安全管理实践

本节简单地分享某医院医用气体系统质量与安全管理的几个实例，这是笔者根据某医院当时的医用气体系统使用现状，结合国家当时有关要求和标准进行的实践探索或工作经验小结，供大家参考。

一、医用中心压缩空气净化供给系统的建立

（一）背景介绍

牙科治疗机、呼吸机、手术吊塔、手术气钻气锯等医疗设备都需要使用净化压缩空气。若上述设备都采用已有高压氧舱压缩空气系统提供的压缩空气，则存在以下几点问题。

1. 用气量不能保证。

2. 不符合国家氧舱标准要求（国标对氧舱用气的储气量有具体要求），因为上述设备的用气约为高压氧舱用气的 2 倍。

3. 该系统的建立只考虑了高压氧舱的用气，并未考虑其他设备的用气。

4. 该系统的压缩空气水分含量较高，不能满足其他设备的用气要求。

因此，需要为上述设备建立压缩空气净化系统。

某医院乃至我国大部分医用高压氧舱的压缩空气净化系统配置比较简单，因为系统中只设置了普通的油水分离器及过滤器，这仅属于一级净化，也就是初效过滤。然而，在每 1 m^3 的大气中，就充满了大约 1 亿 9 千万个杂质、病毒和细菌。一般的过滤器只能处理较粗糙的杂质，其余微小杂质、病毒和细菌混合了压缩机里的油蒸气和压缩空气冷凝液，形成一种具有病毒和细菌的腐蚀性混合物。这种混合物在高气压和高氧浓度环境中浓度更大、活性更大，对病人的危害也就越大。

通常来说，根据 GB12130—1995 及通风不良室内空气卫生细菌学标准，可以将医用高压氧舱对压缩空气的质量要求归纳如表 9-4 所示。

表 9-4　医用高压氧舱对压缩空气的质量要求

项目名称	质量要求	项目名称	质量要求
二氧化碳	≤0.05%	含水量	≤300 mg/m³
一氧化碳	≤0.001%	飘尘	≤0.5 mg/m³
气态烃	≤0.0025%	细菌总数	≤3000 cfu/m³
卤化溶剂	≤0.00002%	指示菌数	<0 cfu/m³
含油量	≤5 mg/m³	手术舱细菌总数	<200～500 cfu/m³
异味	无		

注：手术舱细菌总数标准由世界卫生组织（WHO）规定

纯净的压缩空气不仅为病人提供了干净卫生的空气环境，同时能够使器械正常运作、延长器械的使用寿命以及避免管道和阀门因为杂质导致的阻塞。因此，必须改进高压氧舱的压缩空气系统，以提高压缩空气的净化质量。

假设上述设备都建立各自独立的压缩空气净化系统，则存在投资成本大、占地多、噪声源多、安全隐患多、管理困难等诸多不利因素。而建立一个中心压缩空气净化供给系统，为上述设备提供压缩空气，不仅可以做到随时供气，还能节省空气压缩机和配套设备数量，从而降低成本、减少噪声源及安全隐患，同时也便于管理。

某医院考虑到使用净化压缩空气的医疗设备较多，且分布范围广、对空气质量要求高，以及中心压缩空气净化系统相对分散压缩空气净化系统的上述诸多优势，该医院于 1998 年开始着手医用中心压缩空气净化供给系统的建设工作，并于 2001 年建成使用。系统使用至今，效果良好。

（二）建立措施

某医院在不增加高压氧舱压缩空气系统储气罐的情况下，改进高压氧舱的压缩空气净化系统，使之成为全院的中心压缩空气净化供给系统，供给门诊楼、内科楼、外科楼、传染科楼等病区的 200 多个压缩空气终端，这里既包括了高压氧舱的使用，也包含了牙科治疗机、呼吸机等设备的使用。

由于高压氧舱压缩空气系统建立之时，仅考虑到了高压氧舱的使用，并未能考虑到该系统的压缩空气要供给全院使用。因此，若要该系统供给全院的其他设备使用，必须解决如下关键问题或关键技术。

1. 解决高压氧舱与其他设备共用一套储气罐时导致的无法保证

高压氧舱和其他设备的用气量问题。该医院氧舱储气罐的设计几乎是根据医用高压氧舱国标要求的最小值来设置的，即压缩空气储气的量正好符合治疗舱和过渡舱各加压一次及过渡舱再加压一次的用量。此外，从空压机打到储气罐的压缩空气的温度在 60 ℃以上，根据氧舱国标规定：压缩空气必须静止 6 h 以上，在此期间内禁止使用，以保证空气降温和沉淀尘埃等杂质。

2. 解决压缩空气含水分量大的问题。空气加压氧舱对空气的主要要求是压缩空气的二氧化碳、一氧化碳、碳氢化合物的含量不能超标和无异味，再者是温度；舱内的空气湿度主要是通过空调降温和通风换气来控制的，通常不再专门对湿度进行特殊处理，对湿度要求不高。所以，高压氧舱的压缩空气净化系统对湿度没有进行特殊处理，再加上医院所在地空气潮湿，以致高压氧舱的压缩空气湿度大。但是，牙科治疗机、呼吸机、手术吊塔、手术气钻气锯等气动设备则要求空气较干燥。

3. 建立或改进的压缩空气系统投资小，可为医院节省开支，但必须安全实用。

某医院依次攻克上述关键难题，实现了全院压缩净化空气中心供给，达到了既经济、实用又安全的目的。主要方法是：在不增加储气罐的情况下，在原有的高压氧舱压缩空气净化系统的基础上增加了高效水冷系统、油水分离系统及空气过滤系统。其中高效水冷系统包括冷却塔、高效热交换器、水泵。这样从空压机打出来的高温高压空气得到了充分的降温冷却和冷凝，从而使到储气罐的压缩空气接近常温。而且，其中的绝大部分水分冷凝之后沉入储气罐底部，相应地大部分灰尘等杂质也随水分沉入储气罐底部。增加的空气过滤系统和适时地对储气罐、油水分离器、空气过滤器进行排污也使输出的压缩空气质量得以提高，进而使得压缩空气可以随打随用。

（三）使用效果

目前，某医院的高压氧舱、牙科治疗机、呼吸机、手术吊塔、手术气钻气锯等设备所用的压缩空气都是原高压氧舱的压缩空气净化系统改进后的压缩空气，使用效果良好。

高效水冷系统的设计降低了压缩空气的温度（接近常温）和水分，提高了压缩空气的质量，使得使用压缩空气的各种医疗设备都能使用本系统的压缩空气，并可以实现随打随用，无须静止。

高质量的净化压缩空气能使呼吸机、牙科治疗机、手术吊塔等设备的故障率降低，节省维修费用，延长使用寿命。据某医院临床工程部门统计：该医院的呼吸机以前在使用随机配备的压缩空气系统时，呼吸机的故障中有40%是本机的压缩空气系统故障。在使用改进的高压氧舱压缩空气净化系统之后，大大降低了呼吸机的故障率。

在现有高压氧舱压缩空气净化系统基础之上进行改进，使之成为全院的中心压缩空气净化供给系统的做法产生的效果是增添设备少、投资小、还易于改进，为医院节省了约60万元的重建中心压缩空气净化系统的费用。进而，避免了重复建设、增加管理人员等问题，节省了人力、物力，同时减少了噪声源和安全隐患。

二、医用压缩空气管路系统的设计与安装

医用压缩空气主要用于牙科诊疗设备、高压氧舱、呼吸机、手术吊塔等设备。只有良好的压缩空气分配系统，才能向上述医疗设备提供洁净、足够流量和压力的压缩空气，并节省动力。医院压缩空气的分配系统主要有两种：分散系统和集中供给系统。

分散系统：是各用户单位根据自己的设备需要，各自设置压缩空气供给系统。压缩空气就在用气点附近提供，分散系统的管线较短，可以减少压力损失；相应地对管道材料及安装费用的要求都较低。同时气源独立，当调节或维修该系统时，对整个医院用气没有影响。但是它也存在诸多缺点。

集中供给系统：由中心压缩空气站主管道送出的压缩空气经各分支管道送到各使用单位。有空气加压治疗舱的医院，中心压缩空气站一般由高压氧治疗科的压缩空气系统兼顾。集中供给系统很好地解决了分散系统中存在的诸多不利因素，但是由于空气管道长，系统中的空气流速降低，导致压力降加大。同时，对管道材料的要求较高，安装费用也会增加。

（一）管路的设计与安装

无论是设置集中供给系统，还是设置分散系统，都应考虑如何降少空气在管道内的压力损失，也就是说应考虑如何降低管道的阻力。其次，管道系统应设置空气过滤器，以提供洁净的压缩空气。最后，管道系统应设置集水器，以免水分锈蚀气动设备。此外，不需要给系统设置安全阀、减压器、压力表等。

1. 管道材料、管道选用及安装维修

以前管道材料种类繁多，可以是碳钢、不锈钢、铜、铝及其合金等。但现行的《医用气体工程技术规范》GB 50751—2012 规定，除设计真空压力低于27 kPa的真空管道之外，医用气体的管材均应

采用无缝铜管或无缝不锈钢管。

选用的管道既要满足额定工作压力下强度的安全要求，同时也要满足流量的要求。此外，考虑到后续的扩展，在此基础之上还应关注管内气流的速率，以限制气流的动力噪声。同时，过高的流速也会使湿空气绕过排水器进入使用设备。

管路系统中管径与流量、流速关系如下式所示：

$$D=18.8\times (V/W) \times 1/2 \tag{9-1}$$

其中，D 表示管径，单位为 mm；V 表示管道的体积流量，单位为 m^3/h；W 表示管内平均流速，单位为 m/s。

主管路中的空气流速不应超过 6 m/s，而在不超过 15 m 的支管路中，允许流速增至 15 m/s。

管路系统中应安装空气过滤器、减压阀、安全阀、阀门、压力表等。重要部位应安装两个安全阀，以防某一个安全阀失效引发事故。

管路无论是初始安装还是拆换维修，其工作内容均包括管道的表面清理、管架敷设、管路的自动热补偿、阀门的研磨修理、安全阀及压力表的检定、管路的试压与气密性试验及管路油漆、涂色等。

2. 减少管道内气流的压力损失的措施

为了减小压力损失，可采取下列三项措施：

（1）缩短空气的实际有效行程，即布置管道应走捷径，管道越短越好。

（2）减少气流受阻产生的摩擦力。

（3）减低空气在系统中的流速。

管径小或管路长均可增大摩擦力。当建立一个管道系统时，其管路孔径要求应比实际需要稍大。采用 25 mm 的管道，其费用比采用 12.5 mm 的管道增加 50%左右，然而在压力相等的情况下，压缩空气输送量可增加 4 倍。

在新病房设计中，压缩空气主管道相对于电路、水管等其他管道应优先布置，以保证尽可能短而且直的管路。主管道的费用通常占整个安装材料费的绝大部分，用细一些的管道虽然省钱，但较大的压力损失将带来高运行成本，实际上是以小失大。

为了能满足用气点最大的用气量，且不导致明显的压力损失，系统的所有弯管路应有足够的半径。这里所谓的“明显”压力降是一个经验值，可采用每 300 m 管道损失压力 5%左右，但最远管道压力损失不应超过 10%。

对于用气点相对远且用气量大的地方，可以设置一个大小合适的储气容器，这样系统中的空气流速及其压力降也将降低。同时利用这个储气容器向用气点输送压缩空气，会使管路系统中的压缩空气流量增加。

3. 管路坡度及设置集水器

自空压机引出的所有空压主管道系统均应有不少于 1% 的坡度，即每 3 m 长倾斜 30 mm。同时在管路系统的低处设置集水器，使管路中的水分汇聚并排出。所有出气点均应从管路顶端接出，这样有助于减少水分进入设备，并可压缩空气中的水分。

当管道受温度变化影响时，例如由室内通到外面另一建筑物时，温度会降低。这种情况下，应在进入另一建筑物的室内处加装集水器，以除去冷凝下来的水分。为避免冻结，暴露在寒冷天气中的管道应加装隔温层。

（二）管路的试验、吹除及气密性测试

对于中低压管路，水压试验压力等于设计压力的 1.25 倍；对于高压管路，水压试验按设计压力的 1.5 倍进行。水压试验时，应根据不同工艺阶段不同压力分系统进行，不能进行水压试验的仪表、设备等应用盲板隔开。灌水时应将最高处的放空阀打开，使系统内的气体排尽。压力应缓慢升至试验压力，停压 10 min，然后详细检查焊缝、法兰及阀门密封的严密性。合格后应将系统内的水排尽。

管道的吹除也应按系统分段进行，不允许吹除的管件、设备如过滤器等应拆除。吹除时将贴上白布的板置于吹洗处检查，白布上无铁锈、焊渣等脏物时，认为吹除合格。

以 1.05 倍的设计压力进行气密性试验，试验以空气或惰性气体进行。将压力缓缓升至试验压力后，涂抹肥皂水检查，无气泡出现则认为合格。此后将压力缓升到管道系统的最高工作压力，过若干小时进行泄漏试验。

泄漏率按下列公式计算：

$$A=(P_0T_1-P_1T_0)/(P_0T_1t)\times 100\% \tag{9-2}$$

其中，A 表示每小时平均泄漏百分率；P_0 表示试验开始时压力，单位为 MPa；P_1 表示试验结束时压力，单位为 MPa；T_0 表示试验开始时环境温度，单位为 K；T_1 表示试验结束时环境温度，单位为 K；t 表示试验时间，单位为 h。

泄漏率应满足表 9-5 中的要求。

表 9-5 管路泄漏率要求

试验部位	试验压力（MPa）	泄漏率（%/h）
与贮气缸相连的供气管路	该管道系统最高工作压力	≤0.5
非与贮气缸相连的供气管路	该管道系统最高工作压力	≤0.1

三、医用液态氧中心供氧系统的使用及维护

目前，我国医院特别是大型医院的高压氧科及其他科室中，急救工作中的供氧大都由液态氧中心供氧系统供给，因为它比瓶装供氧更经济、方便和安全。由于压力容器和氧气的特殊性，所以其正确使用和维护极为重要。

（一）医用液态氧中心供氧系统的组成及工作流程

医用液态氧中心供氧系统主要由中心液氧站、二级稳压稳流箱、氧气管路、管路开关、氧气快速接头及氧气湿化器等组成。中心液氧站是液氧系统的核心，它主要由真空粉末绝热低温液氧贮罐、升压盘管、汽化器、氧气分配器等组成。

医用液态氧中心供氧系统的工作流程是液氧贮罐内的液态氧经汽化器汽化后输入到氧气分配器，通过分配器上的各手动阀分别进入各使用单位的氧气主管路（如高压氧科、内科楼、外科楼等）。各单位或各楼的氧气主管路由管道井通往各楼层的氧气二级稳压稳流箱，在此分别调至各层终端所需的氧气压力并由各层走廊内的横管通向各病房终端。病人需要时，将湿化瓶插到墙上的氧气快速接头上即可吸入一定湿度的纯净氧气。

（二）使用与维护

液氧站应建在空旷地，保持通风。室外液氧罐 5 m 范围内不得有通往低处（如地下室、地穴、地井、地沟等）的开口。室外液氧罐 6 m 范围内不允许堆放可燃物和易燃物，不允许有明火，否则要用高度不低于 2.4 m 的隔墙隔开。室外液氧罐与办公室、病房、公共场所及繁华道路的距离应大于 7.5 m。液氧灌和氧气管道必须可靠接地，接地电阻不应大于 10 Ω。医用液氧贮罐站应设置防雷接地，冲击接地电阻不应大于 30 Ω。管路连接应尽量采用焊接，特别是液氧储罐系统中的管路更应采用焊接，否则会因系统温差变化大造成变形、松动。

液氧中心供氧系统主要是由压力容器和氧气组成的，该系统的操作人员、维护人员必须了解液氧储罐的结构、工作原理和氧气的性质，并经过安全技术、操作和检修规则培训，合格后才能上岗。

1. 液氧贮罐的操作和使用

液氧贮罐的操作、使用应有专人负责，并设值班室。在值班室内装置一台氧气输送压力电脑控制报警仪，以便监控输出压力，确保氧气输出量。

液氧贮罐管路如图 9-1 所示。一般情况下，开启阀 7，使液氧进入汽化器汽化后即可供给一定流量和压力的氧气。其输出压力由升压系统来控制，即在开启阀 7 的同时，开启阀 11、阀 9，然后调节调压阀 28，使液体从贮罐底部流向升压盘管 32 并汽化，产生的气体使贮罐上部分气体空间的压力上升。由于压力升高很缓慢，所以在调节调压阀 28 时，每次应只调一点，边微调边观察压力表 33，直到所需压力值为止，而后就不需要再调节调压阀 28。顺时针调节调压阀 28 压力升高，反之则下降。其他各阀门状况如图 9-1 示。

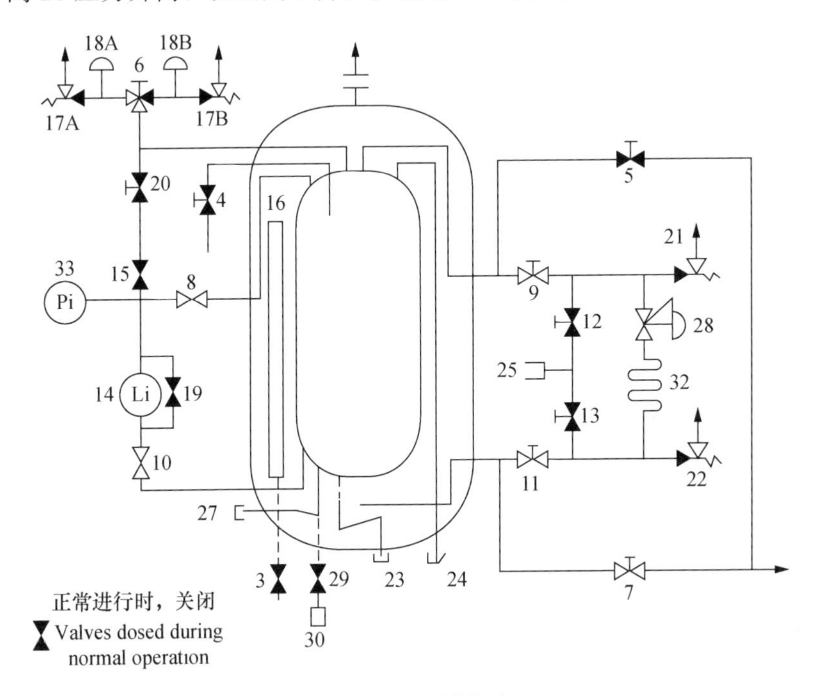

图 9-1　液氧贮罐管路图

注：容器附件：1. 夹套压力贮罐；2. 夹套安全阀；3. 真空阀；4. 溢流阀；5. 经济阀；6. 三通阀；7. 液相排放阀；8. 气相测量阀；9. 气相隔离阀；10. 液相测量阀；11. 液相隔离阀；12. 顶端灌充阀；13. 底部灌充阀；14. 液位测量表；15. 仪表排放阀；16. 真空过滤器；17. A/B 容器安全阀；18. A/B 容器防爆膜；19. 均衡阀；20. 排放阀；21、22. 灌充安全阀；25. 灌充联结口；28. 压力调节阀；29. 真空隔离阀；30. 真空规管；32. 升压盘管；33. 压力表。选择附件：23. 液体增压泵液相；24. 液体增压泵气相；27. 附加液体排放

在液氧贮罐不使用期间，即阀 5、阀 7 关阀期间，贮罐内的压力将会升高，此时应关闭阀 11，切断升压系统。

如果氧气需用量小，或者在贮罐关闭期间，由于热渗透使贮罐内压力升高，当需要供给氧气时，则可以开启经济阀 5 来供给（阀 7、阀 11 关闭）；当压力下降到正常值时，再关闭阀 5、开启阀 7 进入正常的供气状态。

2. 维护

液氧系统绝对禁止沾染油脂，以免引起燃烧和爆炸。

液氧系统上的压力表、安全阀应每年定期检定，最好是备用一套，以便检定时更换。阀门、减压器每 3～5 年应检修或更新一次。系统应每年进行一次气密性检查，特别是管道螺纹连接处。

发现系统漏气或调压器、压力表、防爆装置损坏及异常现象时，应立即修复或更换。

若发现液氧罐上的防爆片爆破或安全阀 17A、17B 起跳排气，则说明液氧罐的夹层真空被破坏，应检修和重新抽真空。

个别单位液态氧贮罐系统上的调压阀 28 与升压盘管 32 的安装位置颠倒了。在升压过程中，应升压盘管在前，调压阀在后。因为气体压力便于控制，液体压力较难控制。再者，由于液态氧温度低（－183 ℃），汽化后接近常温，气、液两态交替易损坏调压阀（如果装颠倒的话）。

液氧贮罐包括升压系统和汽化器，应按压力容器的有关规定进行大修和检测。

液氧站使用和维护人员应避免液氧冻伤。

四、医用液态氧及 PSA（pressure swing adsorption）制氧相

（一）背景介绍

氧气是医院治疗和抢救病人不可或缺的一种气体。通常中心供氧系统相对于分散供氧系统具有诸多优势。但是，中心供氧是选择液态氧好，还是选择 PSA 制氧好，这就需要考量各自医院的经济实力、土地面积、当地液氧价格、液氧运输等条件。对于交通不便、无液氧或瓶装氧气提供给医院的地区，尤其是山区，选择 PSA 制氧是唯一可行的。PSA 制氧机型号的选择应根据医院用氧量决定。

2001 年，根据某院中心液态氧供氧情况、另外一家医院已安装 PSA 系统现场考察的实际情况及 PSA 系统资料，对比分析液态氧和 PSA 两个系统的相关情况。

（二）两系统结构及工作原理简介

1. 液态氧系统

该系统主要由低温隔热贮氧罐、调压系统、汽化器、阀门等组成。

其工作流程是：由氧气公司将液氧灌入低温液氧贮罐内，液氧经过调压和稳压系统后进入汽化器，液态氧汽化后变成气态氧气进入氧气分配器，然后通过分配器上的各手动阀输送到氧气管道网络和终端。

2. PSA制氧系统

该系统主要由空气压缩机、冷冻干燥机、制氧机、贮气罐、过滤器、调压器等组成。

PSA制氧的主要原理是：利用制氧机中的分子筛在加压时吸附空气中的氮，并释放出空气中的氧气，减压时排放氮气的特性来分离氧气。

其工作流程如下：

空气→空气过滤器→空压机→油水分离器→空气贮罐→冷冻干燥机→PSA制氧机→过滤器→氧气贮罐→调压器→氧气管道网络和终端。

3. 某医院液态氧系统及其供氧情况

某医院中心液氧站于1996年建成，有两个液氧贮罐，全院所有用氧皆由该中心液氧站提供。该系统已使用近20年。现该系统运行情况良好。

某医院2000年（以该年为例）用液氧约14 t，液氧花费约29.4万元，即平均每月花费2.45万元。该年用氧量换算成瓶装氧气的话（每瓶压力≥13.6 MPa），相当于消耗了18 666.7瓶氧气，即平均每天消耗52瓶（一年按365天算），每瓶费用为15.7元。

如果除去用氧低峰期的节假日（一年约120天，每天用液氧相当于瓶装氧气30瓶），则一年其余的245天工作日平均每天用液氧相当于瓶装氧约62瓶。

4. 假设某医院（2001年）改用PSA制氧系统

根据某医院上述用液氧情况及PSA制氧系统的技术资料，以及对外院已安装PSA系统的现场考察情况，如果某院改用PSA供氧，应综合考虑如下几点。

（1）选择中国香港尚健公司代理的美国制氧系统ASA—450型较合适。

（2）ASA—450 型双机组每小时产氧量为 27 000 L，折合瓶装氧约 4.5 瓶，则每天 24 h 满负荷运行可生产 108 瓶氧气。

（3）ASA—450 每台机组为 22 kW，双机组为 44 kW。

（4）以每度电费为 1 元计算，双机组每小时电费需 44 元，则该机生产一瓶氧气需电费 9.8 元。

（5）如果选择 ASA—450 型的话，则需 3 台。该院每天用氧高峰期是在上午 8 点至 12 点，此时高压氧舱、手术室等正在大量用氧。全院工作日平均每天消耗氧 62 瓶中约 25 瓶就在这一时间段消耗掉了；另外，不能让制氧系统长期满负荷运行，应留有一定的余量和停机时间。

（6）应建机房、值班室、维护房面积共约 100 m^2。

（7）应配置值班人员和维护人员至少 3 名。

（8）尚健公司报价：ASA—450 型两台（一套）共 238 万元。

（9）该医院使用的氧气终端较分散、管路较长，压力损失较大；高压氧科、CCU 使用气量较大，要求压力较高（7 kg/cm^2）。如果用 PSA 制氧系统的话，则要同时考虑购一台高压氧气灌装机，使制氧机产生的氧灌装到氧气瓶内，以提高系统压力，这样才能保证全院供氧量，但同时增加了安全隐患。

5. 成本、效益分析

以 2001 年为例，采用液氧系统与 PSA 制氧系统的成本效益分析如表 9-6 所示。

表 9-6　两系统成本、效益分析表（2001 年）

类别 比较因素	液氧	PSA 制氧
初期投入成本	成本小，笔者医院液氧罐系统为几十万元	成本大。两台为 238 万元（报价）；另要建约 100 m^2 的机房等，且要通风、防爆
寿命	使用时间长	使用时间短（10 年左右）
设备复杂度及管理费用	设备少、无电动部件；维修保养费用低，5 年来维修费为 5 万元	配套设备较多、较复杂；维护费用较高，双机组每年约 5 万元；需要人员至少 3 名

续表

比较因素＼类别	液氧	PSA 制氧
氧气输出压力	压力最大可调至 10 kg/cm²	压力最大只能达 4.5 kg/cm²；若要提高压力以满足高压氧科、CCU 使用，需要配置灌装机和氧气瓶（或高压氧气贮罐）
占地面积	实际占地面积小，但要求 15 m 内无建筑物或公共场所	需要建机房和管理房等面积约 100 m²
单纯氧成本	液氧较贵，折合每瓶氧约为 15.7 元	折合每瓶氧需要电费 9.8 元
方便性	两个贮罐互为备用，不受停电影响。液氧灌装由氧气厂负责，一次装满可用约 40 d	停电或机器故障时，不能产氧。但原料为空气，取之不尽，不受市场影响（如氧气涨价、运输影响）
氧气纯度	相对较高≥99.6%	相对较低 93%（±3%）
安全性等	储存氧量大；蒸发膨胀系数大；系统工作无噪声	有电动设备，维护、安全等管理难度大、要求高；系统工作噪声大

五、医用“三气”中心供给系统及其管理

“三气”是指氧气、压缩气和真空吸引。氧气主要是用来治疗和抢救病人。压缩空气主要用于高压氧舱、手术吊塔、手术气钻、手术气锯、牙科设备、呼吸机等气动设备。真空吸引主要用于手术室、急诊室、ICU、CCU、监护病房、分娩室、急救室和病房等。“三气”系统主要是指医院供氧系统、压缩空气系统和真空吸引系统。“三气”系统是医院的常规设备，其合理建立和管理相当重要。

（一）“三气”中心供给系统的优点及建立

“三气”供给系统分中心供给系统和分散供给系统。中心供给系统相对于分散供给系统减少了人员，便于管理。此外，还有如下优点。

中心供氧系统占面积小，能随时供氧，比瓶装供氧更经济、方便和安全等；中心压缩空气供给系统能随时供给压缩空气，能节省压缩机和配套设备数量，减少噪声源，改善医疗环境等；中心真空吸引系统能随时供给真空吸引气，能节省真空泵和配套设备，并且

使用起来安全稳定等。

“三气”中心供给系统的建立应主要考虑以下几个方面：

1. 气体流量应充足，并要考虑将来的用气扩展，所以在选购设备和管道时应有一定的余量。

2. 管道应走捷径，越短越好，以减少压力损失。

3. 系统配置及安装要合理、完备、可靠和安全。

4. 系统气密性要好。

（二）“三气”中心供给系统的组成

中心供氧系统主要由液氧储罐、升压盘管、汽化器、氧气分配器、二级稳压稳流箱、氧气管路、管路开关、氧气快速接头及氧气湿化器等组成。

中心压缩空气系统主要由空气压缩机、空气冷却装置、油水分离器、贮气罐、空气过滤器、阀门、管道、终端快速接头装置、电控柜等组成。

中心真空吸引系统主要由真空泵、真空罐、真空电磁阀、水冷却系统、阀门、管道、集水器、电控柜等组成。

（三）成立“三气中心”，统一管理，确保医疗用气和安全

“三气中心”主要是指把氧气、压缩空气、真空吸引（气）三个独立的中心供给系统，以及氧气、二氧化碳、笑气、氩气等统一管理的部门。统一管理主要是指三个系统设备统一由一个部门进行合理有效操作、维修、保养，并提供“三气”等气体。

“三气”等气体具有特殊性，特别是氧气、笑气、压力容器的特殊性决定了对其系统地进行操作、使用、维护等管理工作的重要性；好的管理工作是保障医疗用气的前提。三个系统设备的操作和维护必须实行专人专管，并且这些人员必须了解“三气”系统的结构、工作原理、“三气”的性质和压力容器的有关知识，并经过安全技术、操作和检修规程培训，考核合格后方能上岗工作。

“三气”系统的维护应以预防性维护为主，并根据压力有容器的有关规定进行定期大修、保养、检测和检定，才能确保系统的安全和正常供气。

“三气”系统合理的统一管理能减员增效、提高管理水平。假如操作、维护工作是由一个人或一个部门担任的话，就可以在使用操作过程当中，仔细观察、及时发现问题并及时解决。

又如，液态氧站的操作员如果能够根据不同时间输送出不同压力氧气，就可以节约部分氧气。这是因为有些医院的中心供氧系统太庞

大了，单是氧气终端就有2000～3000个，还有大量的管路接头和开关等。这么多接口总有一些泄漏处，如果液氧站氧气输出压力较大，则泄漏掉的氧气就较多，反之就较少。所以在用氧高峰期做到保证适当的压力和流量即可；在用氧量较少的时候，例如上班时间之外、高压氧舱停舱期间等，则可以使氧气输出压力降低。

因此，大、中型医院应成立“三气中心”，实行集中统一管理，这样才能提高管理水平，从而更好地保证医疗用气的安全。

六、液氧站事故应急救援预案

（一）危险目标及其危险特性

某医院有两个液氧贮槽，一个10 m^3，另一个6 m^3。此贮槽是盛装低温液态氧（－183 ℃）的贮槽，液氧可通过液氧站气化系统供全院用氧。氧气的化学性质已在本章第一节中进行介绍，它是一种强烈的氧化剂和助燃剂，如与可燃气体（H_2、C_2H_2）混合，会形成爆炸性气体。当液氧贮槽、液氧输送管道的连接处或管道等发生液氧泄漏时，液氧或液氧蒸发的氧气遇明火或静电易发生火灾爆炸事故。液氧泄漏喷出与人接触时，易发生冻伤事故。液氧贮槽超压，或者液氧贮槽体本身出现缺陷，在存放过程中也可能发生物理性爆炸，比如贮槽真空层遭到破坏，致使内胆液氧迅速气化（液氧气化体积比为1∶800）。不论是哪种火灾与爆炸，都可能对医院财产与操作人员及周边环境造成巨大损害。

（二）预防事故措施

为预防事故的发生，必须对液态氧站设施设备的危险源进行评价和备案。临床工程部门也应每年对设施进行规范的检测和检验。操作人员必须经过技术监督部门培训后持证上岗。站区必须设置标准、明显的安全警示标志。成立液氧站重大事故应急救援队伍。

医用氧气系统在设计建立时必须严格遵守并执行《医用中心供氧系统通用技术条件》《医用气体工程技术规范》对医用氧气供应源的规定、《医用气体工程技术规范》对医用液氧贮罐站的设计规定、《氧气站设计规范》中相关规定。详细条款已于本章第三节列出。

凡进入此区域装卸液体的罐车必须熄火，防止火花与溢漏液氧产生燃烧爆炸。充装人员必须正确穿戴好劳保用品，防止液氧接触皮肤引起严重冻伤。

一旦发生意外，应马上关闭与之联系的管网阀门，视当时情况做相应处理，并立即报告。如发生火警，应立即拨打本医院保卫处电话，并按事故报告程序进行报告，组织周围人员撤离危险区域。

（三）最有可能发生的紧急事故

1. 火灾、爆炸或两者同时发生。

2. 液氧泄漏。

如发生上述任何一种事故，应立即进入应急状态。

（四）各种事故的现场应急方案

事故发生的第一时间，当事人或现场人员要在确保自身安全的情况下进行相应的应急处置工作：向管理和维护人员报告，并按事故报警程序报告。

现场救援力量若无法控制险情时，应立即封闭现场。

1. 液氧站发生火灾、爆炸或两者同时发生的应急措施

（1）管道、法兰或阀门泄漏处着火：要立即关闭泄漏点两侧的阀门，同时用灭火器、消火栓灭火。

（2）贮槽或槽车泄漏着火：先灭火，同时进行泄压，用消火栓实施冷却，并用大量水冷却该贮罐或槽车，防止爆炸，然后按照泄漏的处置方式进行处置。

（3）其他部位泄漏着火：先灭火，然后按照泄漏的处置方式进行处置。

（4）若已发生爆炸，首先要救护、转移伤员至安全地点，等待救治。

（5）应特别小心防止任何可燃物或衣服被氧气饱和，造成燃点下降，导致燃烧。

（6）切勿在液体层面上行走，以防摔倒在液体里。

2. 当贮罐发生液体泄漏或飞溅时的应急措施

（1）处置液氧泄漏事故时，一定要先穿戴好防护服、佩戴呼吸器，避免造成冻伤事故。

（2）尽可能把液体来源阀门关闭。

（3）应特别小心防止任何可燃物或衣服被氧气渗透而起火。

（4）切勿在液体层面走过或摔倒在液体里。

（5）现场禁止任何火源。

（6）如不能切断液体泄漏源，可用消防水射向液体使其筑成冰堤，防止液体扩散和进入下水道。

（7）一旦冻伤，急救处理方法是：轻轻将冻伤面浸泡在冷水中解冻，不要擦其表面，以纱布覆盖好，并立即请医师诊治。

（陈跃龙）

第10章　基于互联网的医疗设备管理信息系统

第一节　医疗设备管理信息系统概论

一、信息系统与设备管理组织概论

随着科学技术的迅猛发展，先进医疗设备已成为医院现代化建设的重要物质基础，因而，医疗设备的管理为当前现代化医院管理的一个重要领域。现阶段对医疗设备管理水平的要求越来越高。医疗设备从采购、使用、维护直至报废全生命周期均需要严格的科学管理。将现代信息技术与先进的管理理念融合，对医疗设备进行信息化管理，是医院提高效益、提高医疗水平的重要手段。

（一）信息系统

信息系统是一个人造系统，由人、硬件、软件和数据资源组成，目的是及时、准确地收集、加工、存储、传递和提供信息，实现对组织中各项活动的管理、调节和控制。信息系统还能够完成信息的二次开发，也就是在各种信息收集的基础上，利用数据库技术，对数据进行深加工，以协助管理者分析问题、评估当前工作、预测未来工作等，从而大大提高管理层的决策力。信息系统分为三个维度——组织、管理和技术，如图10-1（a）所示。

组织：信息系统是组织管理架构整体的一个部分，核心是人员、组织结构、业务流程、规则制订和企业文化。组织是有结构的，按层次或金字塔结构分为上层人员、中层人员和基层人员，如图10-1（b）所示。

管理：管理者的工作在于分析理解组织所面临的各种情景、做出决策并制订行动方案去解决问题。管理者还可设计新决策、新服务，对组织再定位、再设计。

技术：信息技术是管理者应对变化的众多工具之一。

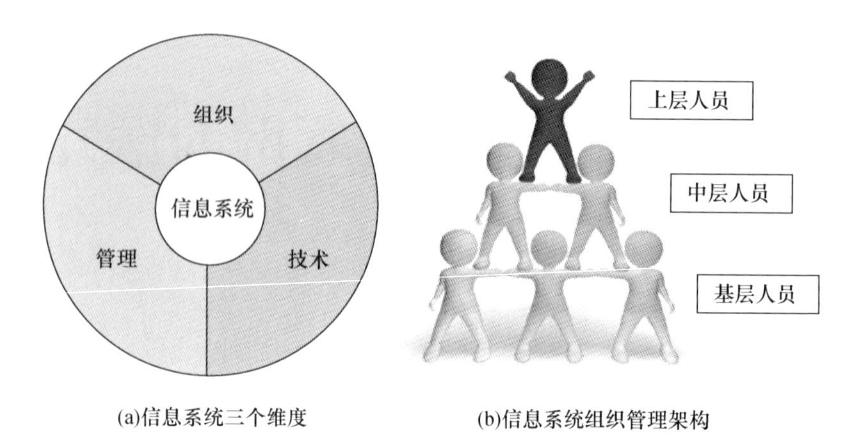

(a)信息系统三个维度　　(b)信息系统组织管理架构

图 10-1 信息系统示意图

(二) 医疗设备管理信息系统

医疗设备管理信息系统是为更好地购置、使用、监督、维护医疗设备等一系列管理工作而设计的，它利用计算机及其网络通信平台，将信息技术融入医院设备管理中，形成的集登记、查询、统计、分析、信息共享和风险控制等功能于一体的计算机应用系统。

医疗设备管理信息系统组织的架构按金字塔划分为上层人员、中层人员和基层人员。上层人员是由院长、党委书记、处长和科室主任组成的高层管理人员，主要负责制订长期的战略决策；中层人员由各维修组组长和工程师组成，负责监控业务工作中的日常活动；基层人员由医疗设备的管理人员构成，主要负责审核处理设备验收数据、配件管理数据、财务管理数据、文书管理数据等。以上人员共同协调工作。

当前，医疗设备管理信息系统所研究的已不是单一的计算机数据管理，而属于跨学科领域。图 10-2 展示了管理信息系统中的问题、论点和解决方案所涉及的主要学科，可分为技术和行为两类。技术方法除了强调物理技术和系统的正式功能以外，还强调基于数学模型来研究信息系统，比如设备的经济效益分析就是基于数学算法数学模型建立的，其中所属的技术学科有计算机科学、管理科学和运筹学。计算机科学注重建立可计算理论、计算方法和数据的有效存取。管理科学强调的是决策模型的开发和管理实践的总结。运筹学专注于组织参数优化的数学技术，如设备的使用效率、利用率、配件库存控制和维修成本控制等。信息系统领域另一个重要组成部分是伴随着信息系统开发和长期维护而出现的行为问题，诸如战略业务的整合、设计、实施、应用和管理等问题。因此，设备信息管理系统的建立不只是计算机软件这么简单，从设计到使用，涉及众多学科的综合运用。尽管很多医院都建立引进了设备的信息管理系统，但是并未建立设备信息的管理机制，致使信息系统只是简单的计算机管理软件，无法形成真正的信息化管理。

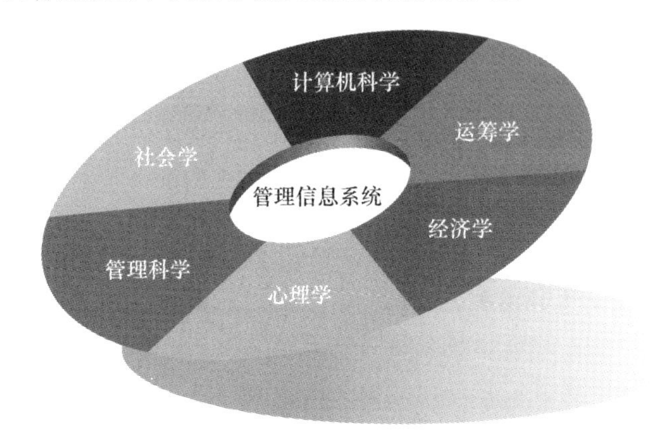

图 10-2　建立管理信息系统所涉及的学科

二、构建医疗设备管理信息系统的必要性

医疗设备是医院进行正常医疗活动的重要物质条件保障。随着医学及相关学科的高速发展及日益增长的诊疗需求，设备在医疗服务中成为重要一环。医疗单位不断引进价值高昂的高性能医疗设备，也致使医疗设备所占固定资产比例越来越高。然而，医疗设备的多样性和复杂性，以及在具体管理工作落实阶段所需要严格遵循和贯彻的思想原则、科学方法及流程规范等均给医疗设备管理工作带来困难。以往的设备管理工作采用人工记账的方式来采集和存档设备在全生命周期的情况。该方式工作量大、效率低、记录信息不规范，稍有疏忽，便可导致重要信息的遗漏，更不利于进行各类数据的统计分析，因此，具有较大的局限性。此外，随着现代科学技术的进步，医疗设备也不再是构造简单、品种单一的产品，而日趋复杂化和现代化。

构建医疗设备管理信息系统，可以将设备的所有数据，包括基础数据、使用数据、管理数据等整合、统一、标准化。将所有管理流程规划成与数据连接的标准事务流程，使得设备管理的所有工作都可围绕系统展开，并在系统上体现记录。因此，对医疗设备实行信息化管理势在必行，同时医疗设备信息管理也是医院信息系统的有机组成部分，是医院提高效益、保障医疗水平的重要手段。此外，构建医疗设备管理信息系统还有以下几方面的重要意义。

1. 实现数据采集完整化

医疗设备管理的全过程中将接触、产生、使用和处理大量数据信息。这些数据信息不仅是医疗设备进行有效调控时的基础数据，也是医疗设备管理工作中需要进行决策时的重要依据。基础数据的遗漏和丢失将会对后续设备管理工作的开展带来极大的不便。管理信息系统则全面和细致地考虑了管理信息的采集要求，在系统设计上强制录入必要信息，提醒录入辅助信息，以确保数据采集的完整性。

2. 实现设备维修高效化

应用医疗设备管理信息系统，在设备发生故障时，临床使用科室可通过设备管理员的终端电脑快速调出相关设备档案，以文字和图片的形式填写完成故障清单并上传分管工程师的终端电脑，甚至是移动终端，诸如手机 APP。根据故障类型，分管工程师可远程也可前往现场进行设备维修。同时，维修的数据记录及状态共享也便于临床科室及维修组长了解跟进维修进展情况。

3. 实现效益分析科学化

医疗设备的效益分析主要包括经济效益和社会效益两方面，它贯穿于医疗设备运行的整个过程。可以利用医疗设备管理信息系统采集到的全面细致的数据，例如设备的使用数据、维修保养数据、配件数据等，通过综合了多种学科而设计的计算方法，对医疗设备进行科学深入的效益分析。其一方面用于评价在用医疗设备的工作状况，以便采取措施提高其使用率；另一方面用于指导医院医疗设备的规划和立项，将医院有限的资金用在效益好的项目上。

4. 实现风险管理系统化

近些年发生的与医疗设备应用相关的安全事件及引发的医疗纠纷、事故呈明显增长趋势。2010 年卫计委（原卫生部）监督管理司颁布了《医疗器械临床使用安全管理规范（试行）》，旨在降低医疗设备临床使用风险，加强医疗设备临床使用安全管理，提高医疗质量。医疗设备管理信息系统的构建和应用，可以系统地进行风险分析；并根据采集到的设备使用数据、维修保养数据及相关计量检测和校准数据等，进行风险评估；根据风险等级的评定来制订预防性维护计划，同时医疗设备管理信息系统的设备档案中还可上传设备的使用培训数据，对临床设备使用人员进行在线培训，进而实现风险控制。

5. 促进设备管理规范化

在医疗设备计划论证、采购签约、收发存储、验收入账、安装使用、维修保养、效益分析、文件存档、计量检定、商业信息等方面，应用计算机技术可实现管理工作信息化和标准化。进而，规范临床工程部门的工作流程，完成对医疗设备的跟踪监控，所获取的数据经处理均可生成相应图表，便于观察分析。此外，计算机程序还可按管理工作的规律步骤，使各项工作互相关联，环环相扣，从整体上提高工作效率。

三、医疗设备管理信息系统的现状分析

在医疗设备管理的初级阶段，因设备品种数量较少，加之微型计算机并不普及，医院完全依靠手工记账来实现设备管理。随着微型计算机大规模进入我国，医疗设备的种类、数量快速上涨，医院开始利用 Excel 及其他电子表格进行设备管理，此种方式使得设备的静态信息数据记录规范化，能够准确及时地分析和处理数据，可以减轻管理人员的工作强度，提高工作效率。但是它缺乏设备的维修管理模块，无法做到设备的动态管理。现阶段，随着医院现代化水平的提升，大量高精尖的医疗设备被引入，使得医疗设备占医院固定资产的比重逐年加大，三甲医院的医疗设备总资产甚至达到十几亿。这种情况下，仅靠简单的电子表格无法做好高效率、高精密的管理工作。数据库系统则作为设备管理平台已逐渐被应用到国内的各大医院。尽管先进的信息技术已经在医疗设备信息化管理中得到了应用，但是，纵观国内医疗设备管理信息系统的发展现状，以下几个方面还有待改善。

1. 医疗设备信息化管理进程参差不齐

技术力量雄厚的医院可独立开发软件，以实现效益分析、维修、计量和质量控制等功能，这方面以南京军区南京总医院和新桥医院最具代表性。地方医院还未建立起相应管理系统。虽然，卫计委已在几个试点单位应用医疗设备管理软件，可是由于缺乏后续技术支持，也令其发展受限。

2. 软件通用性兼容性较差

目前，医院都是根据自身管理模式的特点与要求开发本单位医

疗设备管理信息系统，多为单功能系统，通用性较差。各医院开发系统时，开发平台多种多样，使用的数据库也不尽相同，操作系统更是五花八门，致使软件之间的兼容性较差。

3. 数据利用不完善

目前一些医院使用的软件过于简单，仅停留在收录原始基本数据，用简单的加法统计报表的阶段。无法提供决策支持、流程控制及效率分析等高级信息处理功能。

4. 信息传递难度大

医院设备管理模块很多，但信息分散，无法做到协调统一，信息传递方式落后，共享度低，各模块大都是单独的软件存放信息，平台不一致、标准不统一，进而加剧了设备信息传递的难度，即使在医院内部也未能实现无纸传输。设备信息共享无法实现，致使信息资源无法充分利用。

四、如何做好设备管理信息化建设

做好医疗设备管理信息化建设可以从以下几个方面着手。

1. 医院的各级部门必须在思想上及具体行动上对医疗设备管理信息系统的开发和建设给予高度重视，为整个建设工作的顺利开展提供各项支持。

2. 在建立起完善的设备管理信息化建设工程组织保证体系的基础上，落实各级组织直至各级人员的具体责任，做到“建设任务明确、目标定位明确、工作节点明确”。

3. 建立系统开发和建设过程中各种疑难问题处理的决策保障机制，为开发和建设扫清障碍。

4. 建立系统开发和建设过程中各专业管理流程之间界面相容的协调统筹管理机制，确保横向与纵向管理流程畅通和相互支持，切实做好设备的编码工作。

此外，还要高度重视系统开发中设备管理资源的挖掘工作，从管理业务、管理范围、管理流程、管理规范上进行手段提升。还要高度重视管理系统模式化设计的定位工作，从模式建立、目标确定和管理理念上达到高标准。达到上述要求需要重点做好以下工作。

1. 确立系统目标定位的指导性标准，从方向和具体措施上提出便于操作的要求。

2. 在认真对内部设备管理现状进行实地调查、研究和分析的基础上，结合信息化建设的需要，进行资源筛选，以优质资源作为系统优化设计的基本元素。

3. 要对管理业务、管理范围和管理流程进行系统考察和分析，找出管理上存在的职能交叉和重叠问题。

4. 要加强对各个管理组织的整合和业务流程重组，充分保证系统设计在模式管理上的先进性、高效性和经济性。

5. 要高度重视系统上线运行的调试和运行管理工作，从运行效率和管理效率上做出综合评价。在开发、设计过程中，剔除不适应或相互干扰的“需求”，以达到设计过程的不断完善和优化，实现医疗设备一生的良好管理。

先进医疗设备的引进对医院医疗水平的提高、科研能力的增强起着至关重要的作用，是现代医学迅速发展的先决条件。医疗设备的有效管理则为重中之重。因此，医院需要建设完善的医疗设备管理系统，以使医疗设备的管理趋于精确化、规范化、高效化及低成本。

第二节　构建医疗设备管理信息系统

一、医疗设备数据采集

设备全生命周期管理（life cycle equipment management，LCEM）是从设备的选型采购、运行维护到技改报废的全生命周期内，进行设备不同阶段的全过程管理。这意味着，在这一过程中将会接触、产生、使用和处理大量数据信息。而这些数据不仅是医疗设备进行有效调控时的基础数据，也是医疗设备管理工作中需要进行决策时的重要依据。因此，保证采集数据的完整性是构建科学医疗设备管理信息系统的前提。一般来说，采集数据可以包含以下几点内容。

1. 设备基础数据

设备基础数据包括设备名称、设备编号、价值、生成日期、功能参数等。

2. 设备使用数据

主要记录操作者使用设备时产生的数据，包括开机时间、开机次数、收入等，可为设备的经济效益分析提供数据支持。

3. 设备维修保养数据

主要来自设备维护过程中产生的数据，比如维修事件时间、内容、过程、发生的费用等。维修保养数据建立在设备基础数据之上，可作为经济效益分析的数据支持。

4. 设备质量控制数据

主要涉及的是设备的计量检测，主要的数据有：计量检测时间，计量证书，计量内容，质量等级（一等品、二等品、三等品、四等品）、计量分类、最近计量日期，是否强检、性能状态（在用、维修、未修复、报废、盘盈、盘亏）、送检标志、在库标志。涉及的管理有设备计量标记，证书过期自动预警。

5. 厂家数据

厂家数据包括厂家基本信息、联系方式、资质资料、产品数据等。厂家数据可为采购决策流程提供必要依据。

6. 购买数据

购买数据主要包括合同号、购入日期、发票号、采购人、入库日期、出库日期、启用日期、配置许可证、配置许可证发证日期、配置许可证有效日期、配置许可证批复号、应用许可证、应用许可证发证日期、应用许可证有效日期、注册证号。还应包括代理商数据、代理商基本信息、代理产品信息、资质资料等；并将代理产品信息与厂家数据关联，可为资质审核及采购论证做好准备。

7. 配件数据

配件数据包括配件基本信息、入库数据、出库数据、费用统计。该数据与设备维修保养事务管理息息相关。

8. 配送管理数据

主要涉及一些统筹调配管理的设备借还事务，主要包括借出时间、归还时间及费用等。

9. 操作人员数据

操作人员数据主要包括操作者的资质审核、考核、培训等。

二、系统开发概述

（一）开发方式

医院医疗设备管理信息系统的建立方式主要有：购买市面上现有的医用设备管理软件；与信息服务商合作定制或者自己设计开发系统；与医院 HIS 系统开发商定制设备管理系统等。采用后者的方式便于设备管理系统和 HIS 系统的整合，方便临床使用及获取设备临床使用的数据，以供该设备效益分析时使用。

（二）系统结构

1. 硬件结构

当前的医疗设备管理信息系统可以分为单机和网络版本。按当前网络的发展趋势，单机的系统架构已基本淘汰，以网络版为主，其硬件结构如图 10-3 所示。

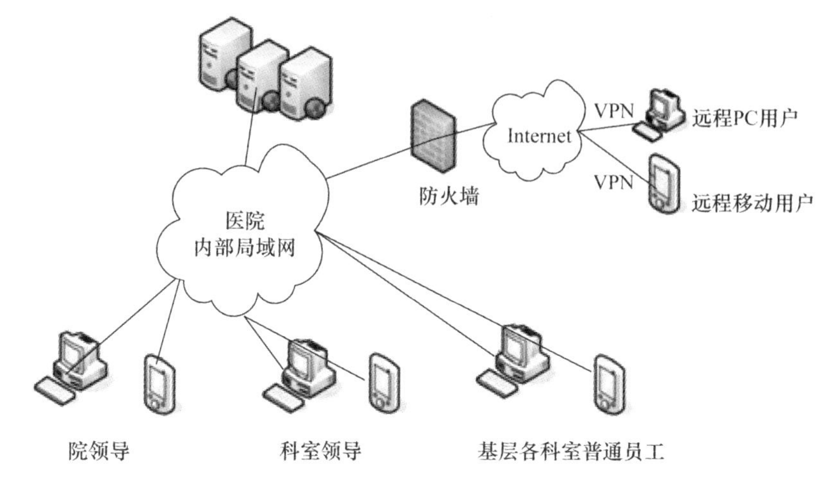

图 10-3　系统硬件结构

2. 软件结构

按照客户端的使用方式可以分为两个主要的结构：C/S 结构和 B/S 结构。

C/S 结构：即 Client/Server 结构，是客户端/服务器体系结构，该结构兼容性较好，但需要开发客户端的专用程序。

B/S 结构：即 Browser/Server 结构，是浏览器/服务器体系结构，该结构统一客户端，将系统的核心功能集中到服务器上，简化了系统的开发、维护和使用。与 C/S 结构相比，它具备更好的可维护性和可扩展性。

现阶段医院 HIS 系统多为同时采用 C/S 结构和 B/S 结构。

3. 系统构建

医疗设备管理信息系统引用设备全生命周期管理顺序流程来架构整个系统，如图 10-4 所示。LCEM-设备全生命周期管理对设备全生命周期内的整体费用、运行管理、安全能效等方面进行全面控制，以总体效益为出发点，运用先进的管理方法与技术手段来实现设备全面、系统和科学的管理。

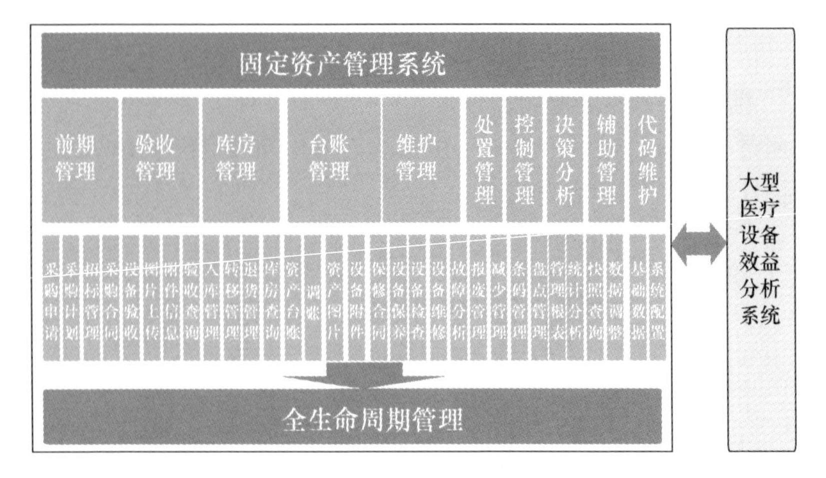

图 10-4 系统模块结构图

（三）基础设施

硬件是系统实施的基础。在设计方案中，需要考虑到系统实施的各种要求及特点，同时兼顾医院的实际情况。硬件选型时必须符合系统需求，兼顾系统性能，以性价比最高为原则。制订使系统达到最优、也最为经济的方案。

1. 服务器（SERVER）

主服务器是系统的心脏，系统中所有工作站都必须与其进行信息交换，所以必须保证其速度快、稳定、质量可靠。一般可使用现有的医院信息系统服务器。但是医院的信息服务器一般要求与外网独立，而医疗设备管理信息系统的部分业务需要使用因特网。一般采用映射地址方式和网络连接，使外网能访问系统。

2. 无线网络（WiFi）或 RFID

网络可采用国际标准的星型网络拓扑结构，其具有扩充灵活、维护方便、运行稳定、互连性好、性价比高等特点。现今医疗设备管理信息系统都开发有移动端手机应用端，无线网络是必须配套的设备。有条件的医院可将无线网络覆盖全区域，最好还能支持 RFID 的网络。

3. 配电电源（UPS）

网络运行时发生电源故障，则可能会导致数据丢失、设备损坏等，造成不可挽回的损失。因此，必须有 UPS 保障计算机系统在停电后继续工作一段时间，以便用户能够紧急存盘。

4. 数据库系统

医院管理信息系统数据量巨大、实时性强，因此，在数据库系统选型时必须选择高效、稳定的大型数据库系统。

5. 操作系统

目前多数终端采用 WINDOWS 操作系统，该系统管理方便，但多数须通过设置才能使用医疗设备管理信息系统的某些功能。

6. 人员培训

人员培训包括网络系统管理人员培训、工作站管理人员培训及工作站使用人员培训。其中，网络管理人员是高级操作人员，要求具备一定的网络知识及独立维护保养网络的能力。工作站管理人员要求能够管理整个系统及各部门子系统的衔接和调用。

（四）安全管理

1. 访问控制

访问控制主要是主体访问客体的权限控制，反映在具体的操作中就是用户管理。医院网络的特点是分散处理、高度共享，用户涉及医师、护士、医疗技术和管理人员，覆盖面大，给系统带来了不少的安全隐患。根据这些特点，系统需要配套长期稳定、统一且便于管理的措施，即限定一般用户权限。利用操作系统为其定义唯一账号，这样用户既可以方便、灵活地操作自己的程序和调用数据，又不能随便阅读权限以外的数据及文件，可防止非法用户侵入网络，确保网络运行安全。

2. 实施安全口令管理

由于高级用户具有网上资源的所有操作能力，因此，不能滥用超级用户账号，要给超级用户设置较为复杂的口令，并定期更改高级用户注册口令。对每一个操作员也要进行操作权限设置，并设置登录口令。

3. 数据备份

系统在运行过程中所产生的数据是都是宝贵的资源，包含设备的很多管理数据，维修数据、使用数据等。计算机联网后，数据如果遭到破坏或丢失，就会给设备的信息化建设带来不可估量的损失，因此，为保证设备管理信息系统的正常运行及数据安全，必须建立一套完整可靠的数据备份及恢复方案。

通过数据库本身所具备的自动备份功能，每天定时自动把主服务器的日志备份到备份服务器中，并定时启动恢复命令，使备份服务器数据库恢复与服务器同步。同时备份到独立大硬盘，把备份服务器已恢复的数据库备份到硬盘里。定时用光盘备份数据库，避免特发情况数据的全丢失。当意外发生时，每 10 min 一次的事务日志备份能够尽可能减少数据的丢失。这些操作都将会写入系统的日志中，以便平时检查数据库的备份工作是否正常。此外，在客户端上传数据前，可将数据进行压缩、打包，这样可以节约备份服务器的磁盘空间。

4. 数据监测

通过服务器日志管理，记录每天服务器的各种操作，主要是设备检查记录、服务器启停记录、对数据库的日常维护记录、服务器运行情况记录和用户的监控记录等。通过监控帮助网络管理人员了解当前网络的运行状态，或是完成网络故障的监测与恢复，找出系统的瓶颈所在，及时采取优化措施，对数据流量进行调整。

三、系统模块概述

（一）工作台模块

设备管理信息系统涉及众多的管理流程，面对不同的管理人员，需要设置工作台模块以方便不同的用户工作。工作台设置在进入系统的首页，其首页设置为常用的快捷菜单，以便快速进入所需要的功能界面，工作台上针对每个特定用户设置了与之相关的各种流程及统计结果。图 10-5 展示了某医院临床工程人员工作台。图 10-6 展示了验收入库管理人员工作台。

工作台

待办业务 预警 监控

代码	名称	数量

维修

序号	单据号	日期	科室	名称	状态	详细	审核进度
1	WX022016050010	13/05/2016	消化内科	电子内窥镜系统	陈振煜提交	[illegible]	
2	WX022016050027	20/05/2016	泌尿外科	体外碎石机	廖伟光提交	[illegible]	
3	WX022016050029	20/05/2016	泌尿外科	体外碎石机	廖伟光提交	[illegible]	
4	WX022016050029	20/05/2016	泌尿外科	体外碎石机	廖伟光提交	[illegible]	

15 第 1 共 1页

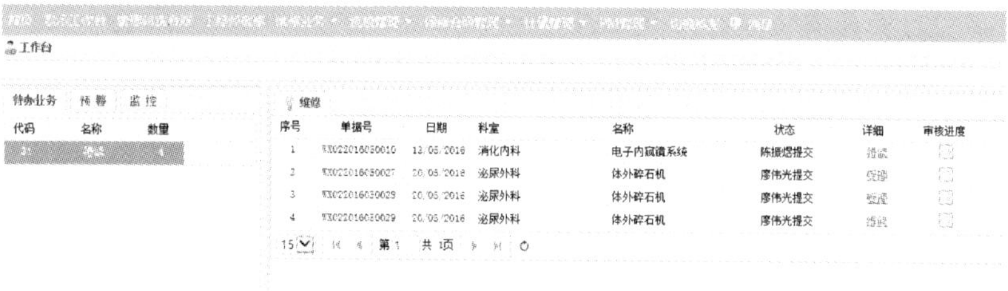

图 10-5 临床工程人员工作台界面

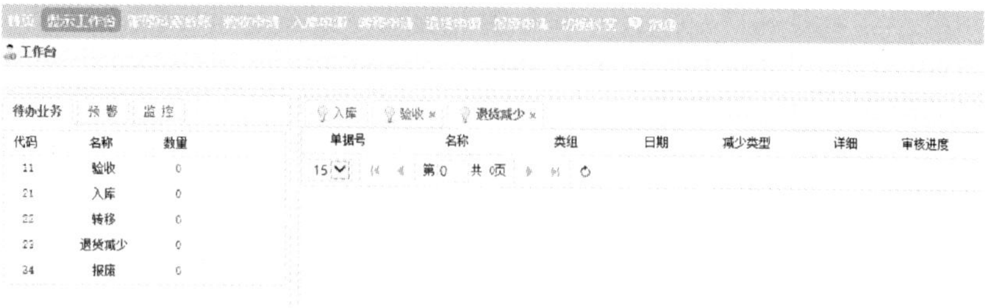

工作台

待办业务 预警 监控

代码	名称	数量
11	验收	0
21	入库	0
22	转移	0
23	退货减少	0
34	报废	0

入库 验收 退货减少

单据号	名称	类组	日期	减少类型	详细	审核进度

15 第 0 共 0页

图 10-6 验收入库管理人员工作台界面

(二) 采购论证决策模块

采购论证决策模块为计划论证、招标采购的决策提供数据支持，并对这两个流程进行规范化。医院采购招标都有一定的固定审批流程，信息系统会记录每个流程节点所用的时间，进而提高工作人员积极性，减少处理时间，提高效率。同时，信息系统还提供论证计划所需要的数据，比如产品特点、价格段、适合范围等，可以帮助科室根据自身需求决定购买适合的产品，从而避免功能浪费和“大材小用”的情况发生。笔者以某医院的医疗设备管理信息系统为例来介绍采购论证决策模块的实现。其具体功能设置如下。

该模块主要提供了采购申请、采购计划、招标管理、采购合同几方面的管理信息。

1. 采购申请

科室需要购置设备时，填写采购申请，提交给相关科室审批。采购申请支持临时采购申请、年度采购申请。

(1) 系统可根据申请的类型、不同的设备类组及不同的预算金额段，分别制订相应的审批流程。

(2) 系统设定限制金额，对于超过限制金额的采购申请，必须填报采购论证。采购论证包括配套人员设施、经济测算、可行性分析等内容。

(3) 申请科室可在系统上查看申请的审批进度和后续的采购计划及到货进度。

(4) 系统提供年度采购申请汇总功能，以及年度采购申请汇总审批功能。

2. 采购计划：管理科室根据医院各科的采购申请情况制订采购计划

(1) 系统支持利用采购申请自动生成采购计划；也支持不通过采购申请，由管理部门直接制订采购计划。

(2) 系统根据设备类组、金额段等条件，制订相应的审批流程。

3. 招标管理

(1) 系统支持对招标信息的登记及审批功能。招标登记信息中包括招标基本信息、招标设备清单、供应商投标信息及中标供应商信息。

(2) 系统支持审批工作流。

(3) 系统支持通过采购计划获取采购设备信息。

4. 采购合同

工作人员应登记合同基本信息及合同设备清单。

（1）系统支持通过采购计划或招标管理，获取采购设备信息，也支持管理部门直接录入采购设备信息。

（2）系统支持编制付款计划，包括付款类型（全额付款或分期付款）、付款金额比例、付款日期等信息。

（三）设备验收管理模块

设备到货后，相关人员对设备进行验收，通过此功能完成设备信息的登记、验收单的打印、验收的审批业务。验收后系统为每个设备分配唯一的设备编号。验收的同时也建立了设备初始档案。某医院的医疗设备管理信息系统的设备验收模块的实现如图 10-7 所示。其具体功能设置如下。

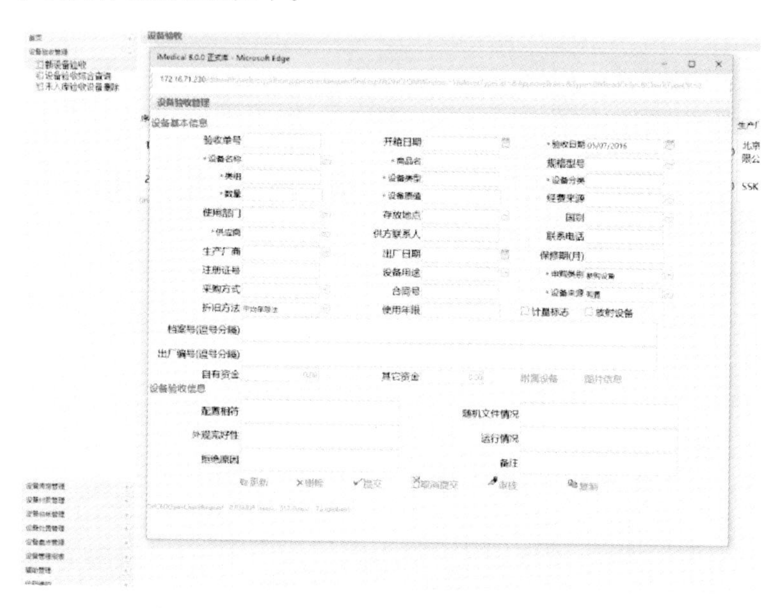

图 10-7　设备验收管理模块界面

1. 验收建档

用户可以根据采购合同、采购计划获取设备信息，建立设备的基本档案。

（1）验收时，可以对附件进行登记，记录附件的详细信息。便于以后更准确地对设备及附件进行盘点及日常管理。

（2）系统支持对图片分类上传管理，包括外观及文件的扫描件。对图片实行分类管理，使得相关人员通过系统即可查看所需要的资料、档案。

（3）根据定义的不同类型设备，系统默认设置了与之对应的折旧方法及折旧年限。

（4）系统支持验收单的复制功能以及验收单的导入功能，以方便用户的操作。

（5）系统支持根据类组、金额等因素，定制不同的审批工作流。

（6）验收审核后，系统自动为每台设备生成唯一编号，同时支持批量验收，生成的一系列设备编号，系统自动分配到每台设备上。

2. 验收综合查询

根据验收单号、设备编号、设备名称、供应商、生产厂商、类组、剂型、原值等条件可进行综合查询。

（四）设备库房管理模块

设备验收通过后，办理入库，转为医院的资产，再通过转移出库分发到相应的科室。有时会出现科室将设备退回相应管理科室库房的情况，或在科室之间调配的情况。另外，还可能发生设备需要退货给供应商的特殊情况。库房管理模块实现了以上的业务管理。以某医院的医疗设备管理信息系统为例来介绍库房管理模块的实现，如图 10-8 所示。其具体功能设置如下。

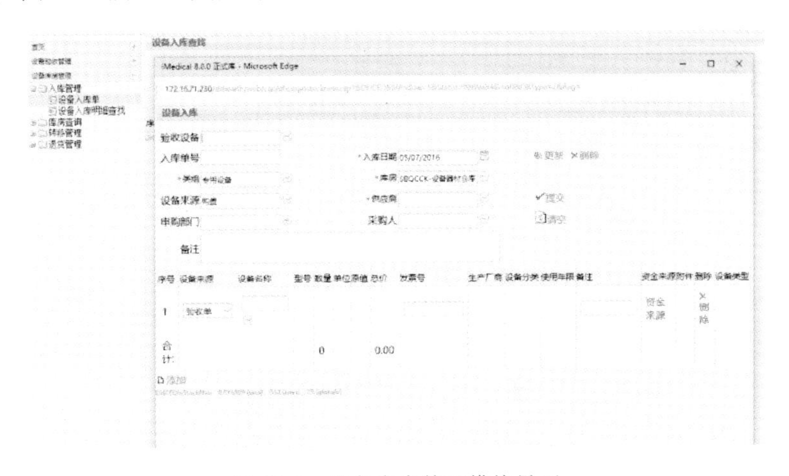

图 10-8　设备库房管理模块界面

1. 入库管理

设备验收后，根据验收单、发票等资料办理入库手续。支持新购、盘盈、接收捐赠等入库方式。

（1）系统支持根据金额、类组等条件，制订不同的审批工作流。

（2）系统支持由设备验收单直接生成入库单的功能。

（3）设备入库时，录入发票号、打印入库单、打印条码。查看验收设备资金来源，查看设备附件。

（4）入库明细查询：系统支持根据发票号、设备编号、供应商、金额段、日期段、类组等条件综合查询入库明细信息。

2. 转移管理

对设备在医院内部的流转进行管理，主要包括将设备分发给科室的“库房分配”、科室将设备退回库房的“科室退库”及科室之间设备流转的“科室调配”。

（1）系统支持通过入库单，自动生成出库单，将设备出库到相应科室。

（2）根据不同的转移类型，可选择相应的供给部门和接收部门。

（3）系统支持单台和批量设备转移功能。

（4）打印转移单，打印设备条码。转移单中可以查看设备编号、设备序号、资金来源等信息。

（5）转移明细查询：系统支持根据设备编号、转移单号、供给部门、接受部门、转移类型、日期段、类组等条件综合查询转移明细信息。

3. 退货管理

由于一些特殊情况，需要将已经入库的设备退货给供应商。可通过退货管理功能完成该业务。

（1）退货操作由管理库房发起，若设备已经发放至科室，则需要先退回库房，再由库房退货给供应商。

（2）系统支持整批退货、支持整批中部分或指定设备退货。

（3）支持根据金额、类组等条件，制订不同的审批工作流程。

（4）退货明细查询：支持根据设备编号、退货单号、供应商、金额段、日期段、类组等条件综合查询退货明细信息。

4. 库房查询

（1）系统支持出入库查询、首次出库统计、入库对账明细查询。

（2）系统支持采购员审阅入库单、管理科室主任审阅入库单功能。

（五）台账管理模块

通过台账管理，管理人员可以通过不同角度，查看资产信息状况，并可查看设备当前最新、最全面的信息。经过授权的相应人员可以对台账进行综合管理，进行各种相应的操作。医院的医疗设备管理信息系统中台账管理模块的实现如图 10-9 所示。其具体功能设置如下。

1. 综合信息查看、修改

可以查看设备基本信息、购置信息、启用信息，并可编辑部分

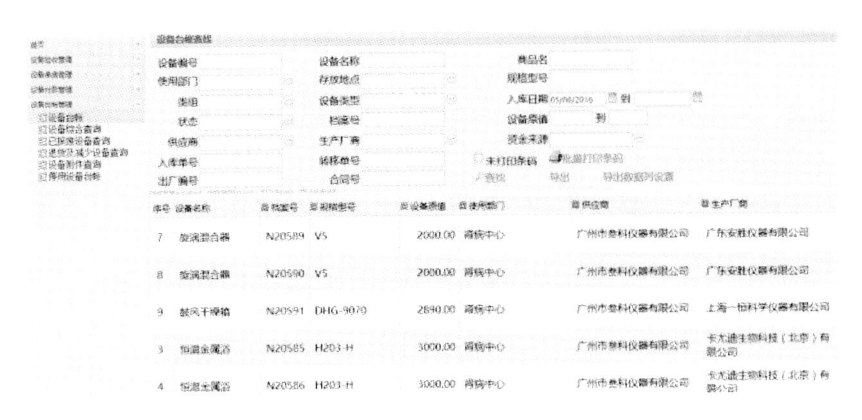

图 10-9　台账管理模块界面

信息。

（1）支持批量修改同一批入库设备的部分信息。支持查看及编辑设备相关信息。

（2）附件信息：查看附件的信息及供应商、序列号等信息，转移及盘点时可以查看核对附件是否齐全。

（3）随机资料及设备配置：查看及编辑设备的随机所带资料及设备配置信息。

（4）图片资料：可以上传设备的相关图片，并对图片进行分类管理。使相关人员通过系统，即可查看所需资料、档案。此处可以查看设备在验收、维修、台账等业务中上传的相关图片。

（5）保修合同信息：维护设备的保修合同信息。设备维修时，相关人员可以直接获知设备是否在保，并获知供应商联系电话和联系人。

（6）提供批量打印条码功能，可进行条码续打、按科室打印条码。提供打印卡片功能。

（7）系统支持多个科室共用设备，并设置各科室分摊折旧。

（8）系统支持单台设备的生命周期记录。

2. 相关业务

（1）系统支持进行设备停用操作、启用操作的设置，设备在出库到科室时，自动设置为启用。

（2）系统支持设备的调账，支持调账总金额、支持调整各资金来源、支持调整累计折旧。

（3）系统支持在台账处直接申请报废、申请报修操作。

3. 台账查询

（1）系统支持台账综合查询：根据设备编号、金额段、入库日期段、入库单号、发票号、分类、使用科室等条件进行综合查询。支持查询科室及其子科室所有设备。

（2）系统支持科室台账查询，供各科室用于查看本科的设备信息。仅提供查看功能，不可进行编辑。

（3）系统支持已报废设备、已退货设备及已减少设备查询，供已授权人员需要时查看设备历史信息。

（4）系统支持设备快照功能，用于查看过去某一时间点的设备信息。

（5）系统支持设备附件查询，根据设备编号、设备名称、附件名称、附件金额、增加日期等查询附件信息。

（6）系统支持折旧到期设备查询、停用设备查询、分类设备查询。

（7）系统支持计量设备查询。

（六）设备维修管理模块

设备在工作过程中发生故障无法正常使用时，需要临床科室使用人员向维修部门进行报修，由分管工程师对该设备进行维修处置。可将设备维修管理设计成一个动态管理的事务流程：科室设备管理员利用移动设备扫描设备二维码，生成设备保修工单，而后按流程完成维修工作。此流程自动记录每一个节点，便于查看维修进度及费用支出，以便日后统计设备的维修费用。系统记录每次维修的故障情况，方便临床工程师快速解决故障问题。还可设定各种类型设备的维修保养流程模板，通过模板对设备进行维修保养，从而使该工作更规范、更有效率。某医院的医疗设备管理信息系统中设备维修管理模块的实现如图10-10所示。其具体功能设置如下。

1. 基础数据

记录维修业务中故障类型、紧急级别、维护方式、严重级别等信息。

2. 维修

其功能包括设备报修单填写、维修单派单、工程师受理、工程师维修处置、科室配件确认、维修完成审核。

（1）科室报修：录入设备编号，系统调出相对应的设备信息，科室填写故障现象即完成报修，操作员默认为联系人。报修

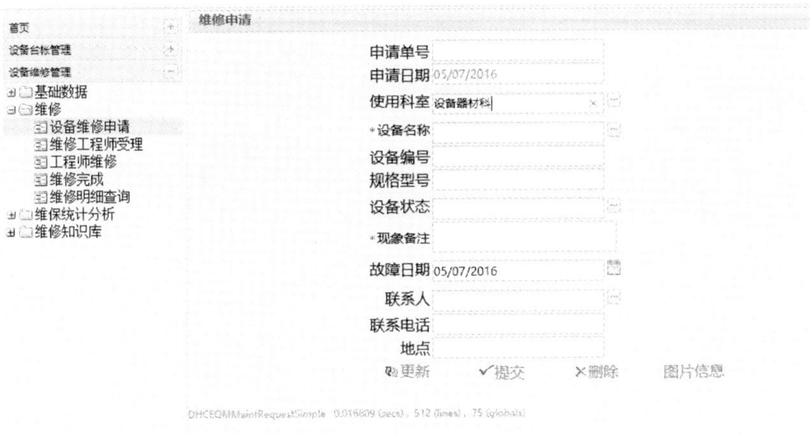

图 10-10　设备维修管理模块界面

时，可以上传故障现象照片，以便工程师可以直观了解故障情况，判断是否远程即可解决，从而提高维修处理效率。

（2）维修派单：系统支持指定人员（维修工程师）进行派单，将维修单分配给责任工程师，并在分配时，定出紧急程度及严重程度。也支持预先定义好各个维修工程师的管理范围，如根据不同科室划分、不同分类划分、不同类型划分。根据预先定义，系统会自动完成派单。对于已经派单，但责任工程师因某些原因无法完成的，也可以重新派单。

（3）维修受理：工程师受理维修单时，可以通过查看故障图片，初步诊断问题，选择处理方式。同时也可以查看到设备是否有保修，根据情况决定是否联系保修商。责任工程师还可以根据进度调整维修进程，如检修中、等待配件、返厂维修等，便于使用科室随时了解维修进度。

（4）配件确认：责任工程师在本次维修中需要使用相关配件，使用科室责任人进行采购确认操作。

（5）维修完成：维修完成时或维修受理时，均可登记故障原因及解决方法，并记录维修更换的配件以及人工费用。提供维修中需要使用的配件信息，根据实际情况可以提交（或取消）至使用科室进行审核。科室确认后可以查看到相应的确认信息。如有采购新配件，可以填写相关的采购发票号后提交（或取消）至配件管理部门，建立生成相应配件入库和出库业务信息。

（6）组长审批：维修组长审阅本次维修记录后归档。

（7）维修时效：维修单可以定义不同阶段的时效限制，诸如报修到分配的时间限制、分配到受理的时间限制、受理到完成的时间限制；超过相应时间限制的维修单则以红色背景显示。

3．统计分析

提供维修业务单的相关查询功能。对科室的维修发生次数、维修费用和维修工时进行统计；查询维修业务单。

4．知识库

维护设备维修处置中的基础数据，包括解决方案、故障现象、故障原因等。

故障分析：系统支持两种方式建立。手工建立维修知识库；或通过维修单，系统自动生成知识库。通过知识库的建立，使维修知识不断积累，为责任工程师的维修工作提供帮助。通过维修系统的不断使用，知识库也会不断完善。可以通过设备编号和名称查询设备维修发生的相关处置信息，可以根据相应的知识库记录检索出相关的维修业务单。

（七）设备维护管理模块

设备发放到各科室后，在长期的使用过程中，为了保障设备的正常运行、保证医疗检查结果的准确、延长设备的使用寿命，就必须要对设备进行相应的维护工作。维护管理模块提供了相应的功能。某医院的功能设置如图 10-11 所示。

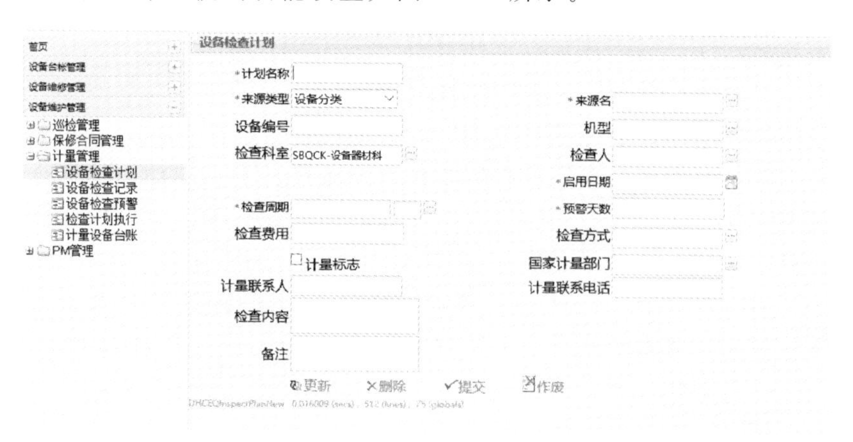

图 10-11 设备维护管理模块界面

1. PM 管理

医疗设备数量众多，在医院资产中，占有很高的比例。通过按时保养，可以保证这些设备的正常运行，延长其使用寿命，为医院创造更多价值。

（1）保养计划：制订保养计划的周期、预警天数；支持编制保养的项目内容及更换配件信息。对不同的设备制订不同的保养计划，系统提供多种制订保养计划的方式：可以根据设备分类，对某一类设备制订计划；也可以对某一具体型号的设备制订计划；还可以单独针对某台设备制订计划。

（2）保养记录：可以独立登记保养记录，亦可通过保养计划的执行生成保养记录。

（3）保养预警：通过保养预警，可以直观地展现目前哪些设备已经超过保养日期而尚未保养，哪些设备到了预警期即将需要保养，以便管理人员选择相应设备执行保养操作。

2. 保修合同管理

在购买设备的同时，厂商针对该设备在一定期限内因质量问题而出现的故障提供免费维修及保养的服务，或者与厂商签订续保合同。以上操作均在此模块中完成。

（1）保修合同：填写保修合同信息，承包供应商、签订日期、买保金额、保修起始日期及相关条款信息，上传合同的扫描件，设置关联本合同涉及的设备。

（2）保修合同查询：检索出有效的合同记录信息。

（3）合同设备查询：检索查询有效合同关联的设备记录。

3. 计量管理

对检验、测量和试验设备进行有效控制，确保检验、测量和试验设备符合规定及要求。

（1）计量检查计划：计量检查为强制性检查。可以对不同的设备制订不同的检查计划，系统提供多种制订检查计划的方式，可以分别根据设备分类、设备项、具体型号的设备、指定设备等制订计划。

（2）检查记录：系统支持独立登记检查记录，也可通过检查计划的执行生成检查记录。

（3）检查预警：通过检查预警，可以直观展现目前有哪些设备已经超过检查日期而尚未检查，哪些设备到了预警期即将需要检查，以便管理人员选择相应设备执行批量检查操作。

（4）计量设备台账：检索当前有效的计量设备记录。

（八）配件管理模块

配件管理对设备的配件耗材品种、数量、价值等数据进行汇总、列表。对配件库房进行动态管理，把设备维修流程和库房配件耗材相关联，自动提取库房配件，自动生成出库单，自动提示库存预警，提示补充耗材，生成各种统计报表。规范化的配件管理对做好维修工作、缩短事故影响时间意义重大，同时还可以最大限度地减少配件积压，减少储备资金，提高一线科室的工作效率。其功能设置如下。

1. 基础数据

基础数据包括配件名称、规格、单位、类组、分类、厂家产地等信息。设置配件的访问权限。

2. 库房管理

入库单建立采购配件基本信息（供应商、采购价、数量、发票号、存放货位及记录账页等），如需要进行序列号管理的应填写相应的配件序列号；出库管理提供“出库”和“退库”类型，选择批量或者单个配件进行处理，如有呈批件号或合同信息应当填写，提供批量处理业务操作；配件发生损坏、闲置或者退还供应商时应当进行减少或退货业务。

3. 统计查询

检索查询有效配件信息（在库和在用配件），如配件消耗减少信息、配件供货统计和配件月结表。

（九）设备使用培训模块

设备使用培训是设备管理的一大环节，也是重要的环节。医疗设备的使用和维护培训主要集中在设备购买后。一般来说，由设备厂家的工程师对1～3个使用人员进行简单的操作培训，并无系统深入的讲解。相对完善的培训方式为医院派出1～2人到厂家基地进行系统培训。但过后也存在培训内容遗忘、培训资料丢失等问题。此外，一旦更换新的操作人员，一切又须从零开始，医院工程师维修培训也存在相同的状况。同时，还存在厂家对维修资料保密、纸质资料难以查找，维修经验共享渠道不多、自主维修多靠摸索等问题。因此，在设备管理信息系统中建立完整的网络化医疗设备使用和维护培训模块十分必要。

新进设备使用之前，相关人员对使用人员进行简单培训之后，操作者还需要通过系统的在线培训模块进行系统学习，掌握该设备的性能用途、参数设定、消毒维护、简单的故障处理方法等。而后，通过在线培训的考核模块，考核合格方可进入使用阶段。同时系统还支持生成及打印设备操作程序和安全管理制度，必要时可将操作流程或警示性标志打印并塑封挂于机器旁，起到随时提醒的作用。对每一位新调入的操作人员也要求在系统通过课程培训及考核。将常用设备的操作、连接、维护、保养纳入医护人员基础操作技能中，反复训练、强化并不定期抽查，做到熟练正确使用，保证使用安全。

通过绑定在每台设备的维护培训课程、维修资料及维修记录，医院的工程师可以很轻松就了解到故障设备的情况，并及时参加此设备的维修培训，查看图纸、说明书及回顾之前的故障点及解决方法，方便工程师更快速解决故障，缩短维修周期，进而大大降低维修成本和提高设备开机率。

（十）设备租借管理模块

在大型的综合性医院，医疗仪器数量庞大并且种类繁杂。随着医疗分工的精细化，相邻学科工作所用的医疗设备呈现出通用性。为了应对突发事件，提高医疗设备的利用率，可制订设备的租借制度。在租借的操作过程中需要使用信息管理系统对各项工作进行准确的记录，并对租借仪器设备的使用情况做出合理的统计和分析。

1. 租借定价

部分设备提供有偿租借，需要对其进行定价设置。

2. 借出申请

选择租借中心设备，填写预计租借给科室的开始日期和归还日期。

3. 借出管理

填写实际租借开始日期及领取人，审核执行租借业务单。

4. 归还管理

填写实际归还日期及归还人，审核结束该租借业务单。

5. 租借查找

检索租借业务单。

（十一）设备配送管理模块

设备配送是对特定急用设备统一调配形成的一种管理模式，把几种急用设备统一划分到临床工程部门管理，成立配送中心统一调配。设备配送模块记录这几种设备的动态位置、使用时间，然后生成报表，这样可以提高设备的使用效率，同时配送故障设备，记录故障设备转移到特定位置的时间，以便了解维修情况。

（十二）供应商管理模块

记录设备供应商的基本信息、三证资料、关联到供应设备的基本信息。供应商信息可用于设备采购决策的数据支持。可以设置以下功能。

1. 基础数据

购买设备供应商的基础数据，包括供应商名字、代理产品、联系人、联系电话、三证资料、基础数据修订管理等。

2. 供应商查询

检索出供应商信息，包括已经购买的设备的关联信息。

（十三）厂家管理模块

记录设备厂家的基本信息，检查三证是否合格，记录厂家产品的信息、特点。关联到供应的设备基本信息。对厂家信息进行管理可用于设备采购决策的数据支持。可以设置以下功能。

1. 基础数据

购买厂家的基础数据，包括厂家名字、产品、产品介绍信息、联系人、联系电话、三证资料、基础数据修订管理等。

2. 产品查询

检索出产品信息，包括已经购买的设备关联信息。

3. 厂家信息查询

检索出厂家信息，包括已经购买的设备关联信息。

（十四）设备效益分析管理模块

设备效益分析主要是以设备的经济收益和使用效率为核心指标，以设备投入、运行消耗为辅助指标进行综合评价。该分析对指导设备购置、考察投资成本、实际运行消耗等提供了重要的参考依据。

可以将该模块设计为专门的医疗设备效益分析管理系统，通过与设备信息管理系统的无缝链接，获取设备的维修、保养、检查、折旧等方面的成本信息；通过与临床的 HIS、LIS、RIS、PACS 等系统接口，采集设备的使用相关信息；通过耗材、HR 等系统获取其他成本信息。从以上不同角度采集设备的相关信息，提供尽可能准确、全面的效益分析。使医院相关管理人员可以清晰了解设备的效益情况，为考核和指导再次购置医疗设备提供了重要依据。同时通过效益分析，可以让科室自身对成本效益分析有所了解，也有利于激发科室提高设备使用率，避免设备闲置。以下以某医院的大型医疗设备效益分析管理系统为例，详细介绍其功能设置。

1. 基础数据

是效益分析的基础，包括了服务项目的定义、消耗资源定义、消耗项目定义、服务细项定义、服务细项对照、服务消耗表等。

（1）服务项目：支持手工输入定义服务项目，支持采集数据自动生成服务项目。支持定义每次服务耗用时间。支持服务项目与外部系统对接，支持不同获取价格方式。

（2）消耗资源：支持定义包括水、电、人员等资源类型。单价定义支持固定单价、接口获取单价、可录入单价。

（3）消耗项目：包括维护涉及的耗材、试剂等消耗项目。支持消耗项目对照。

（4）服务项目消耗：包括服务对应消耗的消耗项目及消耗量。消耗量支持定义绝对消耗量和相对消耗量。支持定义每个服务消耗多少种耗材及其消耗量，支持定义指定型号设备做指定服务消耗项目。

2. 效益分析管理

提供了需要进行效益分析的设备的相关管理，包括设备对照、设备提供服务对照、设备操作员、设备月度资源消耗等方面的管理，以及关键的数据采集。

（1）分析设备管理

①提供设备对照，与其他系统进行设备对照；

②设备提供服务定义，根据不同的情况，有两种方式，一种是通过系统采集数据自动生成，一种是手工定义或数据导入；

③支持定义设备操作人员，以及该设备操作人员的工资占比；

④月度资源消耗定义：支持定义同设备项中每个设备每月消耗的资源，支持定义指定型号设备每月消耗的资源，支持定义指定设备每月消耗的资源。

（2）数据采集

①与 DHC-HIS 系统内部接口，采集相关设备使用信息；

②通过集成平台与第三方接口，采集相关设备使用记录；

③通过接口采集数据无法指定一台设备时，采用轮询方式分配到相应设备；

④支持月度资源消耗的月度滚动生成；

⑤支持根据使用记录生成消耗项目，提供多种方式生成设备消耗，根据绝对消耗量滚动生成消耗，根据相对消耗量推算生成；

⑥提供设备采集、设备月度折旧、设备维修费用、设备保养费用、设备检查费用；

⑦支持将设备保修合同费用分摊到设备每月的维修成本中。

（3）手工录入

①支持无法提供接口的，通过使用记录录入客户端，登记使用信息；

②提供手工录入设备当月消耗资源信息，支持导入设备当月消耗资源信息。

3. 效益分析查询

（1）提供消耗项目消耗查询：通过查询，相关管理人员可以统计消耗项目的消耗量，然后通过与科室领用量相比较来分析差异。

（2）提供月度资源消耗查询：通过查询，相关管理人员可以统计水电等资源成本，然后通过与科室真实数据比较来分析差异。提供设备使用记录信息查询。

4. 数据分析

提供不同角度的数据分析统计，根据现有设备的运行情况及分析结果，为再次购置医疗设备提供了重要依据，也为提高设备的使用率、降低设备的成本支出提供了分析依据。该模块提供了诸如以下分析结果。

（1）收益分析：提供设备利润及利润率方面的分析。

（2）收支明细：提供设备的收入及支出分析，以及各种类型支出的成本及成本构成比例。

（3）投资效益分析：提供投资收益率及回收期方面的分析数据。

（4）本量利分析：保本工作量、安全边际量、实际工作量、安全边际率等方面的分析。

（5）决策分析：根据折现率以及设备的成本收入情况，分析其内涵报酬率，为决策提供一定支持。

四、系统升级与维护

（一）系统功能完善

设备管理信息系统是针对设备全生命周期的管理，从刚开始的单机记录设备信息功能，到现在一系列的功能管理应用，逐步完善。从现在的技术发展来看，系统主要向移动端的方向发展，逐渐从个人电脑应用过渡到个人手持设备的应用。因此，未来设备管理信息系统也需要开发出与之对应的功能应用，使设备管理信息系统可以得到更为便利的使用。

（二）系统维护

系统的维护针对设备管理系统启用后的一些后期工作，为了保证系统的正常运行，需要系统管理员进行如下的工作。

1. 计算机硬件的维护

计算机硬件包括数据库服务器、计算机网络设施、终端计算机、打印机等相关的硬件。这些都是保障信息系统运行的基本条件，需要专门人员定期对系统计算机进行检查、保养等，并做好相应的维护记录工作。

2. 数据库的维护

数据库日常维护工作主要是信息系统所有数据的维护、定期审核数据内容，信息系统后台管理设定有数据库备份模块、备份事务日志、恢复数据库模块、定期自动备份数据库等功能，用来监控用户的使用状态、及时处理系统错误等。

第三节　新技术的应用

一、移动客户端

智能手机、平板电脑等轻薄便携的移动智能终端与人们的生活、工作和学习结合得越来越紧密，使得设备管理的发展也不仅局限于传统的 IT 运维管理。除了 PC，更多的移动终端需要纳入到 IT 运维管理中去。为众多设备建立统一、透明、可批量化、跨地域的管理方式，成为新时代 IT 运维管理必不可少的方向。将移动客户端应用于医疗设备管理信息系统中，可以通过扫描设备二维码进行设备信息查询、盘点、保修、巡检等功能，如图 10-12 所示。

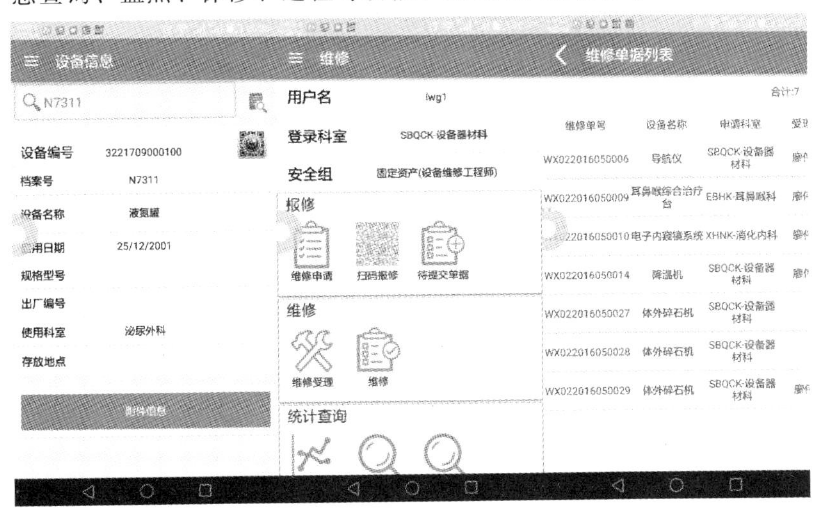

图 10-12　移动客户端界面

二、扫描枪

扫描枪（图 10-13）作为光学、机械、电子、软件应用等技术紧密结合的高科技产品，是继键盘和鼠标之后的第三代主要的电脑输入设备。扫描枪自 20 世纪 80 年代诞生之后，得到了迅猛的发展和广泛的应用，从最直接的图片、照片、胶片到各类图纸图形及文稿资料都可以用扫描枪输入到计算机中，进而实现对这些图像信息的处理、管理、使用、存储或输出，利用扫描枪可以快速录入设备信息，扫描枪用了固定位置的扫描输入，例如配送设备的借出归还等处理，利用扫描枪扫描设备的二维码进行借出归还流程的处理会显得更加方便快捷。

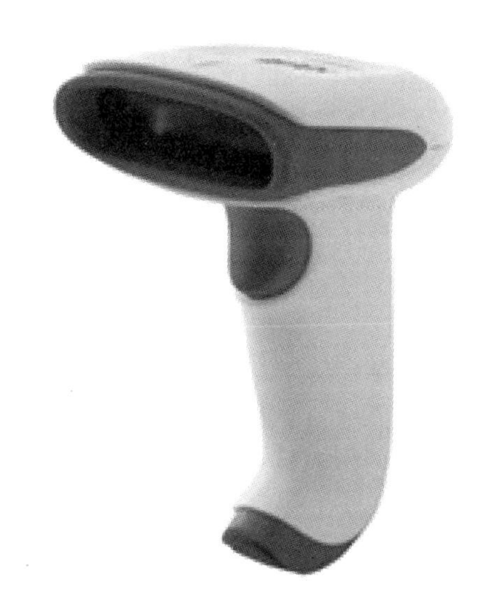

图 10-13 扫描枪

三、PDA

PDA（personal digital assistant），个人数字助手（图 10-14），顾名思义就是辅助个人工作的数字工具，主要提供记事、通讯录、名片交换及行程安排等功能。PDA 比扫描枪更高级，可以直接在 PDA 上处理数据，还可以识别 RFID 射频信号处理。专门用来做移动扫描接收信号处理。

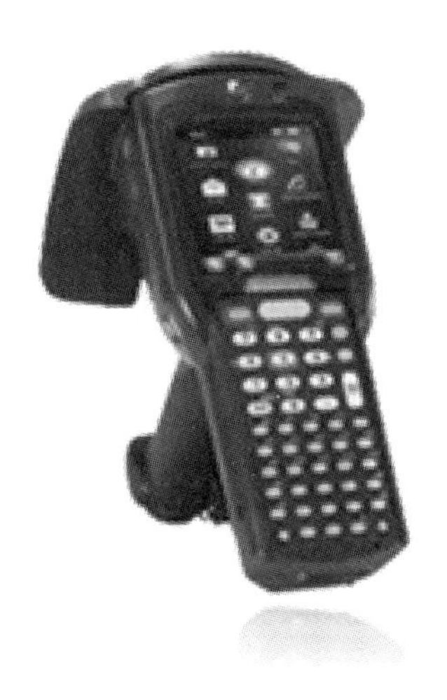

图 10-14　PDA

四、RFID 网络

RFID（radio frequency identification）技术又称无线射频识别，是一种通信技术，如图 10-15 所示。可通过无线电讯号识别特定目标并读写相关数据，而不需要识别系统与特定目标之间建立机械或光学接触。其主要原理通过布置 RFID 接收节点来接收在范围内的 RFID 信号，通过 RFID 可以在设备上扩展传感器发送到设备信息系统进行数据处理，从而得到更多、更准确、更实时的设备数据。通过贴在设备上的 RFID 标签可以实时监控设备的位置，RFID 网络可以同时支持 WIFI 网络。

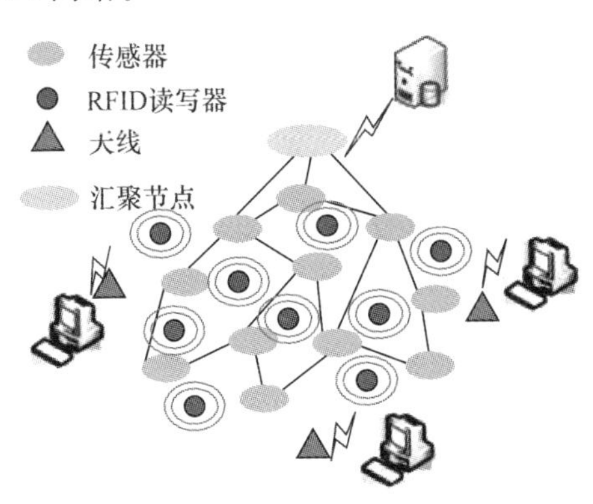

图 10-15　RFID 网络

五、数据挖掘技术

数据挖掘（data mining，DM）技术是提取隐藏在数据中有价值的信息的过程，例如数据规则、概念、规律和模型等，以帮助决策者分析历史数据和当前的数据，并发现隐藏在数据中的关系和模式，进而预测可能发生的未来行为。数据挖掘的对象包括数据仓库、数据库、文件系统、网络信息和其他数据收集方法。目前，国外已成功地将数据挖掘工具用于许多领域，如市场营销、零售、金融、保险、政府部门及科研，充分证明了信息技术的优越性。将其应用到医疗设备管理信息系统中，当一台设备在一定时间内故障率达到报警线时，报警系统将及时报警，以免影响临床一线工作。此外，还可以应用于消耗品和设备常用配件的存货报警中，当存货低于下限值时，系统将自动发生警告。

六、QR 码

QR 码是二维条码的一种，与普通条码相比可储存更多资料，亦不需要像普通条码般在扫描时用直线对准扫描器。二维码标签设备卡的制作可采用薄膜标签纸。因标签会经常需要刮除消毒，可选用抗刮、抗磨擦的碳带，用专用条码打印机打印。卡上填写了设备的基本信息，并且增加了与档案号对应的条码编号，实物如图 10-16 所示。其特点是制作方便、成本低、易使用。为医疗设备制作二维码标签，可使医院的每台设备拥有统一标识和唯一二维码图像。

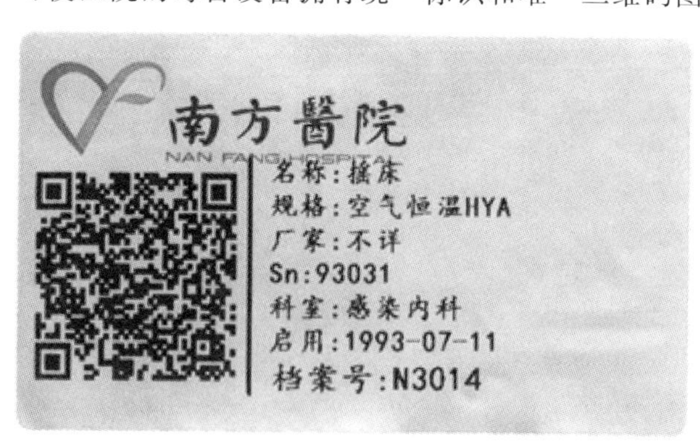

图 10-16 设备二维码标签（以笔者所在南方医院为例）

（廖伟光）

第11章 医疗设备的人力资源管理

第一节 组织架构设置

一、管理部门组织架构

医疗设备的管理部门组织架构由高到低可分为三层，如图11-1所示。其中，上层为医院设备管理委员会；中层为临床工程部门；基层为医疗设备使用科室。以下将分别介绍各层次管理职责。

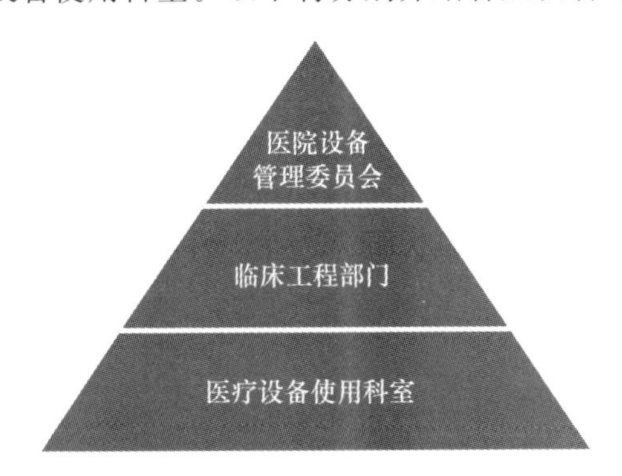

图11-1 医院医疗设备的管理架构

（一）医院医疗设备管理委员会

医院设备管理委员会为全院医疗设备管理的监督、指导和咨询机构，其主要职责如下。

1. 根据医院整体发展方向和发展规划，确定仪器设备的合理布局、配置标准及经费投向重点。

2. 审议医院设备年度购置计划，监督检查设备计划的执行情况，对大型仪器设备的配置选型进行论证，指导仪器设备集中采购和招标采购工作。

3. 指导仪器设备统管共用、协调共用、开放使用、调剂使用，监督检查设备使用情况和运行机制、管理体制的落实情况。

4. 研究解决与仪器设备有关的其他重要问题。

医院设备管理委员会还需要成立设备采购领导小组。该小组由医院领导、财务处、审计处、纪委、临床工程部门、相关使用科室专家等相关人员组成，具体负责仪器设备的市场调研、选型论证、价格谈判、采购执行及安装验收工作。审计处按照有关规定，对仪器设备的采购计划、方式、合同及计划执行情况进行审计监督。

（二）临床工程部门

临床工程部门是全院医疗设备的主管部门，在医院医疗设备管理委员会领导下负责全院医疗设备采购、供应、管理及维修工作。其主要职责如下。

1. 按照国务院颁布的《医疗器械监督管理条例》和国家及各级政府主管部门制定的有关医疗设备法规、法则、条例、办法等相关要求，建立设备操作规程和使用管理制度，确保医疗设备安全有效地运作。

2. 根据各科预购设备申报情况，编制医院年度需求计划并上报医院医疗设备管理委员会。

3. 参与设备采购领导小组中大型设备报批论证、调研考察、招标采购、安装验收等工作。

4. 做好设备维修及质量控制工作，使其减少故障，增加使用寿命，保证医疗质量，提高经济效益。

5. 建立健全医院各医疗设备使用、维修及保养的档案管理工作。

6. 做好国家强检设备的年检工作。

7. 贯彻执行《中华人民共和国计量法》，负责全院医疗设备的计量管理工作。

8. 根据临床科室需求，及时、准确、合理地调配医疗设备，最大限度地满足临床需求。

9. 负责医疗设备及人员的辐射安全防护相关工作。

10. 指导临床使用科室做好医疗设备的日常保养工作。

11. 紧密结合临床及具体工作，积极开展科研工作。

12. 负责临床工程人员在职教育与专业培训工作。

（三）临床使用科室

临床使用科室是保管、使用、保养医疗设备的具体执行部门。使用科室需要成立科室医疗设备管理小组，可由科室主任、技术骨干、科室设备管理员及临床工程部门的分管工程人员构成。其主要职责如下。

1. 建立适用于本科室医学装备的使用管理制度，依靠制度约束医疗设备的使用行为，建立起长效的医疗设备质量安全保障机制。

（1）熟知政策法规的临床工程部门可提供制度范本，各临床科室根据自身医疗设备的管理特点在范本的基础上进行细化或调整，经由临床工程部门审核后形成该科室适用的医疗设备使用管理制度。

（2）使用管理制度大致可包含以下内容：设备的账目管理与定期核对、设备管理员制度的建立、设备的保养和消毒措施、设备使用人员的规范化培训及考核制度、不良医疗行为的监测制度、设备资料的保管制度、设备报废的原则及程序、强制计量设备及质量控制设备的合格标识检查。

（3）杜绝使用未经医院正规引进，由厂家或公司以各种名目投放的医疗设备及设备耗材。

（4）杜绝私自向院外调拨医疗设备。

（5）熟知设备报废的原则和程序。

2. 结合本科室发展方向和规划，详细制订该科室医疗设备年度购置计划。

3. 做好本科室的医疗设备选型论证工作，把好新设备采购和验收技术关。

4. 全面管理本科室医疗设备，充分调动医疗设备使用人员的积极性，开发和利用设备的各项功能，提高设备开放程度和使用率。

5. 本科室的大型医疗设备实行专人管理制度。

6. 建立本科室设备账卡和完整的分账户，对科室医疗设备数量、质量、安放地点、使用运行情况做到心中有数。

7. 积极协助做好设备使用调查和评价工作。

二、人员配置

根据管理部门的三级结构设置，医疗设备管理人员从上到下可划分为四个层次，分别负责不同的管理事务，如图 11-2 所示。其中，最高层为医院设备管理委员会，是整个管理体系的最终决策组织；次高层为技术管理者，是体系中决策的执行者、负责人；再一层为临床工程人员，体系中的高级技能任务由其负责完成；底层为设备管理员及技工等，体系中的初级及中级技能任务由其负责完成。

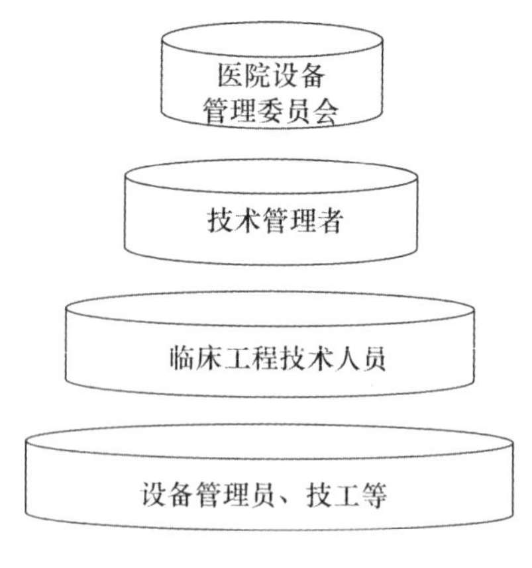

图 11-2 医疗设备管理人员

医疗设备从引进到报废的整个生命周期中都存在管理任务，它直接关系到医院的医疗质量及医疗安全，而每一个阶段的管理都与各个层级的管理人员息息相关，尤其是临床工程部门的临床工程技术人员。因此，对临床工程人员的合理配置和开发利用是保证医疗设备有效管理的重要因素。近年来，国内外众多学者对医疗机构临床工程人员的配置方法进行了大量研究，主要有如下几种编配方法。

（一）以卫生人员数量按比例配置

卫计委（原卫生部）《三级综合医院评审标准实施细则（2011 年版）》中明确规定，地方医院全院工程技术人员占全院技术人员的比例不低于 1%，部队医院评审标准中则不低于 2%。医务技术人员与医疗设备管理工程技术人员的比例，可根据医疗机构的规模等级按 100∶2 至 100∶3.5 编配，即 100 名医务技术人员可编配医疗设备管理工程技术人员 2 至 3.5 名。

（二）以开放床位数量按比例配置

2011 年修订出版的《医学管理学·医学装备管理分册》中就医疗设备管理人力资源配备论述中，建议床位数与装备技术管理人员的比例为 30∶1 至 20∶1。还有学者提出每百张床位须至少配备 1 名工程技术人员。此外，美国的调查结果显示，医院每百张床位应平均配备约 2.5 名临床工程人员。更有学者在此数据的基础上进一步考虑不同科室床位设备配备的差异性，提出为不同科室每百张床位赋予不同的人员配置权重因子，根据权重因子进行人员配置。

（三）以医疗设备数量按比例配置

有研究表明，设备总值金额及数量是优化临床工程人员配置的适宜参数，并提出每 400 台（件）设备或总值金额 100 万～150 万美元的设备配备一名全职临床工程人员。还有学者推荐每位临床工程人员应负责 750～1250 台（件）设备的维修和预防性维护工作。

（四）以医疗设备总值金额按比例配置

《医学管理学·医学装备管理分册》中认为，按医疗设备总值金额 8000 万元为基数编配 8 名设备技术管理人员，设备总值每递增 1500 万元增加 1 名设备技术管理人员。谢松城等学者提出临床工程人员配置的阶梯状模型，即以设备资产总值 1000 万元为基数，编配 4 名临床工程人员。设备总值每递增 1000 万～1500 万元再增添一名；或每增加一台大型医疗设备，例如 MRI、CT 等，增加 1 名技术人员。

（五）以临床工程部门工作量测算配置

临床工程部门工作量测算是以按需设岗为原则，以工作时间为主要测量维度，科学地测算医疗设备保障工作量，运用公式计算，合理配置临床工程人员。

Lamberti 等人以医院临床工程部门所开展的工作项目为切入点，测算其所需配备人员的具体数量。他们列出包括故障维修、预防性维护、验收检测等在内的 15 项临床工程活动，以临床工程专家的意见为基础，得出每项临床工程活动的工作量系数。每年每项临床活动工作量参考公式为：

$$\text{工时}=\text{每项活动工作量系数}\times\text{设备数量} \tag{11-1}$$

然后，根据临床工程人员年度有效工作时间确定应该配备的临床工程人员数量。

Irnich 给出的临床工程人员配置测算公式如下：

$$N=\sum_{i=1}^{n}\frac{T_i\times R_i}{E_i\times WH_T} \tag{11-2}$$

其中，N 为所需配备临床工程人员数量，i 表示设备种类系数，T_i 为年度保障所需时间，R_i 是该类设备院内保障百分比，E_i 为效率系数，WH_T 为临床工程人员年度有效工作时间。

Subhan 给出下述测算公式，以算得临床工程人员配置数量。

$$\text{临床工程人员数}=\frac{\text{医疗设备数量}\times\text{平均每台设备维护、维修及其他临床工程保障工作所需时间总和}}{\text{每位临床技术人员工作时数}} \tag{11-3}$$

第二节 医院临床工程部门各级人员职责

临床工程部门是医院医疗设备管理的职能科室，负责全院医疗设备的全程管理工作，其岗位设置主要有：部门负责人、部门副负责人、业务技术组长、工程技术人员、财务专员、配件管理员、档案管理员、质量控制与计量管理员、配送中心人员。以下我们将具体介绍临床工程部门中各级人员的岗位职责，以及临床使用科室设备管理员的岗位职责。

一、部门负责人

工作概要：

在院长、分管副院长的领导下，具体组织执行国家有关医疗器械管理的法规，建立健全医院医疗器械管理规章制度，完成医疗设备论证、管理、维修保养、报废等工作，负责临床工程部门的全面工作。

工作职责：

1. 在院长、分管副院长的领导下，具体组织执行国家有关医疗器械管理的法规，建立健全医院医疗器械管理规章制度；制订学科发展规划、目标和年度工作计划。

2. 协助医院编制医疗（含教学、科研）设备、器械、购置的年度计划；组织论证、采购、招标相关工作。

3. 组织医疗（含教学、科研）设备的安装、调试等工作。

4. 制订和落实仪器设备的预防性维护、质量保证与质量控制及医学计量等工作计划、方案与岗位职责，开展考核、检查、评比和奖惩等工作。

5. 审签以本部门名义发出的各类文件和报表。

6. 完成领导交办的临时工作。

二、部门副负责人

工作概要：

配合部门负责人负责所分配的专项工作。

请示上报：部门负责人。

工作职责：

1. 协助部门负责人制订学科发展规划、目标和年度工作计划。

2. 在部门负责人的领导下，负责所分工工作，落实年度计划，实施医疗（含教学、科研）设备的安装、调试、验收、供应、建档、调配、处置等工作。

3. 协助部门负责人制订和落实仪器设备的预防性维护、质量保证与质量控制及医学计量等工作计划、方案与岗位职责，开展考核、检查、评比和奖惩等工作。

4. 协助部门负责人，完成所负责专业技术、科研和教学工作。

5. 负责本部门各个技术组之间的沟通协调。

6. 完成部门负责人交办的临时工作。

三、业务技术组长

工作概要：

配合部门负责人和副负责人所分配的技术组工作。

请示上报：部门负责人。

工作职责：

1. 协助部门负责人制订学科发展规划、目标和年度工作计划。

2. 在部门负责人的领导下，负责所分工工作，落实年度计划，完成医疗（含教学、科研）设备的安装、调试、验收、供应、建档、调配、处置等工作。

3. 协助部门负责人制订和落实仪器设备的预防性维护、质量保证与质量控制及医学计量等工作计划、方案与岗位职责，开展考核、检查、评比和奖惩等工作。

4. 在部门负责人指导下，完成所负责专业技术、科研和教学工作。

5. 负责本技术组成员之间的分工及技术交流等组内工作。

6. 负责部门交办的其他工作。

四、工程技术人员

工作职责：

1. 在部门负责人的领导和指导下开展各项工作。

2. 熟悉分管专业的医疗业务知识和医疗设备的技术性能，能对医疗设备项目进行可行性研究，对采购医疗设备进行产品综合调研比较，提供专业的论证性意见。

3. 熟悉国家有关医疗设备的法规和医院医疗设备管理的规章制度。

4. 熟悉医疗设备维修的业务知识和基本操作技能，能独立开展维修工作，并具有维修某类设备的专长。

5. 负责设备的安装、调试、验收、维修、预防性维护和保养、质量检测和质量控制、技术指导、报废等工作。

6. 参与科研工作，能独立解决技术上的疑难问题和实施相关工程项目。开展在用医疗设备质量控制工作，发现问题及时处理并向科室领导或上级工程人员汇报。

7. 熟悉分管设备的台账管理，复核清点年度设备台账，进行设备报废鉴定和处理等工作。

8. 参加各级学会学术活动，不断提高业务水平，协助指导进修生、实习生的学习。

9. 负责部门交办的其他工作。

五、配件管理员

工作职责：

1. 在部门负责人的领导下，负责所分工工作，落实年度计划。

2. 负责验收医疗设备配件。

3. 负责对医疗设备配件进行登记造册，账目清楚。

4. 严格遵守财务制度，负责上报医疗设备配件消耗情况。

5. 负责部门交办的其他工作。

六、财务专员

工作职责：

1. 在部门负责人的领导下，负责所分工工作，落实年度计划。

2. 协助部门负责人制订年度预算。

3. 严格遵守财务制度，负责医疗设备配件、维修费用等报账事项。

4. 负责与医院财务处关于医疗设备方面的对接工作。

5. 负责本部门办公用品发放及本部门财务事项。

6. 负责本部门交办的其他工作。

七、档案管理员

工作职责：

1. 在部门负责人的领导下，负责医院医疗设备（含教学科研设备）、手术器械等验收工作。

2. 负责购进设备的验收工作。

(1) 设备到货时与相关人员依据合同以及发票、送货单，进行及时验收和入账。若发现账物不符、质量问题等，有权拒收并及时报告。

(2) 购进的各种医疗设备必须严格按照验收手续、程序进行，严格把关。验收合格以后方可入库。不符合要求或质量有问题的应及时退货或换货索赔。一般验收程序为：外包装检查、开箱验收、数量验收、质量验收。

(3) 医疗设备验收时必须有使用科室、临床工程部门等医院相关部门及厂商代表共同参加，如要申请进口商检的设备，必须有当地商检部门的商检人员参加。验收结果必须有记录并由各方共同签字。

(4) 质量验收应按生产厂商提供的各项技术指标或按招标文件中承诺的技术指标、功能和检测方法，逐项验收。对大型医疗设备的技术质量验收，应由省卫计委授权的机构进行。

3. 对设备验收情况必须详细记录并出具验收报告，严格按合同的品名、规格、型号、数量逐项验收。对所有与合同不符的情况，应做记录，以便及时与厂商交涉或报商检部门索赔。

4. 对新进设备进行登记造册，账目清晰。

6. 负责定期做好库存盘点工作。做到账物相符，账账相符。

7. 合理设置档案类目体系，做到类目完整、清楚。

8. 负责医疗（含教学、科研）设备信息的查询、处理，努力做到上报数据准确无误。

9. 严格遵守财务制度，向医院有关部门提供新进设备折旧金额。

10. 负责医疗设备资产管理工作，审核拟报废医疗设备情况。

11. 负责本部门交办的其他工作。

八、质量控制与计量管理员

工作概要：设备质量控制、计量管理。

请示上报：部门负责人及副负责人。

工作职责：

1. 在部门负责人的领导下，负责在用医用计量器具的管理工作，包括建档、建账、建卡和周期检定。

2. 学习和宣传国家有关的计量法规，保管好计量器具的档案和鉴定合格证书等材料。

3. 组织对兼职计量人员的培训，监督指导各科室开展计量工作。

4. 监督指导本单位标准计量器具的使用、保养工作，未经鉴定或不合格的计量器具应及时停止使用。

5. 对失准和发生故障的标准计量器具要及时申报，并送有关部门进行维修及再鉴定，以确保计量器具的准确性。对无法修复达标的计量器具负责提出报废申请。

6. 按相关法律、法规要求，定期组织对医院强检类设备进行计量鉴定。

九、配送中心人员工作职责

1. 严格执行医院和本部门的各项规章制度。

2. 负责 24 h 接听科室报修电话。需要清晰记录科室报修人员姓名、电话、报修设备的机型故障现象、设备主机编号等信息。

3. 收到科室报修电话后，尽快与分管工程人员联系，并把记录情况向工程人员通报。

4. 科室接送设备时必须经分管工程人员同意方能去办理，并要及时登记，办理有关手续。认真做好科室交接和登记工作，清点配件是否齐全。

5. 配送人员需要认真听取科室意见、及时记录并反馈给分管工程人员。

6. 负责本部门交办的其他工作。

7. 在执行各项规章制度和在工作中，有权互相监督，发现有违章者有权制止和向上级报告。

十、临床使用科室设备管理员

1. 设备管理员协助临床使用科室负责人做好仪器设备的采购、管理等工作，使本科室仪器设备的采购、使用和管理工作规范化。

2. 与临床工程部门的工程技术人员及本科室的使用人员共同协商完成各类设备，特别是大型仪器设备的功能开发、软件升级、维护保养等工作，并制订安全管理、规范操作和使用注意事项等具体条目。

3. 配合临床工程部门档案室，建立本科室设备账卡和完整的分账户，对科室仪器设备数量、质量、安放地点、使用运行情况做到心中有数。

4. 积极协助做好设备使用调查和评价工作。

5. 参加医院设备管理相关培训和会议，并负责本科使用人员的培训工作、传达会议精神。

6. 定期对本科室的设备进行自查，发现问题及时向临床工程部门报告。

7. 在突发情况下，及时将设备停用，向科室领导汇报，并通知临床工程部门分管工程人员进行处理。

8. 关注医院信息平台，关注突发紧急事件的相应公告，看到公告后需要及时转告科室负责人和护士长，做好相应的应急措施。

第三节　人员培训

一、建立培训考核制度

医疗设备使用人员和临床工程人员是设备操作及维护的主要群体，对其进行培训，可帮助使用人员安全规范地操作设备、降低设备故障率、提高设备使用率，同时进一步提高临床工程人员的技术水平，保障设备正常运行、提高设备完好率、降低维修成本。因此，对设备使用人员及临床工程人员建立完善的培训考核制度意义重大。以下将以某医院为例来介绍该培训考核制度。

1. 制订培训计划

（1）年初根据工作进度制订培训计划，包括工程技术人员的维修培训和使用人员的操作培训。

（2）对业务培训应做记录，包括院内业务学习及外出进修的情况。记录内容应包括培训课程时间、地点、内容、主办单位、参加人员及培训考核结果。

（3）在医疗设备引进谈判和合同售后服务条款中，必须明确设备的使用操作及维修培训工作，同时记录培训时间、培训地点、培训内容并备案。

2. 培训形式及内容

（1）操作人员培训

①上岗培训：新引进设备安装验收时由厂家对操作人员进行操作培训，考核通过后方可操作设备。

②新进人员培训：

- 使用科室对新进人员进行设备的操作培训；
- 通用医用设备可由临床工程部门联系厂家进行培训；
- 通过全面实践和有经验人员的带教，使之尽快能够独立工作。

③特殊医疗设备：科室设备操作人员必须具有一定资历，并有相关岗位培训证明。

④急救、生命支持类设备的操作必须达到熟练程度。可对其使用人员进行定期培训，内容包括设备近期使用情况总结、改进措施、软件更新培训。

⑤如使用不当引发频发性设备故障或者严重性设备故障，需要组织科室设备使用人员进行培训并考核。

（2）临床工程人员培训

①岗前培训：

- 必须了解各类医疗仪器设备的基本操作和临床应用；
- 学习医疗设备的维修技能；
- 熟悉医疗设备的管理、安装、维修和计量等方面的要求和工作程序。

②新进设备培训：新引进设备安装验收时由厂家对工程技术人员进行维修培训。

③新进人员培训：

- 实行轮岗制，由各设备分组组长带教，组内技术人员协助完成；
- 轮转时间共为1年；
- 轮转期间，通过学习，能自觉遵守医院、科室各项工作制度，熟悉并掌握组内分管科室主要设备的型号、基本构造及工作原理；基本掌握主要设备的日常维护及常见故障的排除方法；
- 轮转期满，个人撰写轮转报告，各组自行组织出组考核；
- 医院相关科室进行大型设备安装时，新进人员可全程参与安装调试工作。

④业务培训：

- 临床工程部门根据科室业务培训计划的安排，组织临床工程人员进行业务学习；
- 业务学习可通过院内培训、厂家联合培训、院外各类培训等多种方式进行；
- 鼓励临床工程人员进行在职学历教育，结合医院政策，青年技术人员可攻读在职硕士及博士学位；
- 积极参与教学与科研工作。

（3）设备管理人员培训

- 岗位职责、工作流培训。

3. 培训考核

医院设备管理委员会成立培训考核小组，负责全院医疗设备的培训和考核工作并组织实施。

二、临床工程人员业务培训

（一）业务培训的必要性

临床工程人员是现代化医院建设中不可忽略的一支人才队伍，他们担负着医疗设备的质量保证、功能开发和使用培训，以及日常保养、维修、计量和管理等工作，是医院医疗质量的重要保障者，是影响临床医疗质量、医院社会效益及经济效益的直接因素。但是，相关调查数据表明，现阶段我国医院临床工程人员的队伍建设仍存在以下诸多问题。

第一，人员规模：参与调查的医院中临床工程人员规模集中在 4～30 人，平均为 8.9 人；平均每百张床位配备 1.2 名临床工程人员；62％的医院其临床工程人员占医院员工总人数的 1％及以下。这种人员配置的严重失衡，导致临床工程人员往往需要身兼数职，同时负责多个临床科室、多种类型医疗设备的维修与保养工作。这对临床工程人员的知识体系和维修技能在专业性和全面性上都提出了更高的要求。实行业务培训可使得临床工程人员在不断提高个人专长的同时，学习其他领域设备的相关知识及技能，实现一专多能，进而成为医疗设备的“全面医师”。

第二，学历结构：现阶段我国医院临床工程人员中具有硕士及以上学历者仅占 8.1％，本科占 43.8％，而大专及大专以下的低学历人员占 48.1％。高学历人才明显不足，使得临床工程部门在创新及科研方面都受到较大制约。业务培训鼓励临床工程人员进行在职学历教育。以此为基础，紧密结合临床所需，树立创新意识，提高临床工程人员的科研能力，促进学科向深层次发展。

第三，知识结构：我国临床工程学科起步较晚，原来从事临床工程的技术人员绝大多数都由相近专业转行而来。后来，随着高校生物医学工程专业的开办及学生扩招，越来越多的生物医学工程专业的毕业生选择进入医院从事临床工程工作。但是，即便如此，现阶段具有生物医学工程专业知识背景的人员也仅占从业人员的 21.9％，其他各种不同专业人员仍占多数。通过业务培训，可以改善非科班出身工程技术人员缺乏系统全面基础知识的现状。此外，临床实践经验的相互分享学习可使理论与实际相结合，进一步强化基础知识，提升实践技能。

第四，职称结构：临床工程部门中具有高级职称的人员占11.3%，中级职称占30%，初级及以下职称占58.7%。高级职称人数的比重最少，而初级及以下职称人数最多。职称结构也不尽合理。应利用业务培训，接受继续教育，提高学历及科研能力，实现个人职称晋升，体现自我价值。同时，促进临床工程部门的人员配置趋于职称结构合理化。

第五，医疗设备发展到今天，其技术进步和更新换代尤为迅速，几乎每年都有新技术出现，平均两至三年就有新生代的医疗设备问世。同时，国家卫计委（原卫生部）[2011] 15号发布的《医药卫生中长期人才发展规划（2011—2020年）》，对未来10年中国医药卫生人才发展战略做出了全面规划和部署，明确提出了临床工程队伍的人才培养、专业技术水平的提升、管理队伍的职业化、医疗器械监管的专业技术队伍及人才的合理配置等要求。

因此，加强对临床工程人员的业务培训，适应新技术、新领域、新设备对其知识更新的要求，显得更加迫切且重要。只有加强人员培训，不断接受新知识，创新管理体制、模式和提高管理能力，才能适应工作和形势的需要。

（二）业务培训方式

1. 院内培训

院内培训可分两种形式进行：各技术小组内部业务培训及科室业务培训。小组内部培训侧重培养工程技术人员的技术专业性；科室培训侧重培养工程技术人员技术全面性。

培训开展应选定相应主题，可以是针对某类设备，也可是针对某项技术。业务学习讲课人员可由本单位工程技术人员担任，也可由外单位的相关人员担任。培训结束后需要进行考核并留下相关记录，不定期进行效果评估。此外，院内业务学习还应包括由本科室技术人员参加的外出培训、进修及参加学习班后的技术介绍或交流等活动。

院内培训可充分发挥临床工程人员新老互助的积极作用。老工程人员在长期的实践工作中积累了丰富的经验，将其传授给青年工程人员，可帮助他们快速提高业务能力。青年工程人员多具备系统全面的专业基础知识，易于接受新知识、新技术；老工程人员可接受再培训，使团队成员的知识技能都得到及时更新。

2. 厂家联合培训

医院作为医疗设备采购方，在引进新型设备的采购招标时，应将医院的临床工程人员接受设备生产商专业技术培训作为附加条款。这种培训包括设备到货验收时现场维修培训，也包括安排医院临床工程人员进入设备生产厂家进行实地参观考察，并接受厂家专业技术人员细致全面的技术培训。

厂家联合培训是双赢的方式。接受了专业培训的工程技术人员能够更快更有效地排除设备故障，为医院创造更好的社会效益和经济效益。同时，生产商也能够在设备一年保修期内节省大量上门服务的开支，并可与医院保持长期友好协作关系。

3. 院外各类培训活动

院外各类培训活动的形式非常丰富，可以是由学会组织举办的各类培训班，也可以是医疗设备方面的新技术讲座、研讨会，还可以是相关学术会议等。此类培训活动提供了良好的平台，以便于医院间、临床工人员间相互交流、切磋、借鉴、学习。同时它也是掌握学科前沿动态的有效途径。

4. 在职学历教育

美国临床工程人员中具备研究生学历的比例为 76%，大多还同时具有医学和工程技术双学位，我国临床工程人员的队伍中高学历人才严重不足。医院应鼓励青年工程人员结合医院政策攻读在职硕士、博士学位。条件允许的情况下，还可选派个别能力突出的技术人员去相应的高等院校、科研机构脱产进修。

5. 参与教学及科研工作

临床工程部门在保证全院医疗设备安全有效运行之余，需要鼓励工程技术人员积极参加教学及科研工作。教学工作一方面可以为临床工程人员的队伍建设培养新鲜血液，另一方面又可督促自身再学习。

临床工程人员作为连接临床工程和临床医疗的纽带，应紧密结合临床医务人员需求，改造或设计制造一些便于临床医务人员使用的设备，进而提升工程技术人员的科研能力，促进学科的深层次发展。

总之，临床工程人员的继续教育与技术培训是一个长期过程，必须分阶段制订计划，再根据具体的实际发展情况做出相应的调整，逐步实现。

（崔飞易　王婷婷）

第12章　医疗设备管理与医院等级评审

第一节　医院等级评审中与医学装备管理相关的细则

在《三级综合医院评审标准实施细则（2011年版）》中（以下简称《医院等级评审标准2011版》），与医学装备相关的条款主要是第6.9项。除此之外，本书前面提到的若干条款也与医学装备管理部门相关，如医学影像、放射治疗、介入诊疗等章节。

我们把与医学装备管理部门相关的条款及其考评办法进行了梳理，列于附录中，以供参考。

需要说明的是，为了与《医院等级评审标准2011版》中条款保持一致，本章节将前面提到的“医疗设备”统称为“医学装备”，“临床工程部门”统称为“医学装备管理部门”。

第二节　医学装备管理部门如何准备医院等级评审

一、对照条款逐条准备

评审条款条目细、项目多，为此，应当针对评审要点，结合考评办法，一项一项地做准备。

例如第6.9.3.1的C条款中，要求“有医学装备购置论证相关制度与决策程序，单价在50万元及以上的医学装备有可行性论证；购置纳入国家规定管理品目的大型设备持有配置许可证”。因此，按照要求，所有价值50万元以上的医学装备需要有可行性论证，所有纳入国家规定管理品目的甲乙类医学装备需要持有配置许可证。前者需要结合本单位医学装备的采购流程，提取相关材料，提供可行性报告。应准备所有甲乙类医学装备的配置许可证备查。

再如，6.9.6.3 的 C 条款中，要求“建立医学装备应急预案的应急管理程序，装备故障时有紧急替代流程”。前者是发生与医学装备相关紧急情况时的应急管理方法，而后者则是当设备出现故障、性能下降或不能完成其功能时，用相应功能设备紧急替代以完成临床诊断治疗，准备时如果互相替代就会顾此失彼，导致扣分。因此，需要仔细研读各条款，细致准备，避免遗漏。

一般情况下，医院在准备等级评审时，通常会把 6.9 项分配给医学装备管理部门。但是，如前所述，还有若干条款也与医学装备管理部门相关，如医学影像、放射治疗、介入诊疗等章节中提到的。因此，医学装备管理部门还需要与相关临床科室多沟通，以避免出现因此类条款掌握不充分而导致失分的情况。

二、分类收集、整理评审材料

准备评审材料时，应当严格按照评审要点，逐条进行准备。当评审要点需要细分时，还应细化准备材料。例如 6.9.3.2 中，要求“有大型医用设备成本效益、临床使用效果、质量等分析”，在准备材料时，相应的制度应包含上述内容，对大型医学装备的分析评价中应包含成本效益、临床使用效果和应用质量的分析和评价。医院引进或开发设备管理信息系统时，就应充分考虑这些需求。使用适当的信息系统，可使这部分工作事半功倍。

所有收集到的材料应分门别类地装入相应的资料盒，设置简洁明晰的标签，编写详细的目录。这样，在评审专家提出查看资料的要求时，能够及时、准确地查找到相应资料，做到胸有成竹。

三、以核心条款带动全部条款

在医学装备管理中，6.9.6.2 是核心条款，要求“用于急救、生命支持系统仪器装备要始终保持在待用状态”。对于此条款，必须在平时做好的基础上重点准备，查漏补缺，特别是针对监管和监管中发现问题的整改，必须有材料来体现。医院等级评审的核心是以评促改，以评促建。对于非核心条款，要抓住制度建设和制度落实两个方面，以前缺少的制度，必须及时建立并通过医院发布实施。制度建设的关键是具有可操作性，做不到的切勿写进制度里。有了制度就要狠抓落实，监管必须有记录，整改措施和效果均必须有材料体现。通过这些措施，满足评审要求，增强医学装备管理的内涵，提高管理水平。

四、急救与生命支持类装备的准备

核心条款 6.9.6.2 的“C-合格”档评审要求：①有急救类、生命支持类医学装备应急预案，保障紧急救援工作需要；②各科室急救类、生命支持类装备时刻保持待用状态。“B-良好”档评审要求：职能部门对急救类、生命支持类装备完好情况和使用情况进行实时监管。“A-优秀”档评审要求：急救类、生命支持类装备完好率 100%。按照评审规则，只有全部符合“C-合格”档评审指标，才能进行“B-良好”档评审，“B-良好”档评审全部通过，才能进行“A-优秀”档评审。

（一）对“C”档评审要求的理解

相关法规文件并没有厘清哪些医学装备属于急救、生命支持类，但是医疗机构应该结合自己的实际情况，对此做出明确的界定，并对其分布科室、数量及运行状况及时掌握。这类医学装备至少应包括全院的呼吸机、除颤仪、心电监护仪、注射泵/输液泵、电动吸引器、洗胃机等，使用科室至少应包括急诊科、ICU、呼吸科、心内科、心胸外科、脑外科、麻醉科等重点科室。

对各类急救、生命支持类设备分别制订应急预案，如呼吸机应急预案、除颤仪应急预案、监护仪应急预案等。应急预案至少应包括制订本预案的目的、医务人员的职责、临床工程人员的职责及对故障设备的处理流程规范、各级管理人员的职责等内容，应急预案应明确紧急情况下的操作方法和流程。

如何做到急救、生命支持类设备时刻保持待用状态？

首先，为了保障医学装备，特别是急救、生命支持类医学装备的完好率，在技术保障层面应加强三方面的建设：一是临床工程学科建设，建设专业化的临床工程人才队伍，通过完善的岗位培训和继续教育，提高医学装备管理能力和技术保障水平；二是加强医学装备使用人员的培训和考核工作，考核合格后方可上岗操作，高年资操作人员还需要进行再培训；三是加强医学装备的三级维护保养制度，确保设备处于正常的工作状态或待机状态。一级保养由操作人员完成，主要是对设备的日常维护；二级保养由临床工程人员完成，按计划及时更换易损件，延长使用寿命；三级保养是预防性维护，发现潜在的故障苗头，处理、检测和调整性能参数，使设备保持良好的工作状态，该保养由公司工程师或医院临床工程人员完成。

其次，在管理保障层面，从医学装备的论证、招投标、安装调试、验收、使用到报废全生命周期必须有章可循，制订完善可行的规章制度。医院应建立由设备管理委员会、医学装备管理部门和使用科室共同组成的医学装备三级管理体系，保障设备正常、安全、可靠、有效地运行。

为了使全院工作人员全面了解与医学装备相关的法律、法规和制度，应将相关内容汇编成册，方便查阅，也便于向评审专家展示和汇报。册子的内容应包括以下几个方面：①法律法规，政府部门发布的与医学装备管理相关的规定；②医院制订的医学装备管理制度；③医学装备管理部门制订的制度；④医学装备安全保障制度；⑤医学装备应急预案；⑥医学装备应用管理制度。这些制度汇编成册后，根据法律法规的调整和实际情况的变化，也要不断修订，并对修订情况做出说明。

最后，在运行保障层面，为保障医学装备在整个生命周期内可靠安全运行，保证设备的使用率和完好率，必须做好以下几项工作：①科室设备使用操作人员每天进行设备状态检查，发现问题及时与分管的临床工程人员联系；②按照计划，对医学装备进行定期巡检，巡检周期可以按照“普通设备每个月一次，大型设备每季度一次”进行；③重点科室专人专管，建立保障装备处于完好状态的制度与规范，尤其是急救、生命支持类设备；④通过各类学会、协会平台，提升整个行业的管理理论水平和维修维护技术水平。

（二）对“B”档评审要求的理解

制订“急救类、生命支持类仪器设备巡查”表，记录设备名称、基数（科室配备此类设备的数量）、完好数量（巡查当天完好数量），由使用科室每天对所属的急救、生命支持类仪器设备进行巡查登记，完好的设备挂绿色“正常使用”标示牌，故障设备立即挂红色“故障设备”标示牌并通知医学装备管理部门维修。

对于使用情况进行实时监管，须有设备质量与安全管理人员参与急救类、生命支持类设备的检查，确保急救、生命支持类设备始终保持在待用状态，并建立全院应急调配机制。

有条件的医疗机构可以配置监护仪、呼吸机、婴儿培养箱等重点质控检测设备，监控设备运行的各项指标，并保证每年至少检测 2 次。医疗机构无法检测的设备，应委托设备供货商或有资质的检测单位进行测试。通过通用电气安全测试（对地漏电流、外壳漏电流、安全接地电阻、患者漏电流）来控制电击风险。

医学装备管理部门和科室设备质量安全管理人员定期检查，或根据设备使用情况不定期检查，并进行记录，发现问题及时通知科室，告知设备的性能状况，分析原因并进行整改，通过多次PDCA循环，最终保证设备性能良好，能满足临床使用。

（三）对“A”档评审要求的理解

对使用情况进行实时监管，设备质量与安全管理人员参与急救类、生命支持类仪器的检查，确保设备正常使用。急救、生命支持类设备要始终保持在待用状态。要保证设备完好率100%，就必须有一定数量的备用设备。

例如，某科室有10台呼吸机，需要留1台呼吸机作为备用机，实际工作台数为9台，这样当其中1台有故障时，用备用机取代故障机，便可保障完好率100%。此外，邻近科室也可以互为备用。医院作为一个整体可与设备供应商签订协议，当发生重大卫生事件时，供应商向医院紧急提供急救、生命支持类设备。当在用医学装备发生故障时，须挂“故障设备”标示牌，通知专职工程人员现场维修，如不能现场修复，应送回医学装备管理部门维修，要保证使用科室在用设备100%完好，无故障。

五、通过PDCA循环完善医学装备质量管理体系

医院等级评审核心指标的选择是以质量、安全、服务、管理、绩效为核心；注重反映以过程为基础的质量、安全、服务、管理、绩效体系。强调在以患者为服务对象的医院管理体系中，医院应对患者关于医院是否已满足其要求的信息进行评价。尤其是各级质量管理队伍要有持续的、对医学装备质量改进的措施，并取得成效。PDCA循环反映的是以过程为基础的医学装备质量管理体系模式。对于医学装备质量管理来说，PDCA各阶段的含义如下。

P（plan），策划：医学装备管理部门（职能科室）制订出关于医学装备质量管理的目标、方针、制度、职责、流程。

D（do），实施：执行上述计划。

C（check），检查：根据目标、方针、制度、职责、流程，对医学装备管理过程进行监督和检查，并记录。通过分析得到数据，提出改进措施。

A（action），改进：采取措施，提高质量管理水平。

医学装备质量控制项目始终围绕过程展开，要求有明确的目标，按制度要求实施，执行过程中实施检查并记录、分析，同时在检查

的基础上提出改进意见，建立新的目标。进而在新的水平上进行新的 PDCA 循环。

六、医学装备的分析评价

本书第 3 章第三节对医学装备的经济效益分析做了深入探讨，包括经济分析的意义、主要指标、分析方法，并以笔者所在医院两台 CT 为例说明如何进行经济效益分析。

除了经济效益分析之外，为了更合理、更全面地分析评价医学装备的使用情况，也应对其进行社会效益分析。医学装备的社会效益分析主要包括以下几个方面：开展新技术、开展科研项目和发表科研论文情况。很多医学装备的购买是为进一步拓宽医院诊疗范围和提升诊疗水平，因此可把开展新技术情况作为评价医学装备社会效益的重要因素。开展新技术的判断标准之一是媒体报道。科研项目根据级别不同分为不同等级进行评价。科研论文以发表期刊影响因子为评价标准。这些评价项目的量化方法还值得进一步探讨。

第三节　医院等级评审对临床工程发展的促进作用

《医院等级评审标准 2011 版》中，临床工程在医院评审中没有被单列为学科或专业，而是归类于医院管理中，作为管理的一个部分。尽管评审条款将临床工程仅局限于医学装备管理，忽视了作为一个专业、学科存在的内涵和外延，但是，评审条款对临床工程相关的医学装备管理、技术保障、质量控制等做出了明确的规范，这将对临床工程的发展起到重要的推动作用。本节将从学科发展、医学装备的规范化管理及临床工程技术人员的教育与培训三方面分别分析医院等级评审对医学工程发展的促进作用。

一、促进临床工程学科发展

（一）明确学科定位，不断完善自身职能

《医院等级评审标准 2011 版》中将医学装备管理纳入了医疗质量体系，明确了临床工程科室的职能：对医院的仪器设备实施全程质量保障和技术保障，及全生命周期的管理。技术保障的内涵远大于维修，包括计量检测、急救与生命支持类设备的保障和应急调配、质量与安全管理等。设备维修是技术保障的重要组成部分。为了达

到等级医院评审标准和要求，医学装备管理部门工作内容应向临床渗透，转变思维模式、管理方法和工作作风，将以“采购、维修、供应”为中心转变为以“技术保障、质量控制”为中心。医学装备管理部门的职能重新回归到质量保障中，应强化需求评估和绩效考核职能，加强动态的信息资料管理和有效利用，提高预防性维护能力，完善设备性能监测和计量检定机制，开展生命支持类医学装备的质控工作，构建医学装备质量控制体系，体现学科的专业性。

（二）抓好基础管理，制订科学的管理制度

《医院等级评审标准 2011 版》有针对医学装备管理部门各项规章制度的考核细则。若要提高医学装备管理部门的发展和保障能力，首要任务是抓好基础管理，制订一系列与临床工程保障相关的制度，如设备的准入制度、安装验收制度、流程、维修管理制度、医学装备质量检测制度、不良事件报告制度、设备计量制度、报废制度等。制度应符合国家法律法规和规章制度要求，并随着政府规章的调整而更新，同时还须兼顾医院的特殊情况。

（三）加强学科建设，激励人才成长

《医院等级评审标准 2011 版》侧重学科建设和人才培养机制的考核。人才是医学装备管理部门持续发展的基础。医院医学装备总值的快速增加，为医学装备管理部门创造了一个良好的发展平台。临床工程工作重心的变化，也使既有的人才结构无法满足需要。因此，必须加强临床工程人员、质量控制和质量管理等各类人才的培养。

人才培养需要从各个层面加强。一是对临床工程人员进行在职学历教育。结合医院政策，鼓励青年工程人员攻读在职硕士学位。二是安排参加学会组织的各类培训班，个人学习后对同事进行再培训，使团队成员知识技能得到及时更新。三是要求设备厂家对分管工程人员进行技术培训。四是在科室内部组织技术交流，互相学习。通过以上措施，临床工程技术人员发挥所长，分工协作，为做好医学装备技术保障工作提供必要的人才基础。

（四）顺应医院发展趋势，积极培养临床工程人员

《医院等级评审标准 2011 版》为医学装备管理部门今后的工作指明了方向，即积极培养临床工程人员，配合临床科室开展新技术、新业务。首先，临床工程人员活跃于设备技术保障一线，积累了丰富的维修实践经验。通过与医护人员沟通，可以及时发现设备的缺陷；其次，临床工程人员可以把握临床科室业务现状，结合医院的发展方向以及科技发展趋势，对拟引进的设备提出建议和可行性论证；最后，临床工程人员还可参与医学装备使用风险评估的调研、分析工作。

（五）加强医学装备质量管理和质量控制，为医疗安全保驾护航

《医院等级评审标准 2011 版》明确了医疗质量和安全是医院管理永恒的主题。开展医学装备临床使用安全控制和风险管理工作，定期对医学装备使用安全情况进行考核和评估是确保医疗质量和安全的有效措施。医学装备的质量与安全是一个系统工程，包括设备的定期检测与计量、巡检、预防性维护。通过这些工作，可使设备性能安全可靠，故障率维持在较低水平，为医疗质量和安全提供可靠保障。

综上所述，等级医院的评审不是医院发展的终点，而是一个全新的起点，摆在医学装备管理部门面前的是机遇，也是挑战，我们要以医院等级评审为契机，始终坚持服务临床为核心，以人才建设为根本，以创新工作思路、拓展工作层面为突破口，推动学科的整体建设和发展，在做好医院医学装备日常维护管理、质量管理等工作的同时，不断转变工作职能，以满足质量管理、质量保障和技术保障的新要求。

二、促进医学装备规范化管理

医学装备管理以《三级综合医院评审标准实施细则》、卫计委《医疗卫生机构医学装备管理办法》《大型医用设备配置与使用管理办法》《医疗器械临床使用安全管理规范》等文件的具体要求为标准，在三甲医院复评审中认真梳理医学装备管理体系，并进行系统调整。

可将与医学装备管理相关的制度汇编成册，方便查询使用。制度汇编分为管理制度、安全保障、辐射安全管理、应急预案、使用管理等篇目。

在评审准备期间，根据评审细则的要求，结合医院的实际情况，可进行一些医学装备管理模式的创新，具体如下。

1. 急救类、生命支持类仪器设备保障的持续改进

设立急救设备维修组和配送中心，急救设备维修组专门负责急救、生命支持类医学装备的维修保障和质量控制工作。配送中心负责急救设备的应急调配。

制订相关制度包括《急救类、生命支持类仪器设备保障制度》《急救类、生命支持类设备应急预案》及流程。

为急救、生命支持类设备配发状态标识，包括正常运行、限制使用、故障停用三种状态。其中“限制使用”标识表示设备某一模块（如监护仪血氧模块）出现故障，而其他模块正常。

为临床科室配发急救、生命支持类医学装备巡查登记本，要求每日巡查并登记完好的设备数量，故障设备立即悬挂“故障停用”标识牌，并向临床工程部门报修。工程人员定期巡查并在登记本上签字确认。

每年举行一次医学装备应急调配演练，根据演练情况修订应急调配流程，提高应急调配水平。

2. 制订医学装备管理细则

根据评审条款的相关内容，制订医学装备质量管理细则，如表12-1所示。以此细则为依据，对使用科室医学装备使用情况进行管理。

表12-1 医学装备质量管理细则

一级指标	二级指标	三级指标	基本内容	备注
医学装备管理	医学装备保障	机房环境	机房温度、湿度达标	
		设备手续齐备	在用设备有医院标签	
		日常维护和保养	日常维护和保养，《使用记录本》正常登记	
		急救生命支持类仪器	待用急救生命支持类装备功能正常（抽查操作）	
			医务人员知晓医疗装备应急管理与替代程序	
			《急救、生命支持类医疗设备巡查登记本》填写完整	
		放射与放疗的机房环境	工作人员知晓机房防护的要求	
			机房警示标识规范	
		特种装备	证明齐备，检测标签在有效期内	
			操作人员经过培训，具有上岗资格	
	安全与风险管理	安全与风险管理	性能检测和计量检定合格标签在有效期内	
			医务人员知晓医疗器械不良事件上报流程	

续表

一级指标	二级指标	三级指标	基本内容	备注
医学装备管理	人员培训	人员培训	医疗设备操作人员经过操作培训 大型医用设备工作人员经过岗位培训，具有上岗资格	
	加分项目	不良事件上报	有上报医疗器械不良事件的记录	
		其他		

注：特种装备包括压氧舱、液氧站、压力容器

3. 规范医学装备巡检

巡检是指工程人员对分管设备进行日常维护保养、检查，以及时排除隐患。按照不同类别设备的特点，制订不同的定期质量检查表。分管工程人员定期进行巡查时，便可根据表格内容进行检查和记录。表 12-2 所示为直线加速器的质量检查表格。

表 12-2　直线加速器质量检查表

设备信息		设备名称	LA		医院编号			
		使用科室			责任工程师			
检查记录	日期	测量闸流管灯丝电压、主闸流管 TP3	检查防护门防夹装置	检查光野准确性	清洁过滤网	润滑治疗床	测试控制台电压	检查冷却水	签名

医学装备质量控制是保证医学装备安全使用的前提，定期做好

质量控制是医学装备管理和临床的要求，也是患者安全就诊的需要。医疗机构已普遍认识到医学装备质量控制的重要性，但受制于人力、物力等因素，质量控制工作开展水平参差不齐，少数地区开展得较早，已经形成体系，如江浙沪地区。但是，大部分地区仍停留在零散、自发的状态，个别医院开展较好，大部分医院逐步开始尝试。

此外，国家食品药品监督管理总局颁布的《医疗器械使用质量监督管理办法》于2016年2月1日开始实施。各省市药监部门会出台相应的监督检查细则，对医院医学装备的质量控制工作提出明确要求。这也将成为临床工程学科发展的一次机遇，促使医学装备质量控制走上规范化、标准化道路。

三、促进临床工程技术人员的教育与培训

《医院等级评审标准2011版》对医院临床工程人员的培训和教育提出了明确要求。作为临床工程的主体，临床工程人员如何最大限度地发挥主观能动性，用科学理论和科学方法管理维护医学装备是他们所面临的巨大挑战，建立和加强临床工程人员培训教育体系，不仅是临床工程人员自身发展的需要，也是临床工程学科发展的需要。

临床工程人员培训教育体系由学会组织的培训和继续教育、医学装备管理部门组织的培训教育和个人层面的培训教育组成。

学会组织的培训和继续教育，其组织者包括中华医学会医学工程分会、区域性医学工程分会或医学装备学会。培训方式通常有学术会议或继续教育学习班，或以工程师资质认证方式进行。培训内容包括各专业领域的相关理论知识、政策、行业发展趋势等。

医学装备管理部门组织的培训，包括设备管理制度的学习、组织厂家进行新购进设备的技术培训、学习设备管理新理论和新方法以及组织临床工程人员编写教材和参与科研创新工作等。

个人教育培训包括个人自学、进行在职学历教育和新老互助，相互学习。现代社会倡导终生学习，临床工程技术人员也不例外。医学装备和医疗技术发展更新迅速，个人必须积极自学，掌握学科发展动态，熟悉分管设备的性能。在职学历教育可以系统地提高专业技术知识水平，提高分析问题、解决问题的能力。此外，老工程师积累了许多实践经验，而新工程师的知识体系较新，可互相学习，共同提高。

（王胜军）

附录 A

《三级综合医院评审标准实施细则（2011 年版）》中与医学装备管理部门相关的条款及考评办法现梳理如下。

其中，带“★”的条款为核心条款。

序号	评审标准	评审要点	考评办法
6.9.1 医学装备管理符合国家法律、法规及卫生行政部门规章、管理办法、标准的要求，按照法律、法规，使用和管理医用含源仪器（装置）。			
PS4161	6.9.1.1 建立医学装备管理部门	【C】1. 根据“统一领导、归口管理、分级负责、责权一致”原则建立院领导、医学装备管理部门和使用部门三级管理制度，成立医学装备委员会	【查阅资料】（时限为 1 个年度）查看医院提供的：①设备管理的相关制度、管理办法；②管理组织机构与人员和成立医学装备委员会的文件和工作会议记录
PS4162	6.9.1.1 建立医学装备管理部门	【C】2. 根据国家法律、法规及卫生行政部门规章、管理办法、标准要求，履行医学装备管理	
PS4163	6.9.1.1 建立医学装备管理部门	【B】职能管理部门和相关人员了解相关法律法规和部门规章，知晓、履行相关制度和岗位职责职责	【访谈调查】询问医学装备管理部门的工作人员（2 人），测试相关工作职责和相关技术标准规范，知晓率 100%
PS4164	6.9.1.1 建立医学装备管理部门	【A】有监管和考核机制，有监管和考核记录	【查阅资料】（时限为 3 个年度）查看职能部门提供的检查考核记录和工作改进情况的跟踪记录
6.9.2 有医学装备管理部门，有人员岗位职责和工作制度，有设备论证、采购、使用、保养、维修、更新和资产处置制度与措施			

续表

序号	评审标准	评审要点	考评办法
PS4165	6.9.2.1 建立医学装备管理组织技术队伍，人员配置合理	【C】根据医院规模及医学装备情况建立相应的医学装备部门和装备管理与使用技术队伍，专（兼）职医学装备的管理与维护、维修，人员配置合理	【查阅资料】（时限为1个年度）查看医院提供的医学装备管理技术人员花名册（专业、学历、技术专长、工作年限）和其参加相关业务培训的资料和上岗证。 【现场核查】①查看维修场地、设施设备；②核对大型设备维修人员的上岗证（2人），持证上岗率100%
PS4166	6.9.2.1 建立医学装备管理组织技术队伍，人员配置合理	【C】大型医用设备相关医师、操作人员、工程技术人员须接受岗位培训，业务能力考评合格方可上岗操作	
PS4167	6.9.2.1 建立医学装备管理组织技术队伍，人员配置合理	【C】有适宜的装备维修场地	
PS4168	6.9.2.1 建立医学装备管理组织技术队伍，人员配置合理	【B】对医学装备使用人员进行应用培训和考核，合格后方可上岗操作	【查阅资料】（时限为2个年度）查看职能部门提供的医学装备使用人员的培训考核记录 【访谈调查】随机抽取在岗人员（3人），测试相应岗位的基本技能与相关知识，知晓率100% 【现场核查】核对医学装备使用人员的培训合格证，持证上岗率100%
PS4169	6.9.2.1 建立医学装备管理组织技术队伍，人员配置合理	【A】有医学装备使用人员岗位考核和再培训机制，有考核培训记录	【查阅资料】（时限为3个年度）查看职能部门提供的岗位考核资料，按照国家有关规定，对在岗一定年限的人员，实行再培训有记录和再培训考核资料，符合率90%

续表

<table>
<tr><th>序号</th><th>评审标准</th><th>评审要点</th><th>考评办法</th></tr>
<tr><td>PS4170</td><td>6.9.2.2 制订相关工作制度、职责和工作流程</td><td>【C】有医学装备管理制度、人员岗位职责</td><td rowspan="2">【查阅资料】（时限为 1 个年度）①查看医院提供或职能部门提供的管理制度、岗位职责、流程和设备档案；②查看医院提供的医学装备论证、决策、购置的相关制度与执行情况的报告；③查看职能部门提供的验收、使用、保养、维修、应用分析工作规范与考核制度
【跟踪核实】医院提供 3 个大型设备购进档案，可以体现出医学装备论证、决策、购置、验收、使用、保养、维修、应用分析和更新、处置等相关制度与工作流程，符合率 100%</td></tr>
<tr><td>PS4171</td><td>6.9.2.2 制订相关工作制度、职责和工作流程</td><td>【C】有医学装备论证、决策、购置、验收、使用、保养、维修、应用分析和更新、处置等相关制度与工作流程</td></tr>
<tr><td>PS4172</td><td>6.9.2.2 制订相关工作制度、职责和工作流程</td><td>【B】有医学装备管理制度与岗位职责的监管与考核机制</td><td>【查阅资料】（时限为 2 个年度）查看职能部门提供的管理制度和考核制度，以及监管、考核评价制度
【访谈调查】随机抽取 2 名在岗人员，询问相应岗位的岗位职责、制度与规范，知晓率 100%</td></tr>
<tr><td>PS4173</td><td>6.9.2.2 制订相关工作制度、职责和工作流程</td><td>【A】有根据监管情况进行改进的措施并得到落实</td><td rowspan="2">【跟踪核实】医院至少提供 3 个案例，说明医院职能部门及时针对检查中发现的问题，督促改进，措施落实，有一定的成效</td></tr>
<tr><td>PS4174</td><td>6.9.2.2 制订相关工作制度、职责和工作流程</td><td>【A】有考核的相关资料</td></tr>
</table>

续表

<table>
<tr><th>序号</th><th>评审标准</th><th>评审要点</th><th>考评办法</th></tr>
<tr><td colspan="4">6.9.3 按照《大型医用设备配置与使用管理办法》，加强大型医用设备配置管理，优先配置功能适用、技术适宜的医疗设备；相关大型设备的使用人员持证上岗，应有社会效益、临床使用效果、应用质量功能开发程序等分析</td></tr>
<tr><td>PS4175</td><td>6.9.3.1 制订常规与大型医学装备配置方案</td><td>【C】有医学装备配置原则与配置标准，根据医院功能定位和发展规划，制订医学装备发展规划和配置方案。优先配置功能适用、技术适宜、节能环保的装备。注重资源共享，杜绝盲目配置</td><td rowspan="3">【查阅资料】（时限为1个年度）查看医院提供的：①医学装备发展规划和配置方案；②医学装备购置论证相关制度与决策程序（单价在50万元及以上的医学装备的可行性论证报告）；③年度计划论证、设备论证会议记录；④查大型设备配置许可证
【跟踪核实】提供至少5个单加在50万元以上的医学装备，说明在购买时优先配置功能适用、技术适宜、节能环保的装备。注重资源共享，杜绝盲目配置</td></tr>
<tr><td>PS4176</td><td>6.9.3.1 制订常规与大型医学装备配置方案</td><td>【C】有医学装备购置论证相关制度与决策程序，单价在50万元及以上的医学装备有可行性论证</td></tr>
<tr><td>PS4177</td><td>6.9.3.1 制订常规与大型医学装备配置方案</td><td>【C】购置纳入国家规定管理品目的大型设备持有配置许可证</td></tr>
<tr><td>PS4178</td><td>6.9.3.1 制订常规与大型医学装备配置方案</td><td>【B】有根据全国卫生系统医疗器械仪器设备分类与代码，建立的医学装备分类、分户电子账目，实行信息化管理</td><td rowspan="2">【查阅资料】（时限为2个年度）查看医院提供的：①医疗器械仪器设备分类与代码（医学装备分类、分户电子账目）和相关制度；②医学装备档案管理制度与档案资料（单价在50万元及以上的医学装备档案统一管理，资料齐全、账目清晰、账物相符）
【现场核查】抽查5台设备的档案资料，账物比对准确、物品信息完整，符合率100%</td></tr>
<tr><td>PS4179</td><td>6.9.3.1 制订常规与大型医学装备配置方案</td><td>【B】有健全医学装备档案管理制度与完整的档案资料，单价在5万元及以上的医学装备按照集中统一管理的原则，做到档案齐全、账目明晰、账物相符、完整准确</td></tr>
</table>

续表

<table>
<tr><th>序号</th><th>评审标准</th><th>评审要点</th><th>考评办法</th></tr>
<tr><td>PS4180</td><td>6.9.3.1 制订常规与大型医学装备配置方案</td><td>【A】有实施医学装备配置方案的全程监管和审计及完整的相关资料</td><td>【查阅资料】（时限为3个年度）查看医院提供的：①医院制订的实施医学装备配置全程监管的方案；②医院内审机构对医学装备配置环节的审计资料；③医学装备配置的档案资料和记录中能体现监管与审计的内容</td></tr>
<tr><td>PS4181</td><td>6.9.3.2 有大型医用设备成本效益、临床使用效果、质量等分析</td><td>【C】有医学装备使用评价相关制度</td><td rowspan="2">【查阅资料】（时限为1个年度）查看医院或职能部门提供的：①医院制订的医学装备使用评价制度；②职能部门或科室对所拥有的医学装备的使用率、社会效益、成本效益进行分析评价（根据设备的价值和使用范围，由医院职能部门或科室进行评价，提出报告）</td></tr>
<tr><td>PS4182</td><td>6.9.3.2 有大型医用设备成本效益、临床使用效果、质量等分析</td><td>【C】有大型医用设备使用、功能开发、社会效益、成本效益等分析评价</td></tr>
<tr><td>PS4183</td><td>6.9.3.2 有大型医用设备成本效益、临床使用效果、质量等分析</td><td>【B】分析评价报告提供给装备委员会并反馈到有关科室</td><td>【查阅资料】（时限为2个年度）①查看职能部门提供的设备申请资料中有效益分析报告，50万元及以上设备有论证会议记录；②查看科室（2个）提供的职能部门对科室使用的设备效益分析报告，以及科室提出的相关改进意见或说明材料</td></tr>
</table>

续表

<table>
<tr><th>序号</th><th>评审标准</th><th>评审要点</th><th>考评办法</th></tr>
<tr><td>PS4184</td><td>6.9.3.2 有大型医用设备成本效益、临床使用效果、质量等分析</td><td>【A】分析评价报告涉及的问题得到改进</td><td rowspan="2">【跟踪核实】医院至少提供2个案例，说明医院根据分析评价报告改进相关工作程序，并用做采购参考，调整相关装备采购计划</td></tr>
<tr><td>PS4185</td><td>6.9.3.2 有大型医用设备成本效益、临床使用效果、质量等分析</td><td>【A】分析评价报告的结果用于调整相关装备采购参考</td></tr>
<tr><td colspan="4">6.9.4 开展医疗器械临床使用安全控制与风险管理工作，建立医疗器械临床使用安全事件监测与报告制度，定期对医疗器械使用安全情况进行考核和评估</td></tr>
<tr><td>PS4186</td><td>6.9.4.1 加强医学装备安全有效管理，对医疗器械临床使用安全控制与风险管理有明确的工作制度与流程。建立医疗器械临床使用安全事件监测与报告制度</td><td>【C】有医学装备临床使用安全控制与风险管理的相关工作制度与流程</td><td rowspan="2">【查阅资料】（时限为1个年度）查看医院或职能部门提供的：①医学装备临床使用安全控制与风险管理工作制度与工作流程；②医学装备临床使用安全监测与报告管理制度、安全事件监测与报告管理办法；③职能部门对医学装备进行质量监测的措施与考核办法；④涉及计（剂）量的医学装备按规定定期进行效验，确保计（剂）量准确；⑤医院定期对临床使用的医学装备的安全防护、性能指标进行监测（或检测）</td></tr>
<tr><td>PS4187</td><td>6.9.4.1 加强医学装备安全有效管理，对医疗器械临床使用安全控制与风险管理有明确的工作制度与流程。建立医疗器械临床使用安全事件监测与报告制度</td><td>【C】有医学装备质量保障，医学装备须计（剂）量准确、安全防护、性能指标合格方可使用</td></tr>
</table>

续表

序号	评审标准	评审要点	考评办法
PS4188	6.9.4.1 加强医学装备安全有效管理，对医疗器械临床使用安全控制与风险管理有明确的工作制度与流程。建立医疗器械临床使用安全事件监测与报告制度	【C】有生命支持类、急救类、植入类、辐射类、灭菌类和大型医用设备等医学装备临床使用安全监测与报告制度	【访谈调查】随机抽取10名相关人员（医、护、技、装备管理、技术人员各2名），测试对安全控制与风险管理制度和医学装备临床使用安全事件监测与报告的知晓度，知晓率≥90%
PS4189	6.9.4.1 加强医学装备安全有效管理，对医疗器械临床使用安全控制与风险管理有明确的工作制度与流程。建立医疗器械临床使用安全事件监测与报告制度	【C】有鼓励医学装备临床使用安全事件监测与报告的措施	
PS4190	6.9.4.1 加强医学装备安全有效管理，对医疗器械临床使用安全控制与风险管理有明确的工作制度与流程。建立医疗器械临床使用安全事件监测与报告制度	【C】相关临床、医技使用部门与医学装备管理部门的人员均能知晓	

续表

序号	评审标准	评审要点	考评办法
PS4191	6.9.4.1 加强医学装备安全有效管理，对医疗器械临床使用安全控制与风险管理有明确的工作制度与流程。建立医疗器械临床使用安全事件监测与报告制度	【B】主管部门建立医疗器械临床使用安全监测和安全事件报告分析、评估、反馈机制，根据风险程度，发布风险预警，暂停或终止高风险器械的使用	【查阅资料】（时限为2个年度）查看职能部门提供的医疗器械临床使用安全监测和安全事件报告单、分析评估与报告反馈程序 【现场核查】核对向卫生行政部门和有关部门报告安全事件的信息资料，并根据事件风险程度，是否发布风险预警，是否暂停或终止高风险器械，符合有关规定要求，符合度100%
PS4192	6.9.4.1 加强医学装备安全有效管理，对医疗器械临床使用安全控制与风险管理有明确的工作制度与流程。建立医疗器械临床使用安全事件监测与报告制度	【B】及时向卫生行政部门和有关部门报告医疗器械临床使用安全事件，有完整的信息资料	
PS4193	6.9.4.1 加强医学装备安全有效管理，对医疗器械临床使用安全控制与风险管理有明确的工作制度与流程。建立医疗器械临床使用安全事件监测与报告制度	【A】有对科室医疗器械临床使用安全管理的考核机制	【查阅资料】（时限为3个年度）查看医院提供的：①科室医疗器械临床使用安全管理考核办法；②职能部门提交的年度医疗器械临床使用安全事件监测报告和追踪分析资料
PS4194	6.9.4.1 加强医学装备安全有效管理，对医疗器械临床使用安全控制与风险管理有明确的工作制度与流程。建立医疗器械临床使用安全事件监测与报告制度	【A】有医疗器械临床使用安全事件监测与报告的追踪分析资料	

续表

<table>
<tr><th>序号</th><th>评审标准</th><th>评审要点</th><th>考评办法</th></tr>
<tr><td>PS4195</td><td>6.9.4.2 放射与放疗等装备相关机房环境安全符合要求</td><td>【C】放射与放疗等装备的机房设计、建设、防护装修和设施符合安全、环保等有关要求</td><td rowspan="3">【查阅资料】(时限为1个年度)查看专业监测机构提供的环境评估报告及环保部门的批准许可材料
【现场核查】现场查看警示标识和建筑防护、防护设施
【访谈调查】随机抽查5名放射与放疗机房工作人员，测试对防护有关要求和措施的知晓度，知晓率100%</td></tr>
<tr><td>PS4196</td><td>6.9.4.2 放射与放疗等装备相关机房环境安全符合要求</td><td>【C】机房显著位置有规范的警示标识</td></tr>
<tr><td>PS4197</td><td>6.9.4.2 放射与放疗等装备相关机房环境安全符合要求</td><td>【C】医学装备管理部门与机房的工作人员知晓防护有关要求和措施</td></tr>
<tr><td>PS4198</td><td>6.9.4.2 放射与放疗等装备相关机房环境安全符合要求</td><td>【B】医学装备管理部门对机房环境定期自查和监测，有完整的自查和监测资料</td><td>【查阅资料】(时限为2个年度)查看职能部门定期对机房环境进行自查和监测的资料</td></tr>
<tr><td>PS4199</td><td>6.9.4.2 放射与放疗等装备相关机房环境安全符合要求</td><td>【A】有根据监测情况改进机房安全的措施并得到落实</td><td>【跟踪核实】医院至少提供2个案例，说明医院根据监测情况，不断改进机房的安全措施，消除安全隐患，措施得到落实，效果明显</td></tr>
<tr><td>PS4200</td><td>6.9.4.3 加强特殊装备技术安全管理</td><td>【C】特殊装备(如高压容器、放射装置等)具有生产、安装合格证明及根据规定必备的许可证明</td><td rowspan="2">【查阅资料】(时限为1个年度)查看医院提供的：①特殊装备(如高压容器、放射装置等)具有生产、安装合格证明、许可证明；②职能部门对操作人员进行培训考核的记录和操作人员的上岗证</td></tr>
<tr><td>PS4201</td><td>6.9.4.3 加强特殊装备技术安全管理</td><td>【C】特殊装备操作人员经过培训，具有相应的上岗资格</td></tr>
<tr><td>PS4202</td><td>6.9.4.3 加强特殊装备技术安全管理</td><td>【B】装备管理部门对特殊装备定期自查和监测，有完整的自查和监测资料</td><td>【查阅资料】(时限为2个年度)查看职能部门定期对特殊装备(如高压容器、放射装置等)进行自查和监测资料</td></tr>
<tr><td>PS4203</td><td>6.9.4.3 加强特殊装备技术安全管理</td><td>【A】有根据自查和监测情况改进特殊装备安全的措施并得到落实</td><td>【跟踪核实】医院至少提供2个案例，说明医院根据自查和监测情况，改进管理，落实安全措施，评审近3年没有发生的一起安全事件</td></tr>
</table>

续表

序号	评审标准	评审要点	考评办法
PS4204	6.9.4.4 加强计量设备监测管理	【C】有计量设备监测管理的相关制度	【查阅资料】(时限为1个年度)查看医院提供的:①医院的相关制度、计量设备清单;②职能部门定期检查记录和维修记录等资料 【现场核查】随机抽查计量设备(3台),检查其检测时间与登记记录一致,并符合相关规定,符合率100%
PS4205	6.9.4.4 加强计量设备监测管理	【C】有计量设备清单、定期检测记录和维修记录等相关资料	
PS4206	6.9.4.4 加强计量设备监测管理	【C】经检测的计量器具有计量检测合格标志,标志显示检测时间与登记记录一致	
PS4207	6.9.4.4 加强计量设备监测管理	【B】为临床提供准确的计量设备,无因“计量错误”的原因所致的医疗安全事件	【跟踪核实】医院至少提供2个案例,说明医院采取多种措施,防范临床医务人员因“计量错误”的原因而发生医疗安全事件,评审前3年没有发生一起因“计量错误”引起的医疗差错事故
PS4208	6.9.4.4 加强计量设备监测管理	【A】医院使用的计量器具100%有计量检测合格标志,100%在有效期内	【现场核查】现场随机抽查计量设备(3台),核对检测合格标志和有效期符合有关规定,符合率100%
6.9.5 有医疗仪器设备使用人员的操作培训,为医疗器械临床合理使用提供技术支持与咨询服务			
PS4209	6.9.5.1 建立医疗仪器设备使用人员操作培训和考核制度,职能部门加强监管,提供咨询服务与技术指导	【C】有医疗仪器设备使用人员操作培训和考核制度与程序	【查阅资料】(时限为1个年度)①查看医院提供的人员操作培训和考核制度与程序;②查看职能科室提供的医疗设备操作人员相应设备操作培训记录;③查看职能科室提供的医疗装备部门为临床合理使用医疗器械提供技术支持、业务指导、安全保障与咨询服务等工作记录
PS4210	6.9.5.1 建立医疗仪器设备使用人员操作培训和考核制度,职能部门加强监管,提供咨询服务与技术指导	【C】医疗设备操作人员经过相应设备操作培训	

续表

序号	评审标准	评审要点	考评办法
PS4211	6.9.5.1 建立医疗仪器设备使用人员操作培训和考核制度，职能部门加强监管，提供咨询服务与技术指导	【C】医疗装备部门为临床合理使用医疗器械提供技术支持、业务指导、安全保障与咨询服务	
PS4212	6.9.5.1 建立医疗仪器设备使用人员操作培训和考核制度，职能部门加强监管，提供咨询服务与技术指导	【B】有医疗设备操作手册并随设备存放，供方便查阅	【查阅资料】（时限为 2 个年度）①查看科室或职能部门提供的对设备操作人员的考核记录；②查看装备管理部门提供的对设备使用情况定期检查监测及巡查设备的工作记录 【现场核查】抽查 10 台医疗设备，随机存放操作手册，符合率 100%
PS4213	6.9.5.1 建立医疗仪器设备使用人员操作培训和考核制度，职能部门加强监管，提供咨询服务与技术指导	【B】有设备操作人员的考核记录	
PS4214	6.9.5.1 建立医疗仪器设备使用人员操作培训和考核制度，职能部门加强监管，提供咨询服务与技术指导	【B】装备管理部门对设备使用情况定期监管，提供技术服务和咨询指导	
PS4215	6.9.5.1 建立医疗仪器设备使用人员操作培训和考核制度，职能部门加强监管，提供咨询服务与技术指导	【A】职能部门根据监管和考核情况对全院设备操作和维护情况的分析报告，规范使用，减少误操作，提高设备的使用周期	【跟踪核实】医院提供至少 2 个案例，说明职能部门定期对全院设备进行检测、维护，规范操作使用，减少误操作，提高设备的使用周期，并定期对设备情况提出分析报告，维持设备有效运行率≥90%

6.9.6 有保障装备处于完好状态的制度与规范，对用于急救、生命支持系统仪器装备要始终保持在待用状态，建立全院应急调配机制

续表

序号	评审标准	评审要点	考评办法
PS4216	6.9.6.1 建立保障装备的管理制度与规范	【C】有保障医学装备使用管理相关制度和规范	【查阅资料】（时限为1个年度）①查看医院提供的管理制度、规范；②查看职能部门提供的全院装备清单，具体保障要求与规范；③查看职能部门对全院使用设备进行统一保养、维修、校验、强检的检测报告、日常保养和维修记录
PS4217	6.9.6.1 建立保障装备的管理制度与规范	【C】医学装备管理部门对医学装备实行统一的保障（保养、维修、校验、强检）管理，并指导操作人员履行日常保养和维护	
PS4218	6.9.6.1 建立保障装备的管理制度与规范	【C】有全院装备清单和具体保障要求与规范	
PS4219	6.9.6.1 建立保障装备的管理制度与规范	【B】有医学装备保障情况的登记资料，信息真实、完整、准确	【查阅资料】（时限为2个年度）查看科室部门提供的装备保障登记资料、维修情况分析报告 【现场核查】随机抽查3台设备，核对医学装备故障维修情况分析报告，是否可以指导装备的规范使用，符合率100%
PS4220	6.9.6.1 建立保障装备的管理制度与规范	【B】有医学装备故障维修情况的分析报告，用于指导装备的规范使用	
PS4221	6.9.6.1 建立保障装备的管理制度与规范	【A】有根据对装备使用监管分析提出整改措施并得到落实	【跟踪核实】医院至少提供1个案例，根据对装备使用监管分析提出整改措施，并得到落实的实例
PS4222	6.9.6.2 用于急救、生命支持系统仪器装备要始终保持在待用状态（★）	【C】有急救类、生命支持类医学装备应急预案，保障紧急救援工作需要	【查阅资料】（时限为1个年度）查看医院提供的急救类、生命支持类医学装备应急预案 【现场核查】随机抽查相关科室急救类、生命支持类医学装备（5台），检查其是否处于待用状态，符合率100%
PS4223	6.9.6.2 用于急救、生命支持系统仪器装备要始终保持在待用状态（★）	【C】各科室急救类、生命支持类装备时刻保持待用状态	
PS4224	6.9.6.2 用于急救、生命支持系统仪器装备要始终保持在待用状态（★）	【B】主管部门对急救类、生命支持类装备完好情况和使用情况进行实时监管	【查阅资料】（时限为2个年度）查看医院提供的职能部门对急救类、生命支持类装备完好情况和使用情况进行检查与实时测试的记录

续表

序号	评审标准	评审要点	考评办法
PS4225	6.9.6.2 用于急救、生命支持系统仪器装备要始终保持在待用状态（★）	【A】急救类、生命支持类装备完好率100%	【现场核查】随机抽查相关科室急救类、生命支持类医学装备（5台），检查装备完好率
PS4226	6.9.6.3 建立全院保障装备应急调配机制	【C】建立医学装备应急预案的应急管理程序，装备故障时有紧急替代流程	【查阅资料】（时限为1个年度）①查看医院提供的医学装备应急预案的应急管理程序，装备故障时有紧急替代方案与流程；②查看职能部门提供对医务人员进行相关培训的资料 【访谈调查】随机抽查（10名）对医疗装备应急管理与替代程序知晓度。知晓率≥90%
PS4227	6.9.6.3 建立全院保障装备应急调配机制	【C】优先保障急救类、生命支持类装备的应急调配	
PS4228	6.9.6.3 建立全院保障装备应急调配机制	【C】医务人员知晓医疗装备应急管理与替代程序	
PS4229	6.9.6.3 建立全院保障装备应急调配机制	【B】有装备应急调配演练和监管	【查阅资料】（时限为2个年度）查看医院提供的装备应急调配演练记录和监管记录
PS4230	6.9.6.3 建立全院保障装备应急调配机制	【A】有根据监管提出整改措施并得到落实	【跟踪核实】从职能部门监管所发现的问题中，随机抽取1个事例作为案例，追踪其提出的整改措施及整改落实的资料，整改到位率100%
6.9.7 加强医用高值耗材（包括植入类耗材）和一次性使用无菌器械和低值耗材的采购记录、溯源管理、储存、档案管理、销毁记录、不良事件监测与报告的管理			
PS4231	6.9.7.1 加强医用耗材（包括植入类耗材）和一次性使用无菌器械管理	【C】有医用耗材（包括植入类耗材）和一次性使用无菌器械管理制度与程序以及相关记录（采购记录、溯源管理、储存管理、档案管理、销毁记录等）	【查阅资料】（时限为1个年度）查看医院提供的：①医用耗材和一次性使用无菌器械管理制度与程序；②有医用耗材和一次性使用无菌器械的采购记录；③医用

续表

序号	评审标准	评审要点	考评办法
PS4232	6.9.7.1 加强医用耗材（包括植入类耗材）和一次性使用无菌器械管理	【C】有医用耗材（包括植入类耗材）和一次性使用无菌器械的采购记录管理。采购记录内容应当包括企业名称、产品名称、原产地、规格型号、产品数量、生产批号、灭菌批号、产品有效期、采购日期等，确保能够追溯至每批产品的进货来源	耗材和一次性使用无菌器械的领用程序与记录；④不良事件监测与报告制度、程序及相关报告资料
PS4233	6.9.7.1 加强医用耗材（包括植入类耗材）和一次性使用无菌器械管理	【C】有医用耗材（包括植入类耗材）和一次性使用无菌器械的使用程序与记录	
PS4234	6.9.7.1 加强医用耗材（包括植入类耗材）和一次性使用无菌器械管理	【C】有不良事件监测与报告制度与程序	
PS4235	6.9.7.1 加强医用耗材（包括植入类耗材）和一次性使用无菌器械管理	【B】主管部门职责明确，对高值耗材（包括植入类耗材）和一次性使用无菌器械采购与使用情况监督检查	【查阅资料】（时限为2个年度）①查看医院提供的职能部门岗位职责、工作制度；②查看职能部门提供的检查记录、工作手册；③查看医院制订的鼓励报告不良事件监测的考核办法和报告记录
PS4236	6.9.7.1 加强医用耗材（包括植入类耗材）和一次性使用无菌器械管理	【B】有鼓励相关不良事件监测与报告措施和报告记录	
PS4237	6.9.7.1 加强医用耗材（包括植入类耗材）和一次性使用无菌器械管理	【A】有监管情况与不良事件的分析报告，有改进措施并得到落实	【跟踪核实】医院至少提供1个案例，说明职能部门定期对监管情况及不良事件进行分析，提出分析报告，督促科室和使用人员按照规范，改进设备使用，各项措施得到落实

续表

序号	评审标准	评审要点	考评办法
6.9.8 科主任、工程师与具备资质的质量控制人员组成的质量与安全管理团队，能够用质量与安全管理核心制度、岗位职责与质量安全指标，落实全面质量管理与改进制度，定期通报医疗器械临床使用安全与风险管理监测的结果			
PS4238	6.9.8.1 成立科室医学装备质量与安全管理的团队	【C】由科主任、工程师与具备资质的质量控制人员组成的质量与安全管理团队，负责医疗装备的质量和安全管理	【查阅资料】（时限为 1 个年度）查看医院提供的：①医院明确医疗装备质量和安全管理机构与人员相关制度、岗位职责的文件；②职能部门对相关人员的继续教育效果进行评价考核的资料 【访谈调查】随机抽查 5 名相关人员，测试对本部门、本岗位的履职要求的知晓度，知晓率 100%
PS4239	6.9.8.1 成立科室医学装备质量与安全管理的团队	【C】有保证服务质量的相关文件，包括岗位职责，继续教育，医学装备的管理、使用、维修，安全防护管理相关制度，医学装备意外应急管理等相关制度	
PS4240	6.9.8.1 成立科室医学装备质量与安全管理的团队	【C】相关人员知晓本部门、本岗位的履职要求	
PS4241	6.9.8.1 成立科室医学装备质量与安全管理的团队	【B】有从事医学装备质量和安全管理员工的质量管理基本知识和基本技能培训与教育	【查阅资料】（时限为 2 个年度）查看医院提供的：①医院组织对从事药学装备和安全管理岗位工作人员相关质量管理基本知识、基本技能培训教育的资料；②医院制订的管理考核办法、奖惩规定；③职能部门组织对各项规章、制定、规范的落实情况检查考核资料
PS4242	6.9.8.1 成立科室医学装备质量与安全管理的团队	【B】有落实各项规章、制度、规范等管理文件的监管与分析	
PS4243	6.9.8.1 成立科室医学装备质量与安全管理的团队	【A】根据实际情况变化及时修订相应的制度，并有培训、试用、再完善的程序	【跟踪核实】医院至少提供 2 个案例，①说明医院根据实际情况变化及时修订相应的制度，并组织相关培训；②医院建立了修订、试用、再完善的程序，并有记录说明程序执行到位

续表

序号	评审标准	评审要点	考评办法
PS4244	6.9.8.2 有明确的质量与安全指标，科室能开展定期评价活动，解读评价结果，有持续改进效果的记录	【C】医学装备部门有明确的质量与安全指标	【查阅资料】（时限为1个年度）查看医院提供的：①医学装备相关质量与安全指标；②职能部门定期评价记录，并有整改记录；③医学装备操作者自我检查评估记录 【访谈调查】随机抽查5名相关人员，测试对本部门（或岗位）的质量与安全指标要求的知晓度，知晓率100%
PS4245	6.9.8.2 有明确的质量与安全指标，科室能开展定期评价活动，解读评价结果，有持续改进效果的记录	【C】科室能开展定期评价活动，解读评价结果	
PS4246	6.9.8.2 有明确的质量与安全指标，科室能开展定期评价活动，解读评价结果，有持续改进效果的记录	【C】操作者自我检查	
PS4247	6.9.8.2 有明确的质量与安全指标，科室能开展定期评价活动，解读评价结果，有持续改进效果的记录	【C】专（兼）职人员质控活动	
PS4248	6.9.8.2 有明确的质量与安全指标，科室能开展定期评价活动，解读评价结果，有持续改进效果的记录	【C】有医学装备、器械临床使用安全与风险管理监测的制度与记录	
PS4249	6.9.8.2 有明确的质量与安全指标，科室能开展定期评价活动，解读评价结果，有持续改进效果的记录	【C】有临床使用医学装备、器械所致意外事件的防范措施，发生后有报告、检查、处理的流程和规定与记录	
PS4250	6.9.8.2 有明确的质量与安全指标，科室能开展定期评价活动，解读评价结果，有持续改进效果的记录	【C】相关人员知晓本科/室/组的质量与安全指标要求	

续表

序号	评审标准	评审要点	考评办法
PS4251	6.9.8.2 有明确的质量与安全指标，科室能开展定期评价活动，解读评价结果，有持续改进效果的记录	【B】定期通报医疗器械临床使用安全与风险管理监测的结果	【查阅资料】（时限为2个年度）查看医院提供的：①医疗器械临床使用安全与风险管理监测结果的定期通报资料；②职能部门定期对检查中所发现的问题与缺陷提出改进措施及整改情况评价报告
PS4252	6.9.8.2 有明确的质量与安全指标，科室能开展定期评价活动，解读评价结果，有持续改进效果的记录	【B】对存在问题与缺陷有改进措施及落实情况评价	
PS4253	6.9.8.2 有明确的质量与安全指标，科室能开展定期评价活动，解读评价结果，有持续改进效果的记录	【A】持续改进有成效	【跟踪核实】至少提供1个案例，说明对存在问题与缺陷进行持续改进并有成效，评审前3年内没有因为设备故障而发生一起医疗安全事故
4.18.4 有医学影像设备定期检测制度、环境保护、受检者防护及工作人员职业健康防护等相关制度，遵照实施并记录			
PS2319	4.18.4.1 有医学影像设备定期检测、放射安全管理等相关制度，医学影像科通过环境评估	【C】有放射安全管理相关制度与落实措施	【查阅资料】（时限为1个年度）①查看医院制订的放射安全管理制度，其中明确了医学影像设备与场所定期检测、放射废物处理等方面的制度与规定；②查看有关检测部门的环境评估报告；③查看相关设备、场所定期检测报告，对检测超标设备或场所的处理资料；④查看放射废物处理登记本；⑤职能部门的检查记录
PS2320	4.18.4.1 有医学影像设备定期检测、放射安全管理等相关制度，医学影像科通过环境评估	【C】有医学影像设备、场所定期检测制度与落实措施	
PS2321	4.18.4.1 有医学影像设备定期检测、放射安全管理等相关制度，医学影像科通过环境评估	【C】有放射废物处理的相关规定并按规定执行	

续表

序号	评审标准	评审要点	考评办法
PS2322	4.18.4.1 有医学影像设备定期检测、放射安全管理等相关制度，医学影像科通过环境评估	【C】在影像检查室门口设置电离辐射警告标志	【现场核查】 ①核查设备、场所监测合格标志；②核查放射废物处理记录；③核查检查室门口设置的电离辐射警告标志和工作指示灯
PS2323	4.18.4.1 有医学影像设备定期检测、放射安全管理等相关制度，医学影像科通过环境评估	【C】医学影像科通过环境评估	
PS2324	4.18.4.1 有医学影像设备定期检测、放射安全管理等相关制度，医学影像科通过环境评估	【B】有定期放射设备、场所检测报告并对超过标准的设备或场所及时处理的完整资料	【现场核查】 ①抽查放射设备（2台）、场所（2处）是否有专人负责安全管理；②核查超过标准的设备或场所处理情况；③核查职能部门对违反相关制度的处理情况
PS2325	4.18.4.1 有医学影像设备定期检测、放射安全管理等相关制度，医学影像科通过环境评估	【B】有放射废物处理登记和监管记录	
PS2326	4.18.4.1 有医学影像设备定期检测、放射安全管理等相关制度，医学影像科通过环境评估	【B】有医学影像科通过环境评估的环评报告	
PS2327	4.18.4.1 有医学影像设备定期检测、放射安全管理等相关制度，医学影像科通过环境评估	【B】有专人负责安全管理工作	
PS2328	4.18.4.1 有医学影像设备定期检测、放射安全管理等相关制度，医学影像科通过环境评估	【B】有落实相关制度的具体措施	

续表

序号	评审标准	评审要点	考评办法
PS2329	4.18.4.1 有医学影像设备定期检测、放射安全管理等相关制度，医学影像科通过环境评估	【A】有专人负责安全管理工作，至少每季度有一次常规安全检查，并根据检查结果，持续改进安全管理	【跟踪核实】从每季度1次常规安全检查的记录（1名安全员）中，抽取所发现的1个问题，追踪科室针对所发现的问题，是否及时向医院报告，并采取相应的措施，使问题得到及时整改 【访谈调查】询问卫生行政部门或相关检测机构，医院在评审周期内没有发生一起伤人损物的放射安全事故
PS2330	4.18.4.2 有受检者和工作人员防护措施	【C】有完整的放射防护器材与个人防护用品，保障医患防护需要	【查阅资料】（时限为1个年度）①查看科室放射防护器材、个人防护用品、个人放射剂量计等财产登记清单；②每年工作人员健康体检报告；③查看对受检患者提供的检查防护注意事项告知书；④个人剂量计登记本与个人放射剂量年度统计报告；⑤查看工作人员培训资料（含新进工作人员进行防护器材及个人防护用品培训）、防护档案、个人健康档案
PS2331	4.18.4.2 有受检者和工作人员防护措施	【C】有受检者的防护措施，对受检者敏感器官和组织进行屏蔽防护	
PS2332	4.18.4.2 有受检者和工作人员防护措施	【C】影像科人员按照规定佩戴个人放射剂量计	
PS2333	4.18.4.2 有受检者和工作人员防护措施	【C】影像科人员按照规定每年进行健康检查	
PS2334	4.18.4.2 有受检者和工作人员防护措施	【B】影像检查前医务人员主动告知辐射对健康的影响，指导受检者进行防护	【现场核查】 ①核查放射防护器材、个人防护用品的质量，完好率100%；②检查在工作岗位的每位工作人员都佩戴了个人放射剂量计，统计（2人）个人放射剂量；
PS2335	4.18.4.2 有受检者和工作人员防护措施	【B】有对新员工进行放射防护器材及个人防护用品使用方法培训	

续表

序号	评审标准	评审要点	考评办法
PS2336	4.18.4.2 有受检者和工作人员防护措施	【B】有专人负责对放射剂量计进行收集、发放和监测结果反馈、登记工作	③现场检查受检患者，对患者敏感器官和组织采取了屏蔽防护措施
PS2337	4.18.4.2 有受检者和工作人员防护措施	【B】有员工放射剂量监测数据分析和针对超标原因的改进措施	
PS2338	4.18.4.2 有受检者和工作人员防护措施	【A】有员工定期进行放射安全防护培训证书或资料	【现场核查】 ①核对工作人员的放射安全防护培训证书或资料；②核查放射人员放射防护档案与健康档案 【访谈调查】向有关行政监督部门了解，评审周期内，是否发生放射安全（不良）事件
PS2339	4.18.4.2 有受检者和工作人员防护措施	【A】有完整的放射人员放射防护档案与健康档案	
PS2340	4.18.4.2 有受检者和工作人员防护措施	【A】无放射安全（不良）事件	
PS2341	4.18.4.3 制订放射安全事件应急预案并组织演练	【C】有放射安全事件应急预案	【查阅资料】（时限为1个年度）①查看医院制订的放射安全事件应急预案，明确了相关部门、岗位职责；②辐射损伤的具体处置流程和规范
PS2342	4.18.4.3 制订放射安全事件应急预案并组织演练	【C】有辐射损伤的具体处置流程和规范	
PS2343	4.18.4.3 制订放射安全事件应急预案并组织演练	【C】各临床相关科室和人员熟悉应急预案、相关流程及本部门、本科室和本人职责	
PS2344	4.18.4.3 制订放射安全事件应急预案并组织演练	【B】对于放射安全事件应急预案进行综合演练	【现场核查】核查本评审周期内举行的应急预案综合演练的记录、资料（录像、图片）和分析总结
PS2345	4.18.4.3 制订放射安全事件应急预案并组织演练	【A】有演练或安全事件的总结分析，有整改措施并组织落实	【跟踪核实】追踪医院应急预案综合演练后，职能部门与科室负责人就演练或安全事件提出的整改意见，是否及时组织整改落实，对整改效果进行评价

续表

序号	评审标准	评审要点	考评办法
4.21.5（介入诊疗）环境保护及工作人员职业健康防护符合规定			
PS2743	4.21.5.1 环境保护及工作人员职业健康防护符合规定	【C】有职业病危害控制效果放射防护评价报告	【查阅资料】（时限为1个年度）①查看医院制订的放射诊疗和放射防护管理制度；②有关检测机构提供的职业病危害控制效果放射防护评价报告；③工作人员个人放射剂量统计表；④相关培训资料、健康档案；⑤有资质检查机构的定期检测、监测报告；⑥医院制订的职业暴露处置应急方案等
PS2744	4.21.5.1 环境保护及工作人员职业健康防护符合规定	【C】有放射诊疗和放射防护管理制度，并落实	
PS2745	4.21.5.1 环境保护及工作人员职业健康防护符合规定	【C】放射诊疗工作人员按照有关规定佩戴个人剂量计	
PS2746	4.21.5.1 环境保护及工作人员职业健康防护符合规定	【C】患者的敏感器官和组织有防护	
PS2747	4.21.5.1 环境保护及工作人员职业健康防护符合规定	【C】定期对相关人员防护进行培训，组织应急演练，并有考核	
PS2748	4.21.5.1 环境保护及工作人员职业健康防护符合规定	【C】定期组织对放射诊疗工作场所、设备和人员进行放射防护检测、监测和检查	
PS2749	4.21.5.1 环境保护及工作人员职业健康防护符合规定	【C】定期对相关人员进行健康检查，有健康档案	
PS2750	4.21.5.1 环境保护及工作人员职业健康防护符合规定	【B】主管部门和科室对制度落实情况定期检查，对存在问题与缺陷有整改措施	【跟踪核实】①从有资质检测机构的定期检测、监测报告中，提取所发现的问题，追踪医院所采取的整改措施，职能部门评价整改效果的报告；②从科室每季度放射诊疗防护工作检查记录中，提取1个事例，追踪对违反相关规定的人员进行教育、处理的情况

续表

序号	评审标准	评审要点	考评办法
PS2751	4.21.5.1 环境保护及工作人员职业健康防护符合规定	【A】持续改进有成效，环境保护及工作人员职业健康防护符合规定，无职业危害事件发生	【访谈调查】向环保、安监、卫生等行政管理部门与有资质的检测机构了解，医院介入诊疗工作环境保护及工作人员职业健康防护是否执行了国家相关规定、规范，评审周期内有无职业危害事件发生
4.25.1 依法取得《放射诊疗许可证》与《大型医用设备配置许可证》，布局、设备设施符合《放射诊疗管理规定》和相关国家标准			
PS3044	4.25.1.1 具有卫生行政部门核准的“放射治疗”诊疗科目。机房建筑应取得国家的合格证书	【C】有卫生行政部门核准的“放射治疗”诊疗科目	【查阅资料】(时限为1个年度)①查看《医疗机构执业许可证》《放射诊疗许可证》；②查看医院可开展的放射治疗项目清单；③机房建筑合格证书；④查看相关核准与校验记录 【现场核查】机房房屋建设是否符合国家的相关要求
PS3045	4.25.1.1 具有卫生行政部门核准的“放射治疗”诊疗科目。机房建筑应取得国家的合格证书	【C】机房建筑已取得国家的合格证书	
PS3046	4.25.1.1 具有卫生行政部门核准的“放射治疗”诊疗科目。机房建筑应取得国家的合格证书	【C】有定期的核准与校验	
PS3047	4.25.1.1 具有卫生行政部门核准的“放射治疗”诊疗科目。机房建筑应取得国家的合格证书	【B】主管部门对核准与校验资料进行分析反馈，发现问题及时整改	【跟踪核实】追踪职能部门提出的整改意见，科室是否制订了整改方案，评价整改实施情况
PS3048	4.25.1.1 具有卫生行政部门核准的“放射治疗”诊疗科目。机房建筑应取得国家的合格证书	【A】无超核准的“放射治疗”诊疗科目	【现场核查】查看放射治疗病人登记本、预约登记本，核查有关设备，治疗项目是否与核准的诊疗科目与内容相一致

续表

序号	评审标准	评审要点	考评办法
PS3049	4.25.1.2 放射治疗设备具有获得国家卫生行政管理部门核准的《放射诊疗许可证》与《大型医用设备配制许可证》	【C】具备开展放射治疗的基本设备（直线加速器或钴-60治疗机≥1台、后装治疗机≥1台、模拟定位机≥1台、三维计划治疗系统≥1台、验证设备）	【查阅资料】（时限为1个年度）①已经配置的放射治疗的基本设备清单；②查看放射治疗设备的《放射诊疗许可证》与《大型医用设备配制许可证》（抽2台）；③查看放射治疗设备证件（抽2台） 【现场核查】 ①核对配置的基本设备；②核对《放射诊疗许可证》与《大型医用设备配制许可证》；③核对操作手册与维护保养记录
PS3050	4.25.1.2 放射治疗设备具有获得国家卫生行政管理部门核准的《放射诊疗许可证》与《大型医用设备配制许可证》	【C】放射治疗设备有《放射诊疗许可证》与《大型医用设备配制许可证》	
PS3051	4.25.1.2 放射治疗设备具有获得国家卫生行政管理部门核准的《放射诊疗许可证》与《大型医用设备配制许可证》	【C】放射治疗设备证件齐全，符合国家相关准入标准	
PS3052	4.25.1.2 放射治疗设备具有获得国家卫生行政管理部门核准的《放射诊疗许可证》与《大型医用设备配制许可证》	【B】有主管部门监管	【现场核查】 ①核查职能部门定期对相关设备的性能指标进行稳定性检测的资料；②核查卫生监督机构每年对放射治疗设备进行应用质量的状态检测的资料
PS3053	4.25.1.2 放射治疗设备具有获得国家卫生行政管理部门核准的《放射诊疗许可证》与《大型医用设备配制许可证》	【A】放射治疗设备使用符合规定	【访谈调查】询问在岗工作人员，了解其对设备（2台）相关操作规程、使用注意事项等内容的知晓度，知晓率100%

续表

序号	评审标准	评审要点	考评办法
PS3054	4.25.1.3 具备开展放射治疗的基本技术	【C】根据医院的实际情况开展相应的放疗基本技术	【查阅资料】(时限为1个年度)①查看放射治疗适配性现状分析报告；②所开展放射治疗项目的目录；③查看相关技术管理制度；④查看相关培训考核资料；⑤查看有关技术项目的卫生行政部门批准文件(指二类及以上技术项目)；⑥查看卫生监督机构现场卫生监督意见书
PS3055	4.25.1.3 具备开展放射治疗的基本技术	【C】开展技术项目包括：三维适形放疗或调强放疗，占总治疗患者例数的50%以上、已经开展常见恶性肿瘤的根治性放疗、术前或术后放疗等	
PS3056	4.25.1.3 具备开展放射治疗的基本技术	【C】放射治疗的基本技术管理符合《医疗技术临床应用管理办法》要求	
PS3057	4.25.1.3 具备开展放射治疗的基本技术	【C】对相关技术人员进行相应的放疗的基本技术培训并考核	
PS3058	4.25.1.3 具备开展放射治疗的基本技术	【C】相关人员掌握相应的放疗的基本技术	
PS3059	4.25.1.3 具备开展放射治疗的基本技术	【B】主管部门有检查，分析、反馈，对存在的问题有整改意见	【现场核查】①核对所开展的技术项目与拥有的设备是否相符；②统计三维适形放疗或调强放疗占总治疗患者的比例；③从登记本上随机抽查常见恶性肿瘤(3种)实施根治性放疗、术前或术后放疗病例各2例，检查其指征选择、剂量设计等方面是否相符有关规范
PS3060	4.25.1.3 具备开展放射治疗的基本技术	【A】放射治疗的基本技术管理符合规定要求	【现场核查】随机抽查常见恶性肿瘤(2种)实施放射治疗的病例(各2例)，核查是否符合相关技术管理的规定
PS3061	4.25.1.3 具备开展放射治疗的基本技术	【A】主管部门对落实情况进行追踪与评价，持续改进有成效	

续表

序号	评审标准	评审要点	考评办法
4.25.5 有放射治疗装置操作和维护维修制度、质量保证和检测制度和放射防护制度，并得到执行			
PS3101	4.25.5.1 有放射治疗装置操作和维护维修制度与质量保证和检测制度	【C】有放射治疗装置操作、维护维修和检测制度	【查阅资料】（时限为1个年度）①查看放射治疗装置操作、维护维修和检测制度；②查看相关操作手册、维护维修记录；③查看相关培训资料；④有关监督检测机构的检测报告 【现场核查】核查设置在相关场所的警示标识 【访谈调查】询问2名在岗工作人员，了解其对相关制度、流程知晓率100%
PS3102	4.25.5.1 有放射治疗装置操作和维护维修制度与质量保证和检测制度	【C】放射部门在相关的放射场所设置明显的警示标识	
PS3103	4.25.5.1 有放射治疗装置操作和维护维修制度与质量保证和检测制度	【C】放射治疗机器使用有操作指南、规范的程序及必要的联动设置	
PS3104	4.25.5.1 有放射治疗装置操作和维护维修制度与质量保证和检测制度	【C】定期对相关人员进行制度与流程的培训	
PS3105	4.25.5.1 有放射治疗装置操作和维护维修制度与质量保证和检测制度	【C】相关人员知晓上述制度并执行	
PS3106	4.25.5.1 有放射治疗装置操作和维护维修制度与质量保证和检测制度	【B】有专人负责放射治疗装置的维护、维修与检测	【现场核查】 ①核查每台设备维护维修与检测档案；②核查职能部门是否定期对检查检测情况进行通报，并跟踪评估整改效果
PS3107	4.25.5.1 有放射治疗装置操作和维护维修制度与质量保证和检测制度	【B】有完整的使用、维护、检测、维修记录	
PS3108	4.25.5.1 有放射治疗装置操作和维护维修制度与质量保证和检测制度	【B】科室对落实情况检查、总结，对存在问题与缺陷有整改措施	

续表

序号	评审标准	评审要点	考评办法
PS3109	4.25.5.1 有放射治疗装置操作和维护维修制度与质量保证和检测制度	【B】主管部门有监督检查，分析、反馈，对存在的问题有整改意见	
PS3110	4.25.5.1 有放射治疗装置操作和维护维修制度与质量保证和检测制度	【A】放射治疗装置维护维修及时，设备安全运行，保障临床使用	【现场核查】核查2台件设备的维护、维修及检测情况，测试运行良好
PS3111	4.25.5.2 有患者与工作人员放射防护制度	【C】有患者与工作人员放射防护制度并落实	【查阅资料】（时限为1个年度） ①查看患者与工作人员放射防护制度；②个人放射剂量记录本 【现场核查】 ①核查各种防护设备设施、报警及联锁设施是否完备完好，符合相关规定要求，符合率100%；②核查工作现场是否所有的工作人员都佩戴了个人放射剂量计
PS3112	4.25.5.2 有患者与工作人员放射防护制度	【C】有相关工作人员放射防护培训并有证书	
PS3113	4.25.5.2 有患者与工作人员放射防护制度	【C】工作人员佩戴个人放射剂量计	
PS3114	4.25.5.2 有患者与工作人员放射防护制度	【B】科室对落实情况检查、总结，对存在问题与缺陷有整改措施	【跟踪核实】 ①从科室相关检查考核总结中，追踪检查中发现存在的问题，是否及时采取了相应的整改措施，有无整改效果评价；②追踪职能部门是否对所发现问题进行跟踪督查与整改评估
PS3115	4.25.5.2 有患者与工作人员放射防护制度	【B】主管部门有监督检查，分析、反馈，对存在的问题有整改意见	
PS3116	4.25.5.2 有患者与工作人员放射防护制度	【A】患者与工作人员放射防护达到100%	【访谈调查】向有关专业检测监督部门了解患者与工作人员放射防护是否达到100%，检查医院的各种防护措施是否到位，防护条件能否达到有关要求

参考文献

[1] 赵自林. 医院管理学. 医学装备管理分册 [M]. 北京：人民卫生出版社，2011.

[2] 王帆. 关于我国医疗器械在管理中存在问题的研究 [D]. 黑龙江中医药大学，2012.

[3] 陈郁韩. 医院医疗设备全寿命周期管理研究 [J]. 中国医学装备，2013，10 (3)：52-55.

[4] 李长青. 浅谈现代医疗设备的管理 [J]. 医疗装备，2012，25 (1)：49-50.

[5] 高原，刘洪运，张政波. 医院生物医学工程的发展和创新 [J]. 中国医疗设备，2010，25 (6)：93-95.

[6] 陈浩. 医疗设备一体化管理 [D]. 西南交通大学，2002.

[7] 金伟. 临床医学工程及其质量管理体系的建立 [J]. 医疗装备，2008，21 (10)：18-20.

[8] 刘延祥，孙来成. 如何编定年度医疗设备购置计划 [J]. 中华当代医学，2004 (9)：136-137.

[9] 唐晓薇，姜山. 关于开展医疗设备“应用分析”工作制度的探讨 [J]. 中国医学装备，2010，7 (2)：31-34.

[10] 方舸. 本期点题：医疗装备前期立项论证审批工作有哪些内容? [J]. 中国医院建筑与装备，2010 (9)：7-7.

[11] 袁丹江，杨春梅，杨安全. 医院医疗设备院内公开招标的程序 [J]. 中国医疗设备，2005，20 (8)：42-43.

[12] 桂福如. 标书编写的要领与技巧 [J]. 常规医疗装备，2003 (2)：6-7.

[13] 曹少平，沈黄欢，顾宏清. 现代医院医疗设备的合同标准化管理 [J]. 生物医学工程学进展，2006，27 (3)：191-193.

[14] 陈郁韩. 医疗设备安全使用体系的构建 [J]. 中国医疗设备，2010，25 (5)：80-82.

[15] 蒋海洪，梁学林，奚健. 对在用医疗器械实施风险管理的思考 [J]. 中国医疗器械杂志，2012，36 (2)：128-132.

[16] 付晓华，李军，陈金根，等. 浅谈医疗设备风险管理和安全应用 [J]. 苏州医学，2009 (1)：63-64.

[17] 边敬东. 有效的医疗设备安全管理 [J]. 中国医学装备，2008，5 (2)：41-43.

[18] 安秀琴，徐建萍．基于瑞士奶酪模型对我国护理安全管理的思考［J］．护理研究，2010，24（8）：1975-1976.

[19] 杨励．应用“瑞士奶酪”模型对医疗安全管理的探索［J］．现代医院，2016（2）：252-254.

[20] 李斌，张红雁．医院医疗设备项目成本效益分析方法探讨［J］．中国医疗器械杂志，2004，28（6）：452-456.

[21] 朱德慧，李长庭，袁丹江．医疗设备经济效益分析［J］．企业技术开发月刊，2010，29（11）：31-31.

[22] 戴文娟，丁旭辉，汤建凤，等．医院成本核算下大型医疗设备投资效益分析［J］．卫生经济研究，2011（4）：49-51.

[23] 刘洋．对单机医疗设备经济效益的几点思考［J］．按摩与康复医学旬刊，2011，02（9）：219-219.

[24] 孙春燕．关于医疗器械不良事件监测与风险管理的讨论［C］//中国医疗器械风险管理研讨会．2008.

[25] 山东省药品不良反应监测中心．山东省药品和医疗器械突发性群体不良事件应急预案［J］．中国药物警戒，2006，3（3）：174-177.

[26] 罗宏，郝涛．医院应急体系建设中的思考［J］．中国医疗设备，2009，24（1）：58-59.

[27] 汤黎明，吴敏，刘铁兵，等．灾害性突发事件急救对医疗设备器材综合管理的探讨［J］．中国医疗器械杂志，2003，27（3）：226-228.

[28] 汤黎明，于春华，于京杰，等．突发事件急救过程对设备器材需求保障系统建立［J］．医疗卫生装备，2003，24（8）：13-14.

[29] 郑峰，刘曼芳，许明强，等．成立急救设备配送及维修中心的必要性［J］．中国医疗设备，2008，23（8）：70-71.

[30] 王拴武，张长虹，黄志聪．建立医疗设备租赁中心，推进医院的医学工程建设［J］．中国医疗设备，2007，22（5）：70-71.

[31] 温国坚，刘曼芳，郑峰，等．医疗设备呼叫配送中心管理系统［J］．中国医疗设备，2010，25（6）：75-76.

[32] 许鸣．浅谈大型医疗设备机房功能设计［J］．医疗卫生装备，2007，28（4）：48-48.

[33] 许鸣．大型医疗设备机房建造要点［J］．中国医学装备，2007，4（2）：24-25.

[34] 江素云．浅议计算机房的静电防护［J］．企业技术开发月刊，2009，28（6）：77-77.

[35] 罗丽华．新购医疗设备的验收［J］．医疗卫生装备，2006，27（3）：52-53.

[36] 杨俊，金伟．大型医疗设备买保修的有关问题［J］．中国医疗设备，2009，24（1）：86-87.

[37] 杨国华，杨玲．注重综合评估选择大型医用设备维保方案［J］．医疗卫生

装备，2007，28（10）：55-56.
[38] 钱建国，李维嘉，张雷. JCI与医疗设备预防性维护 [C] //中华医学会医学工程学分会第十一次学术年会暨2010中华临床医学工程及医疗信息化大会. 2010.
[39] 姚新琴. 医疗设备预防性维护和维修质量的科学管理 [J]. 医疗装备，2007，20（12）：29-29.
[40] 李维嘉，钱建国. 开展医疗设备预防性维护工作中的几点体会 [C] //2008中华临床医学工程及数字医学大会、中华医学会工程学分会第九次学术年会暨国际医疗设备应用安全及质量管理论坛. 2008.
[41] 邓江辉，赵岳峰. 医疗设备开展预防性维修的内容 [J]. 医疗装备，2004，17（11）：21-23.
[42] 张锦. 医疗器械管理手册 [M]. 北京：人民卫生出版社，2009.
[43] 袁丹江. 医院医疗设备管理实务 [M]. 北京：人民卫生出版社，2011.
[44] 丁勇. 医疗器械监督管理 [M]. 北京：人民卫生出版社，2011.
[45] 国家卫生计生委医院管理研究所. 中国临床工程发展研究报告 [M]. 湖北：湖北科学技术出版社，2015.
[46] 汤黎明，陈锐华. 医院医学工程科工作管理规范 [M]. 南京：南京大学出版社，2008.
[47] 汤黎明，赵海阳. 医院医学工程科技术管理规范 [M]. 南京：南京大学出版社，2008.
[48] 张鹭鹭. 医院管理学 [M]. 北京：人民卫生出版社，2014.
[49] 严红剑. 有源医疗器械检测技术 [M]. 北京：科学出版社，2007.
[50] 钱英，羊月祺. 医疗设备使用风险管理研究 [C] //中华医学会医学工程学分会第十一次学术年会暨2010中华临床医学工程及医疗信息化大会. 2010.
[51] 段书，李怡勇，李涛. 医疗设备风险管理与质量控制 [J]. 医疗卫生装备，2014，35（2）：139-141.
[52] 周丹. 医院医疗设备质控体系的建立和实施 [J]. 中国数字医学，2007，2（8）：18-21.
[53] 倪磊. 医疗设备管理引入现代项目管理理论的探索 [J]. 中国医学装备，2009，6（2）：35-37.
[54] [美] 詹姆斯·刘易斯. 项目计划、进度与控制 [M]. 北京：机械工业出版社，2012.
[55] 陈浩. 医疗设备一体化管理 [D]. 西南交通大学，2002.
[56] 种银保，郎朗，黄燕. 现代医疗设备管理现状及其发展趋势 [J]. 医疗卫生装备，2009，30（3）：86-87.
[57] 高原，刘洪运，张政波. 医院生物医学工程的发展和创新 [J]. 中国医疗设备，2010，25（6）：93-95.
[58] 付礼霞，孙仲轩，冯念伦. 放射治疗技术和仪器综述 [J]. 中国医学装

备，2008，5（5）：37-40.
[59] 叶国栋，谭树平，李鹏，等. 复合手术室的发展现状与应用 [J]. 中国医疗设备，2012，27（7）：110-112.
[60] 史朴军，谢泽桥，郭文涛，等. 数字化百级层流复合手术室的设计与建设 [J]. 中国医疗设备，2014（10）：84-86.
[61] 张再丰，罗颖. 复合手术室建设标准探讨 [J]. 医疗卫生装备，2015，36（3）：124-125.
[62] 潘国忠，张卓辉. 浅谈杂交手术室设计要点 [J]. 中国医院建筑与装备，2014（2）：82-83.
[63] 胡静，金庆焜，杨姝雅. 浅析物流传输系统对护理工作的积极影响 [J]. 中国现代医药杂志，2012，14（7）：102-103.
[64] 沈崇德. 浅谈医院物流传输系统 [J]. 医疗卫生装备，2009，30（6）：28-30.
[65] 沈崇德. 医院物流传输系统浅析 [J]. 中国医院，2009，13（3）：74-76.
[66] 梁忠明，姜丽萍. 医院物流现状与发展趋势 [J]. 中国当代医药，2010，17（19）：202-203.
[67] 马玉涛. 医用气体系统的安全设计 [J]. 中国医院建筑与装备，2012（6）：97-98.
[68] 陈跃龙，刘曼芳，孙建梅，等. 医用中心压缩空气净化供给系统的建立 [J]. 中国医疗设备，2003，18（12）：36-37.
[69] 陈跃龙，罗毅. 高压氧舱及其压缩空气系统的改造 [J]. 医疗装备，2002，15（9）：27-28.
[70] 陈跃龙. 医用高压氧舱的维护与改进 [C] //全国医学装备学术研讨会. 2004.
[71] 陈跃龙，李洪宇，罗毅. 医用压缩空气管路系统的设计与安装 [J]. 中国医疗设备，2000，15（3）：28-29.
[72] 陈跃龙，黄忠宇，夏红林，等. 医用液态氧中心供氧系统的使用及维护 [J]. 医疗装备，2001，14（6）：62-62.
[73] 陈跃龙，刘曼芳，孙建梅，等. 医用液态氧及 PSA 制氧有关情况的分析与比较 [J]. 中国医疗设备，2001，16（10）：48-49.
[74] 陈跃龙，李虹宇，黄忠宇，等. 医用“三气”中心供给系统及其管理 [J]. 医疗装备，2001，14（5）：14-14.
[75] 刘元明，刘欢. 医疗设备资产信息系统管理平台的构建 [J]. 中国医学装备，2014（1）：54-56.
[76] 张金葆. 基于全寿命周期管理模式的医疗设备管理信息系统的研究 [D]. 第三军医大学，2009.
[77] 屈平安，屈明. 浅谈医疗器械管理的组织机构及职能 [J]. 医疗卫生装备，2004，25（3）：36-37.
[78] 刘刚，李琳，杨洪林. 对医学工程技术人员岗位培训方式的探讨 [J]. 中

国医疗设备，2007，22（4）：76-77.
[79] 顾伟. 临床医学工程科的现状分析及对策 [J]. 中国医疗设备，2008，23（1）：75-76.
[80] 裴智军，高关心. 医疗机构临床工程人员配置研究进展 [J]. 中国医疗设备，2015（5）：73-75.
[81] Wang B，Eliason R W，Richards S M，et al. Clinical engineering benchmarking：An analysis of american acute care hospitals [J]. Journal of Clinical Engineering，2008，33（1）：24-27.
[82] Frize M. Results of an international survey of clinical engineering departments [J]. Medical and Biological Engineering and Computing，1990，28（2）：153-159.
[83] Lamberti C，Panfili A，Gnudi G，et al. A new model to estimate the appropriate staff for a clinical engineering department [J]. Journal of clinical engineering，1997，22（5）：335-341.
[84] Irnich W. Structuring of service centres for economic and equipment efficiency [J]. Medical and Biological Engineering and Computing，1989，27（1）：69-74.
[85] Subhan A. Clinical Engineering Staffing [J]. Journal of Clinical Engineering，2013，38（2）：47-48.
[86] 李心彦. 浅谈医院医疗仪器设备工程技术人员配备 [J]. 实用医技杂志，1998，5（7）.
[87] 袁力，冯圣平，刘林祥. 生物医学工程技术人才现状分析与专业教育 [J]. 医疗卫生装备，2005，26（10）：66-68.
[88] 姜远海. 我国临床医学工程的发展和现状 [J]. 中国医疗设备，2003，18（9）：1-3.
[89] 余奎，林国庆，曲哲等. 我国在院医学工程技术人员现状及对策探讨 [J]. 医疗装备，2001，14（2）：18-20.
[90] 赵伟. 医学工程技术人员工程教育及技术培训 [J]. 医疗装备，2009，22（12）：62-63.
[91] 蒋红兵. 开展医学工程继续教育的探索 [J]. 医疗卫生装备，2007，28（9）：82-82.
[92] 施燕群，彭顺银. 对三级甲等医院评审标准中关于急救与生命支持系统装备的解析 [J]. 中国医疗设备，2014，29（4）：107-108.
[93] 戴捷，冯璐琼. 医疗设备质量安全和维护管理 [J]. 中国医学装备，2011，08（9）：80-83.